口腔美学区种植临床精要

主　审　季　平

主　编　付　钢　黄元丁

副主编　黄　弘　吴庆庆　陈　陶

编　者（以姓氏笔画为序）

王　黎　王园园　冉雄文　付　钢　刘云飞　刘楠馨

许亚梅　李　姣　吴庆庆　陈　丹　陈　陶　周　乔

徐　鹏　黄　弘　黄元丁　舒林径　谭迎赟

人民卫生出版社

·北京·

图书在版编目（CIP）数据

口腔美学区种植临床精要 / 付钢，黄元丁主编 . —
北京：人民卫生出版社，2023.10
　　ISBN 978-7-117-35537-7

　　Ⅰ. ①口… 　Ⅱ. ①付… ②黄… 　Ⅲ. ①种植牙 – 口腔
外科学 　Ⅳ. ①R782.12

　　中国国家版本馆 CIP 数据核字（2023）第 203670 号

| 人卫智网 | www.ipmph.com | 医学教育、学术、考试、健康，购书智慧智能综合服务平台 |
| 人卫官网 | www.pmph.com | 人卫官方资讯发布平台 |

口腔美学区种植临床精要
Kouqiang Meixuequ Zhongzhi Linchuang Jingyao

主　　编：付　钢　黄元丁
出版发行：人民卫生出版社（中继线 010-59780011）
地　　址：北京市朝阳区潘家园南里 19 号
邮　　编：100021
E - mail：pmph @ pmph.com
购书热线：010-59787592　010-59787584　010-65264830
印　　刷：北京盛通印刷股份有限公司
经　　销：新华书店
开　　本：889×1194　1/16　　印张：18
字　　数：431 千字
版　　次：2023 年 10 月第 1 版
印　　次：2023 年 11 月第 1 次印刷
标准书号：ISBN 978-7-117-35537-7
定　　价：198.00 元

打击盗版举报电话：010-59787491　E-mail：WQ @ pmph.com
质量问题联系电话：010-59787234　E-mail：zhiliang @ pmph.com
数字融合服务电话：4001118166　E-mail：zengzhi @ pmph.com

序一

21世纪进入第三个十年，口腔种植学技术在中国进入发展、推广最为迅猛的阶段。在过去的四十年里，中国口腔种植学逐步走向成熟，从曾经的"蹒跚学步"到如今驶入学科高速发展的"快车道"。近十年来，我国的年口腔种植病例量不断攀升，口腔种植医生和患者的规模持续增大，各种国内外口腔种植系统、组织再生材料和数字化种植医疗设备推陈出新。

我非常欣慰地看到，在口腔种植市场如火如荼发展的背景下，一大批国内优秀的中青年专家们仍然不忘钻研学术的初心。他们并未汲汲于名利、止步不前，而是怀揣着学者的理想与热情，孜孜不倦地把团队的临床经验和学术研究成果整理为专著付梓。他们的工作和努力值得赞赏，他们的著作非常及时且十分重要，不但可以在国内为基层医生普及先进的口腔种植技术，而且更能为未来中国口腔种植广阔的学科发展打下良好的基础。

我有幸受到重庆医科大学附属口腔医院付钢、黄元丁两位教授的热情邀请，为其主编的《口腔美学区种植临床精要》专著作序。对于这两位优秀中青年专家的临床和学术水平，以及他们所带领的重医口腔种植团队在近年来取得的成就，我了然于胸。欣然允诺之后，我很快就收到了他们寄来的书稿。

本书从美学区解剖生理基础、美学区种植治疗理念、治疗方案设计、手术临床技巧、软硬组织增量技术及美学修复技巧等贴近临床实战的角度入手，对美学区种植进行了全面、系统、翔实的论述和总结。书中汇集了大量的精彩病例照片和图示，向读者展示了美学区种植的关键步骤、具体要点和技术细节。该书兼具易读性、实用性及新颖性，无论是初学者还是有一定经验的临床医师，都可以通过学习本书获得系统性的提升，并提高临床技能。

尤其让我感到欣喜的是，这不是一本人云亦云的专著，它贯穿了两位主编经过长期临床实践和独立思考所凝练出的两大美学区种植修复原则——"维持理念"和"重建理念"。从全书的编排到内容的铺陈，我看到了国内中青年种植专家日益增长的学术自信和创新思维的曙光。我由衷地期待，这本让人眼前一亮的口腔种植著作能够尽早面世。

最后，衷心祝贺重医口腔种植团队在学科发展的高速进程中又结出了一枚丰硕的学术果实！期待他们在新的学科发展机遇面前再接再厉，在未来的征途上走得更稳、更高、更远。

宿玉成

2023年10月

自 20 世纪 60 年代 Brånemark 教授提出牙种植"骨结合"理论以来,口腔种植学领域一直遵循着有道而谋,不断地丰富、充实着口腔种植学理论。口腔种植材料、结构、工艺及临床技术也得以不断拓展、创新。前牙美学区种植是口腔种植临床最具挑战的专业领域之一,长期以来受到国内外口腔种植临床医生的关注,始终坚持以循证医学为基础进行临床实践和研究,探索发明了许多极具价值的新技术、新方法,并得到学界的肯定和推广。然而,面对纷繁复杂的美学区缺失牙种植修复治疗中的个体差异及较多的不确定因素,作为临床医师,必须系统、全面、深入地学习和提升,努力将每一个细节做到极致。

重庆医科大学口腔医学院付钢和黄元丁两位长期在临床一线工作的教授联合主编了《口腔美学区种植临床精要》,他们将其团队 20 年的临床经验和研究成果通过认真总结编写成书,为口腔医师和医学生提供了重要的技术指导和临床参考。本书的出版发行是我国尤其是西部口腔种植事业蓬勃发展的重要体现,是重庆医科大学附属口腔医院不断进取拼搏的体现。作为中国西部口腔种植界的同行,我由衷地感到自豪和欣慰。相信重庆医科大学口腔医学院必将为我国西部口腔事业的发展作出更大的贡献!

宫 苹

2023 年 10 月

前言

　　进入 21 世纪以来，口腔种植技术在国内得到了高速发展，无论是临床技术还是学术研究均取得了长足的进步。随着种植修复在临床的广泛普及，越来越多的患者对种植美学修复的临床效果和长期稳定性提出了更高的要求。为了满足口腔种植医生特别是基层口腔医生对美学区种植修复的学习要求，笔者团队汇集重庆医科大学附属口腔医院 20 年的种植临床经验和学术成果，历经 4 年精心打磨推出了这一本专著。

　　本书贯穿了"以（美学）修复为导向"的种植治疗原则，并针对前牙美学区的种植修复特点提出了"维持 + 重建"两大治疗理念。获得健康、美观、自然的最终修复效果，是前牙美学区种植治疗的核心治疗目标之一。为了获得这一目标，除了掌握规范化的种植外科及修复程序，还需基于对美学区软硬组织的解剖生理特点和改建规律，"红白美学"的构成要素和维持条件的深刻理解，因地制宜地选择最为恰当的个性化外科修复方案，如：种植时机、软硬组织增量术式、过渡义齿修复、软组织诱导成形、个性化基台和修复材料的选择等。此外，"以（美学）修复为导向"的美学区种植修复治疗程序还需要掌握数字化口腔医疗的技术手段，如：虚拟修复设计、种植导航设计、CAD/CAM 导板外科技术、数字化骨增量技术等。

　　按照术前评估、方案设计、种植外科、骨增量技术、软组织处理、美学修复的临床实践操作流程，本书从理论、原则、技术方法等多方面入手，立足实战案例进行了全面、翔实的分析和阐述。笔者希望读者能够借由此书提升对美学区种植修复的系统性认识，更加全面地掌握美学区种植修复流程、常用技术方法，并能建立自己充分理解的美学区种植技术规范。

　　本书主要基于团队的临床工作实践，所有的治疗流程、技术方法均经过本团队多年的实战检验。其中包含本团队擅长的先进临床技术，如：socket-shield（即刻种植）技术、3D 打印个性化钛网（复杂骨增量）技术等。此外，本书立足专业理论知识，综合国内外专家共识，整合最新的临床研究循证结论，具有视角全面性、知识系统性、技术先进性的特点，更加贴近临床口腔种植的实战要求。本书通过大量临床病例照片和精美图示，让读者更加形象地理解理论，学习技术知识。

　　由于笔者和团队的认知和能力有限，书中必然存在诸多不足和局限，恳望广大读者、专家、同仁不吝批评指正。我们一定会虚心接受和认真学习，不断修正完善。

　　在此，诚挚地感谢中华口腔医学会口腔种植专业委员会各届领导对笔者团队的指导和帮助！由衷地感谢王兴教授、刘宝林教授、林野教授、李德华教授、王佐林教授等为代表的口腔种植界前辈在笔者团队成长道路上给予的指引、帮扶和奉献!

感谢宿玉成教授、宫苹教授为本书作序!感谢邓锋教授、王璐教授对本书的关心和帮助!

感谢重庆医科大学附属口腔医院的各位领导、各个兄弟科室为笔者团队所提供的多学科临床协助和学术支持!感谢重庆晶美义齿制作有限公司对本书病例中数字化修复资料的贡献和支持!感谢季平教授在百忙之中为本书进行审校和完善!

感谢在本书撰写过程中付出辛勤劳动的编者,感谢参与本项目的研究生的无私奉献,感谢四年来每个人的笃定和坚持!

感谢家人的陪伴、包容、理解、支持和付出!

最后,感谢口腔种植事业的每一位耕耘者!

感谢我们生活的这个伟大的时代!

付 钢 黄元丁

2023 年 10 月

目 录

▶ 第一章　绪论 ………………………………………………………………………… 1

第一节　认识口腔美学 ……………………………………………………………… 1

一、口腔美学的含义 ……………………………………………………………… 1

二、口腔美学的审美主体和客体 ………………………………………………… 1

三、口腔美学区的范围 …………………………………………………………… 2

四、口腔美学实践的意义 ………………………………………………………… 2

第二节　形式美与口腔美学 ………………………………………………………… 3

一、构成形式美的因素 …………………………………………………………… 3

二、形式美的法则 ………………………………………………………………… 7

第三节　口腔美学的组成要素 ……………………………………………………… 11

一、牙的审美要素 ………………………………………………………………… 11

二、牙列的审美要素 ……………………………………………………………… 14

三、牙龈的审美要素 ……………………………………………………………… 17

四、唇的美学要素 ………………………………………………………………… 19

第四节　微笑的美学评价指标 ……………………………………………………… 20

一、上唇曲线 ……………………………………………………………………… 20

二、下唇曲线 ……………………………………………………………………… 21

三、笑线与微笑分类 ……………………………………………………………… 21

四、牙冠与牙龈的显露量 ………………………………………………………… 22

五、口角颊间隙 …………………………………………………………………… 23

六、微笑宽度 ……………………………………………………………………… 23

▶ 第二章　美学区种植修复的特点及成功标准 …………………………………… 25

第一节　美学区种植修复的临床特点 ……………………………………………… 25

一、美学区植入位点状况的不可预期性 ………………………………………… 26

二、美学区种植修复时机的高度敏感性 ………………………………………… 26

三、美学区植入空间的高度敏感性 ·· 28

四、美学区种植修复方案的灵活性 ·· 29

五、口腔美学重建效果的高度不确定性 ······································ 29

第二节　种植修复的美学成功标准 ·· 30

▶第三章　美学区种植相关解剖生理 ·· 33

第一节　牙槽骨解剖生理 ··· 33

一、牙槽骨解剖 ·· 33

二、牙槽骨生理改建 ·· 35

三、牙槽骨密度 ·· 38

四、唇侧骨倒凹 ·· 38

第二节　软组织形态及生理结构 ·· 40

一、牙龈外观及结构 ·· 40

二、牙龈纤维及血供 ·· 43

三、穿龈轮廓 ·· 44

四、美学区的系带 ·· 46

第三节　腭部解剖 ·· 47

一、腭部的软组织 ·· 48

二、腭大孔 ·· 48

第四节　天然牙的空间位置 ·· 49

一、美学区牙冠轴向 ·· 49

二、美学区天然牙的轴向 ·· 50

▶第四章　美学区种植的基本原则 ·· 55

第一节　种植体植入轴向的要求 ·· 55

一、理想的美学区种植体轴向 ··· 55

二、基于解剖的个性化调整方案 ··· 58

第二节　种植体植入位点的要求 ·· 61

一、植入位点的近远中向位置 ··· 61

二、植入位点的唇腭向位置 ··· 64

三、种植体平台的冠根向位置 ··· 66

第三节　美学区种植的维持及重建理念 ······································· 67

一、维持天然组织及轮廓 ·· 67

二、以美学和生理为目标的重建 ··· 67

三、负阴抱阳——维持与重建的关系 ⋯⋯⋯⋯⋯⋯⋯⋯⋯⋯⋯⋯⋯⋯⋯⋯ 68

▶第五章　美学区种植术前评估及设计 ⋯⋯⋯⋯⋯⋯⋯⋯⋯⋯⋯⋯⋯⋯⋯⋯ 71
　　第一节　美学修复预告 ⋯⋯⋯⋯⋯⋯⋯⋯⋯⋯⋯⋯⋯⋯⋯⋯⋯⋯⋯⋯⋯ 71
　　　　一、二维数字化微笑设计 ⋯⋯⋯⋯⋯⋯⋯⋯⋯⋯⋯⋯⋯⋯⋯⋯⋯⋯ 71
　　　　二、基于模型的三维美学修复预告 ⋯⋯⋯⋯⋯⋯⋯⋯⋯⋯⋯⋯⋯⋯ 74
　　　　三、CAD/CAM 美学修复预告 ⋯⋯⋯⋯⋯⋯⋯⋯⋯⋯⋯⋯⋯⋯⋯⋯ 78
　　第二节　美学区种植修复的医疗风险评估 ⋯⋯⋯⋯⋯⋯⋯⋯⋯⋯⋯⋯⋯ 84
　　　　一、患者因素的风险评估 ⋯⋯⋯⋯⋯⋯⋯⋯⋯⋯⋯⋯⋯⋯⋯⋯⋯⋯ 84
　　　　二、医源性风险评估 ⋯⋯⋯⋯⋯⋯⋯⋯⋯⋯⋯⋯⋯⋯⋯⋯⋯⋯⋯⋯ 92
　　第三节　美学区影像学评估 ⋯⋯⋯⋯⋯⋯⋯⋯⋯⋯⋯⋯⋯⋯⋯⋯⋯⋯⋯ 92
　　　　一、牙槽骨的形、量与质 ⋯⋯⋯⋯⋯⋯⋯⋯⋯⋯⋯⋯⋯⋯⋯⋯⋯⋯ 94
　　　　二、骨内解剖与病变异常 ⋯⋯⋯⋯⋯⋯⋯⋯⋯⋯⋯⋯⋯⋯⋯⋯⋯⋯ 99
　　第四节　数字化外科方案设计 ⋯⋯⋯⋯⋯⋯⋯⋯⋯⋯⋯⋯⋯⋯⋯⋯⋯⋯ 102
　　　　一、数字化种植外科方案设计 ⋯⋯⋯⋯⋯⋯⋯⋯⋯⋯⋯⋯⋯⋯⋯⋯ 102
　　　　二、CAD/CAM 种植外科导板设计及加工 ⋯⋯⋯⋯⋯⋯⋯⋯⋯⋯⋯ 109
　　　　三、骨缺损的 3D 数字化评估及增量设计 ⋯⋯⋯⋯⋯⋯⋯⋯⋯⋯⋯ 111

▶第六章　美学区种植外科治疗方案 ⋯⋯⋯⋯⋯⋯⋯⋯⋯⋯⋯⋯⋯⋯⋯⋯⋯ 117
　　第一节　种植时机的选择 ⋯⋯⋯⋯⋯⋯⋯⋯⋯⋯⋯⋯⋯⋯⋯⋯⋯⋯⋯⋯ 117
　　　　一、即刻种植（Ⅰ型） ⋯⋯⋯⋯⋯⋯⋯⋯⋯⋯⋯⋯⋯⋯⋯⋯⋯⋯⋯ 117
　　　　二、早期种植 ⋯⋯⋯⋯⋯⋯⋯⋯⋯⋯⋯⋯⋯⋯⋯⋯⋯⋯⋯⋯⋯⋯⋯ 119
　　　　三、延期种植 ⋯⋯⋯⋯⋯⋯⋯⋯⋯⋯⋯⋯⋯⋯⋯⋯⋯⋯⋯⋯⋯⋯⋯ 120
　　第二节　种植体植入方案 ⋯⋯⋯⋯⋯⋯⋯⋯⋯⋯⋯⋯⋯⋯⋯⋯⋯⋯⋯⋯ 120
　　　　一、种植体的数量及分布 ⋯⋯⋯⋯⋯⋯⋯⋯⋯⋯⋯⋯⋯⋯⋯⋯⋯⋯ 121
　　　　二、种植体选择 ⋯⋯⋯⋯⋯⋯⋯⋯⋯⋯⋯⋯⋯⋯⋯⋯⋯⋯⋯⋯⋯⋯ 124
　　　　三、种植体植入方式 ⋯⋯⋯⋯⋯⋯⋯⋯⋯⋯⋯⋯⋯⋯⋯⋯⋯⋯⋯⋯ 126
　　第三节　骨增量外科方案 ⋯⋯⋯⋯⋯⋯⋯⋯⋯⋯⋯⋯⋯⋯⋯⋯⋯⋯⋯⋯ 128
　　　　一、牙槽骨缺损的分类 ⋯⋯⋯⋯⋯⋯⋯⋯⋯⋯⋯⋯⋯⋯⋯⋯⋯⋯⋯ 128
　　　　二、骨增量的手术时机 ⋯⋯⋯⋯⋯⋯⋯⋯⋯⋯⋯⋯⋯⋯⋯⋯⋯⋯⋯ 130
　　　　三、骨增量的主要技术及选择 ⋯⋯⋯⋯⋯⋯⋯⋯⋯⋯⋯⋯⋯⋯⋯⋯ 131
　　　　四、骨增量的常用生物材料 ⋯⋯⋯⋯⋯⋯⋯⋯⋯⋯⋯⋯⋯⋯⋯⋯⋯ 132
　　第四节　软组织缺损的治疗方案 ⋯⋯⋯⋯⋯⋯⋯⋯⋯⋯⋯⋯⋯⋯⋯⋯⋯ 132
　　　　一、软组织增量的时机 ⋯⋯⋯⋯⋯⋯⋯⋯⋯⋯⋯⋯⋯⋯⋯⋯⋯⋯⋯ 133

二、软组织增量的主要技术及选择 ··· 133

▶第七章　维持理念下的美学区种植外科技术 ··· 137

　第一节　即刻种植术 ··· 137

　　一、简易导板下即刻种植 ··· 137

　　二、数字化导板引导下即刻种植 ··· 150

　第二节　改良 Socket-Shield 技术 ·· 158

　　一、术前评估与设计 ·· 162

　　二、临床操作要点 ··· 164

　第三节　牙槽窝位点保存术 ·· 169

　　一、术前评估 ··· 170

　　二、临床操作要点 ··· 170

▶第八章　重建理念下的美学区种植外科技术 ··· 177

　第一节　美学区骨量不足的原因 ··· 177

　　一、解剖因素 ··· 177

　　二、其他因素 ··· 179

　第二节　骨再生的生物学原理与外科手术原则 ·· 181

　　一、骨再生的生物学原理 ··· 181

　　二、骨增量手术的原则及影响因素 ··· 182

　　三、美学区骨增量的临床目标 ·· 183

　第三节　引导骨再生术 ·· 187

　　一、概述 ··· 187

　　二、适应证 ·· 189

　　三、临床操作要点 ·· 190

　　四、并发症及注意事项 ·· 206

　第四节　牙槽骨劈开术 ·· 207

　　一、概述 ··· 207

　　二、一次牙槽骨劈开术（开放型全厚瓣法）的外科技巧 ····························· 210

　　三、牙槽骨劈开后的窝洞预备及种植体植入 ·· 213

　　四、牙槽骨劈开术的并发症及处理 ··· 216

　第五节　Onlay 植骨术 ·· 217

　　一、概述 ··· 217

　　二、操作步骤 ··· 219

三、并发症及处理 ……………………………………………… 222

四、与牙槽骨劈开术的比较 …………………………………… 223

▶第九章　重建理念下的美学区袖口成形技术及软组织增量技术 …………… 227

第一节　概述 …………………………………………………………… 227

第二节　潜入式种植的二期牙龈成形技术 …………………………… 230

一、一字形切口 ……………………………………………… 230

二、U 形切口 ………………………………………………… 231

三、H/T 形切口 ……………………………………………… 232

第三节　软组织增量技术 ……………………………………………… 234

一、上皮下结缔组织移植技术 ……………………………… 234

二、改良腭侧结缔组织旋转瓣技术 ………………………… 241

三、游离龈移植术 …………………………………………… 242

四、血管化骨膜 - 结缔组织夹层瓣技术 …………………… 246

第四节　美学区个性化袖口的呈现 …………………………………… 247

一、成品愈合基台袖口与美学个性化袖口的对比 ………… 248

二、个性化袖口的塑形 ……………………………………… 249

▶第十章　美学区种植修复技术 ……………………………………………… 253

第一节　美学区个性化印模技术 ……………………………………… 253

第二节　美学区修复基台的种类及应用 ……………………………… 256

一、常用修复基台的种类 …………………………………… 256

二、美学区修复基台的临床应用 …………………………… 258

第三节　美学区修复体的口内戴入 …………………………………… 263

一、牙冠有开孔的螺丝固位的戴牙流程 …………………… 263

二、牙冠有开孔的粘接固位的戴牙流程 …………………… 264

三、牙冠无开孔的粘接固位的戴牙流程 …………………… 270

第四节　美学区修复体的咬合设计和调整 …………………………… 272

一、美学区修复体的咬合设计 ……………………………… 272

二、美学区戴牙时咬合的调整 ……………………………… 272

三、美学区戴牙后的咬合复查和调整 ……………………… 273

第一章　绪论

第一节　认识口腔美学

"美是上帝赐予的礼物"——亚里士多德

"美是上帝的微笑"——卢安·约翰逊

微笑是人重要的面部表情之一,代表和传递着善意之美与和谐之美。为什么微笑会让人感受到美呢?要想回答这个问题,我们首先必须认识美的含义。

一、口腔美学的含义

美是审美主体和审美客体之间的和谐统一,表现为审美客体在审美活动中所呈现的某一类共同属性。审美客体为美的载体,是客观存在的,而审美主体对美的感知则是主观的。对于口腔美学来讲,面、唇、牙龈以及牙齿即审美客体,它们通过适宜的颜色、形态、质地、几何比例及排列关系等,向作为审美主体的自己或他人呈现可感知的内涵属性。当以上内涵属性得到普遍认同并且使人获得心理满足时,即呈现出口腔之美。

二、口腔美学的审美主体和客体

(一)审美主体

审美主体一般是指在审美实践过程中具有一定审美能力的人。在口腔临床实践中,审美主体包括但不限于参与治疗的临床医生,医技人员,患者本人及其家属、朋友等。

(二)审美客体

审美客体是指在审美实践中的对象。在对其进行观察或体验的过程中,审美主体内心会产生欣赏或厌恶、愉悦或不快、满足或空虚等主观感觉。在口腔临床的审美实践中,审美客体主要包括天然结构(如面、唇、牙龈、牙齿等)与人工修复体(如单冠、桥体、贴面、赝复体,以及各类充填体等)。

（三）美的主观性与客观性

当我们讨论美时,既不能脱离特定的审美客体,也不能忽视不同审美主体的差异性。一方面,我们必须强调失去了美的客观属性,审美客体将变得空无一物;另一方面,我们更要强调作为审美主体的主观能动性,即审美能力。对于具有不同审美能力的人而言,同一个特定的审美客体在其主观感觉上可能会唤起不一样的认知结果。对于面、唇、牙龈、牙齿等的审美能力差异与审美者的生活阅历、文化水平、心理特质和观察细致度等因素均息息相关。此外,不同的审美主体之间,即便拥有相近似的审美能力,但由于存在某些特异性的审美倾向,也很难对同一审美客体作出完全一致的评价。

（四）达到医患审美一致的方法

在口腔临床美学实践中,医生和患者都是审美主体,双方需要共同对临床美学效果作出评价。一方面,我们需要认识到口腔医生不但是审美主体,也是审美客体的创造者。因此,医生需要通过持续的临床学习与美学实践,在不断提高自身审美能力的同时提升创造美的能力。另一方面,我们也需要清醒地认识到,为了治疗的顺利开展和医患关系的融洽,医生必须与患者进行充分的沟通交流,以了解患者的审美能力、审美倾向和对最终美学效果的具体要求。在治疗过程中,口腔种植医生可采用数字化微笑设计（digital smile design，DSD）、预告修复诊断模型、3D 动态美学设计等美学预测及评估方法,全面掌握患者的临床美学要求,纠正患者的审美误区,最终取得医患一致认可的美学治疗方案。

三、口腔美学区的范围

口腔美学区的范围包括口腔及周围的面部区域,主要包括的器官及结构有:牙齿（含义齿）、牙龈及黏膜（含义龈）、上下唇及面下 1/3。由于口唇的遮挡和口裂大小的限制,微笑和大笑时牙冠和牙龈的显露量有所不同。在微笑时,大部分人的上颌牙列暴露较多,而下颌牙列暴露较少,甚至被完全遮挡,即便在大笑时下颌牙列也不会完全暴露。在多数情况下,上颌牙列最远中可显露至前磨牙部位。因此,口腔美学区并非涵盖所有牙位,一般定义为患者在微笑或大笑时,能被观察到的牙齿（含义齿）、牙龈及黏膜（含义龈）、上下唇及面下 1/3 区域。

然而,口腔美学区的界定是主观的,只要患者认为对美观有影响的天然牙、义齿或软组织区域,均可纳入口腔美学区。由于上颌前牙区（双侧尖牙之间的区域）的种植修复对最终美学效果的贡献最大,故在本书中笔者将此范围定义为口腔美学区。请各位读者注意,在本书后面的章节中,凡提及美学区均指代上颌前牙区,此后不再另行注解。

四、口腔美学实践的意义

人体美是人类社会自古以来的普遍追求,而容貌美则是人体美最重要的核心组成部分,其中面下

1/3 的协调是人们普遍关注的焦点。牙列缺损（失）、牙周病、咬合畸形、发育异常等带来的功能和美学问题将严重影响患者的日常生活、自我认同和社会交往。因此，口腔治疗不仅是为了恢复患者的健康与功能，还需要重塑唇齿间的红白美学，让"难以启齿"的患者能够重拾信心，带着从容的微笑开启美丽人生。

第二节　形式美与口腔美学

口腔美学和大多数人体美学一样，属于典型的视觉审美。而从审美的内容上分类，口腔美学应隶属于形式美（beauty in form）。形式美是指审美对象在形式方面所呈现出来的某些具有共同性的美的要素和规律。美的要素包括线条、形状、色彩、光影、声音及质感等审美主体可以感知的外形因素。将这些因素按照一定规律组合起来，就是形式美的法则和规律。

一、构成形式美的因素

（一）形体

形体是审美对象存在于物理空间的基本形式，主要包括线条和形状。形状则包含二维的"面"和三维的"体"。其中，"线"为形体的基本要素，"面"和"体"分别是在此基础上建立的关键和高级形体要素。

1. 线（line）　不同形状的线条给人以不同的审美感受。例如：圆润的曲线给人以舒适、柔和、优美、丰满的感觉，锋利的锐角和折线则给人以不安、危险、方向指示性的心理暗示，直角和直线则给人以稳定、刚毅和力量感。在口腔美学中，牙冠的切嵴、切角和龈缘曲线均代表了形式美中线的基本要素。

2. 面（plane）　在二维空间内由线条围成的特定区域，既可为平面也可为曲面。面是审美对象中重要的形体要素之一，其基本的规则几何形式有圆形、椭圆形和多边形。其中，圆形和椭圆形给人柔和、充实、运动、美的感觉，在很多绘画、雕塑、舞蹈等艺术作品中都大量运用了圆形。三角形则给人以多样的感觉，其中正三角代表稳定、持久、端庄，倒三角则让人感到不安、危险、有倾覆感。方形给人以安全、可靠、稳重、严谨的感觉，大多数建筑物的基本结构都是以方形为主。在口腔美学中，牙冠正面、侧面的投影及龈乳头显露的区域均代表了形式美中"面"的关键要素。

3. 体（shape）　存在于三维空间的审美对象，由线与面组合为外观可见的形体。现实生活中，除了绘画和摄影，大部分审美对象都具有明显的立体形态。然而，体在视觉效果上给人的审美冲击并非只是线、面美学体验的简单组合。由于双眼视觉所带来的立体效果，形体丰满的审美对象往往给人强烈的真实感和美的探索欲望。后者指的是当审美者变换观察角度时，通常在一个特定的立体对象上可观测到不同的轮廓线条和投影面,因此带来的美学体验会更加丰富和复杂。在口腔美学中,所有口腔内外的软硬组织均具有体这一形式美的高级要素。

(二)色彩与光影

对于人体美学而言,色彩和光影是不可或缺的两大要素。色彩丰富了审美者的视觉体验,而光影所带来的明暗变化则让审美者对形体美有了更加细腻的觉察。

1. 色彩(color) 色彩的要素包括明度(brightness)、色相(hue)和饱和度(saturation)(图 1-2-1)。

(1)明度:又称亮度,由物体表面的反射率所决定,明度的高低会影响审美者聚焦于细节的积极性,人类普遍对物体更亮的细节感兴趣。

(2)色相:又称彩度,由物体反射光波的物理特性所决定,人眼能看见的光波波长介于 390~700nm 之间,按波长的长短给人的主观感觉依次是:红、橙、黄、绿、青、蓝、紫 7 种颜色。其中,红、橙等颜色称为暖色系,青、蓝等颜色称为冷色系。不同的色相给人以特定的心理感受,如:暖色系可以调动、激发人的情感,而冷色系则会产生平息、抑制情感的作用。

(3)饱和度:饱和度是色彩的鲜艳程度,也称色彩的纯度。饱和度取决于该色中含色成分和消色成分(灰色)的比例。含色成分越大,则饱和度越大;消色成分越大,则饱和度越小。如鲜红和粉红、鲜黄和淡黄,就各属于饱和度不同的同一类色相。

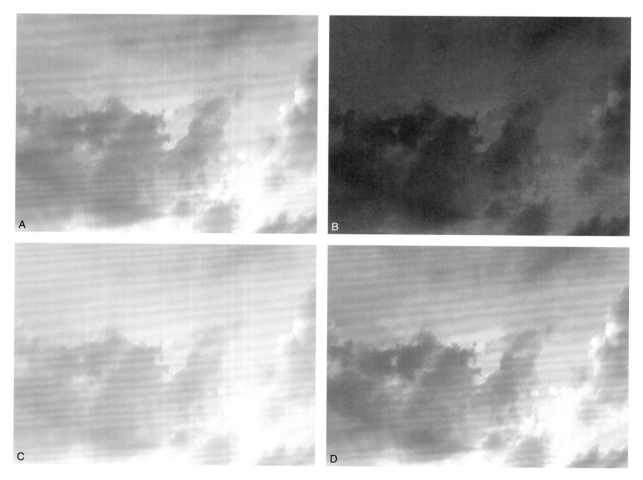

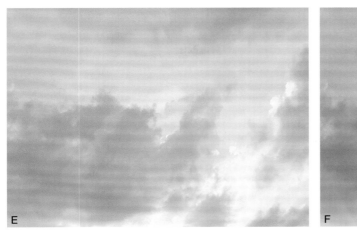
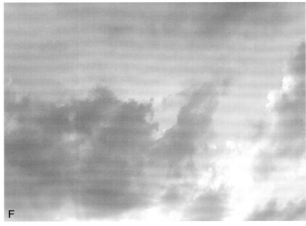
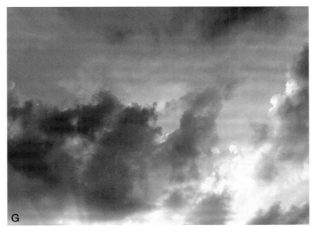

图 1-2-1 明度、色相、饱和度

A. 实拍状态下的天空　B. 低明度的天空　C. 高明度的天空　D. 蓝紫色相的天空　E. 红黄色相的天空　F. 低饱和度的天空　G. 高饱和度的天空

在口腔美学中,无论是天然牙、义齿还是牙龈软组织,均具有独特的色彩特征。对于天然牙和牙龈而言,色彩(特别是明度和色相)会随着牙位、年龄的不同,发育程度及组织炎症的发展而有不同的改变。在美学义齿和人工义龈的修复中,应当充分考虑恢复健康、自然、逼真的美学效果,且尽量与口腔环境中其他天然牙列保持协调。

2. 光影(shadow) 光影是自然界神奇的"魔术师",在雕塑、摄影和建筑的艺术殿堂里它同样具有神奇的功效。由于光线强度和光源角度的改变,同一个审美对象在人眼中会产生完全不同的视觉和心理效果,最奇妙的是它甚至能改变人对立体的审美对象在形体上的认知(图 1-2-2)。根据这一原理,我们能够在口腔临床上通过巧妙的设计,让修复体显得更宽、更窄或更长,从而使其形体达到与周围的口腔环境更加协调一致的美学效果。

(三)质感(texture)

质感是形式美的重要因素。不同物质通过其表面视觉要素所体现出的材质特性,称为质感。岩石、木工、砖瓦、玻璃等会给人不同的质感,人们可以通过把握其物质的真实性和物理特点,并抽象为一种主观的感受,如:软硬、虚实、滑涩、韧脆、明浊等(图 1-2-3)。天然的物品可以通过光线的反射或折射,将

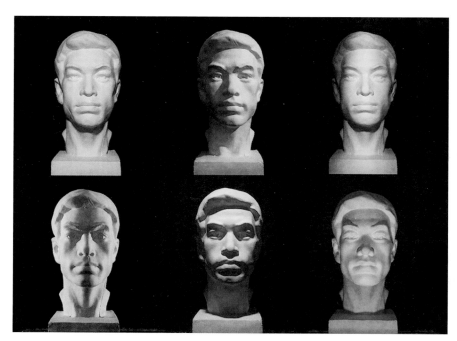

图 1-2-2　不同光源角度会产生不同的视觉效果

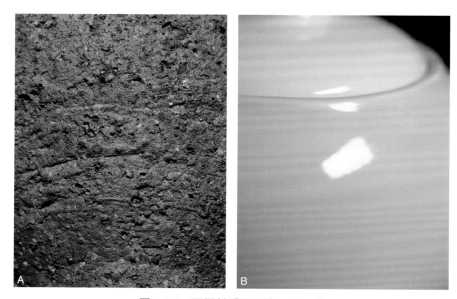

图 1-2-3　不同材质呈现的不同质感
A. 粗糙的砂陶　B. 光滑的陶瓷

其表面（或投射出其内部）的材质、结构和透光度呈现在人的眼前,从而引发人对其质感的想象。口腔临床中的人工冠桥、义龈和基托,则需要口腔技师通过选择材料、分层铺设和表面形貌的塑造,才能尽可能"以假乱真",达到天然牙列和软组织的质地。这既需要深刻的观察力和感悟力,也需要精湛的技艺和成熟的制作经验,更需要医技之间进行充分的沟通和配合。

二、形式美的法则

美不是线条、形状、色彩、光影、声音及质感等美学要素的杂乱组合。人们在长期的审美实践中,对各种美学因素的组合规律进行了总结,形式美的六大法则——对称与均衡、齐一与参差、调和与对比、比例与尺度、节奏与韵律、变化与统一。这些形式美的法则并非必要条件,当审美对象仅满足部分法则时,也可以让人体会到美的愉悦。那些能激发深层次美学体验的艺术品,都蕴藏了创造者丰富的美学涵养。机体处处彰显着自然美的法则,因此在进行口腔美学重建的临床工作中,天然牙列是临床医生和口腔技师最好的导师。

(一)对称与均衡

对称与均衡分别是指在以静感和动感为主导的视觉形态下的平衡关系。

1. 对称(symmetry) 对称是以形象和色彩在不同位置上的相同来求得统一,根据变换条件不同又分为辐射对称与左右对称(图 1-2-4)。简单来说,就是以某一点、直线或平面为轴心,在大小、形状、排列和 / 或色彩上的相互对应。对称所显示的规范、有序、安静、平和的形式特征,能给人带来安定、端庄、稳重、威严与和谐的视觉感受。

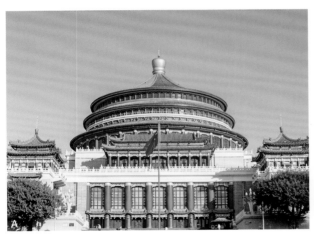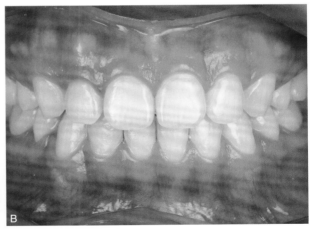

图 1-2-4 对称
A. 左右对称的重庆市人民大礼堂 B. 左右对称的牙列

2. 均衡(equilibrium) 均衡是指图案或物体在不同位置上量与力在视觉心理上的平衡,是一种内化在头脑中的动态对称和统一。换言之,它指的是两个或以上的形体围绕一个轴心排列,各形体元素自身的变化、受力或以轴心为参照的运动趋势、空间距离大体相近的有序状态。在人的解剖结构中,上肢的手臂与下肢的腿构成了以躯干为"轴心"的均衡分布。在口腔中,上颌与下颌的完整牙列也构架了以口裂为轴心的对称与统一。

（二）齐一与参差

齐一与参差蕴含了最简单的形式美特征。二者看似矛盾，却体现了形式美的变化规律。《道德经》有云："道生一，一生二，二生三。"从齐一到参差，正体现了从单一到复杂的演化规律。

1. 齐一（uniform） 齐一又称反复，是一种整齐划一的美，即形式是美的构成因素之间没有明显的差异和对立，如：颜色相近、大小长短相同、形状类似等。齐一能够给人以有序、明净、舒适的感觉。诸如国庆大阅兵中的方阵、歌剧院里的座席、合唱团的队列、候客的出租车等都能给人整齐划一的美感（图1-2-5A）。

2. 参差（unevenness） 参差指在形式中有较明显的差异和对立的因素，如：色相、形状、比例等存在一定的差异。参差能够给人以灵动、欢悦和节奏的感觉。

需要注意的是，齐一与参差这两种形式有时是融为一体的。比如在口腔美学中，排列整齐、色泽一致，形态却略有不同的牙齿，就构成了参差齐一的天然美（图1-2-5B）。按照参差齐一法则构成的形式美，能够给人以次序感、条理感。

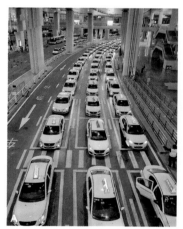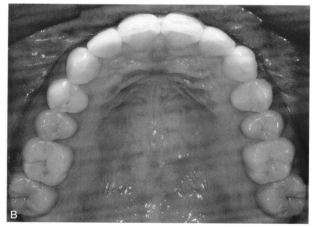

图1-2-5 齐一与参差
A. 重庆市江北机场T3航站楼齐一的出租车 B. 排列整齐、色泽一致，形态却略有不同的牙齿

（三）调和与对比

调和与对比是一对相辅相成、相互统一的美学原则。调和可使形式美的某些要素趋于一致，呈现出平静、稳当、单纯的感觉。适当运用对比的原理，对另一些要素加以差异化处理，则能在美的形式中增加灵巧、活泼的元素。然而，对比不能过分脱离统一的原则，否则会使审美对象过于刺激，从而失去一致性。

1. 调和 调和是一种变化的美学形式，它指的是构成美的对象在内部关系中，无论形质、数量都相辅相成，在矛盾的融合中形成统一、和谐的动态秩序。在图案中，调和是指形与形之间（如圆形与椭圆形、长方形与椭圆形）、色与色之间（如红色与粉色、紫色与红色）的关系趋于一致，形成有秩序、有条理，相互联系且密切结合的统一体。对于天然牙列而言，从中切牙、侧切牙到尖牙，虽颜色相近但明度逐渐降低,这便是调和律在口腔美学中的具体体现。

2. 对比　对比指含有两个或两个以上形式上存在差异的内部要素,以相区别的形式组合在一起,形成强烈的视觉反差,比如火锅(图 1-2-6A)。相互对比的内部要素之间通过彼此映衬求得变化的形式美,使审美主体产生强烈、醒目、鲜明的对照感。在口腔美学中,唇红齿白的红白美学关系就是对比律在人体天然美学中的具体例证(图 1-2-6B)。

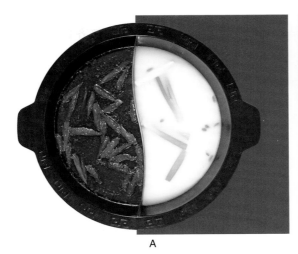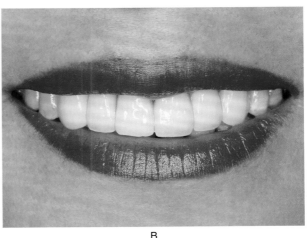

图 1-2-6　对比
A. 鸳鸯火锅的对比　B. 唇红齿白的鲜明对比

(四)比例与尺度

1. 比例　比例是指事物的局部和整体或部分与部分之间的度量关系。凡是美的审美对象,如达·芬奇的油画《最后的晚餐》、米开朗琪罗的雕塑《大卫》、重庆的千斯门嘉陵江大桥(图 1-2-7A),其内部协调适中的比例均能给人以谐调和美的感受。因此,匀称的比例才符合审美规律,并引发审美者内心的美感。黄金分割比(1:0.618)在自然界的造物中普遍存在,在欧洲文艺复兴时代的壁画中这一比例也受到了艺术家们的一致青睐。当然,黄金分割比并非形式美中关于比例的唯一规律。在口腔美学中,上颌前牙冠部的长宽比,切牙、侧切牙与尖牙之间的宽度比都需要符合一定的自然比例(图 1-2-7B)。

2. 尺度　是指审美对象的尺寸。这与比例似乎有些相近,但它主要指以人体自身的尺度为参照标准的视觉大小。在人们长期的生活和生产实践中,一直在运用着自身的比例关系去塑造和衡量各种器物。大尺度的审美对象,如广场的雕塑、宏伟的教堂、高耸入云的摩天大楼等让人产生庄严和敬畏的感觉;而中小尺度的审美对象,如苏州园林、盆景、玉佩等给人的感受则更加亲近、静谧和安全。在口腔美学中,前牙的大小需要和面部的比例相协调。就男性与女性相比,通常男性的前牙尺度略大,女性的尺度略小。这一美学尺度的调整既需要符合性别特征,又要在细微的调整中反映人的面部特征和内在性格。

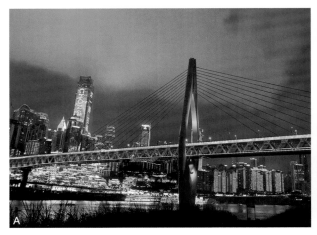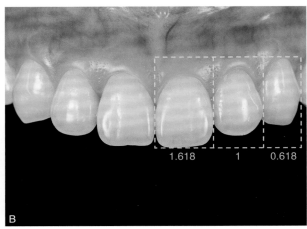

图 1-2-7　比例

A. 重庆市千厮门嘉陵江大桥的匀称比例　B. 从中切牙、侧切牙到尖牙的自然比例

（五）节奏与韵律

节奏与韵律是两个常见的描绘声音和诗歌艺术的专用词汇。在英语中它们被统称为"rhythm"，在词源上具有高度的相似性。然而，两者在形式美学中有着不同的含义。

1. 节奏　在音乐中，节奏是指音响节拍轻重缓急的变化和重复。此外，节奏还广泛存在于自然界和生物体，如日夜交替、季节变更、心脏搏动等。在视觉艺术中，节奏是指同一类视觉要素的单元组合连续重复，表现出运动着的形式感。不同的节奏能使人产生不同的情感体验，给人以丰富的精神享受，还能增强艺术作品的感染力。

2. 韵律　韵律指音乐（诗歌）的声韵和节律，如诗歌中音的高低、轻重、长短的组合，匀称的间歇或停顿，相同音色的反复及同韵同调的音相互协调。在诗歌中韵律的使用可以增加其音乐性和节奏感。在视觉艺术中，韵律是指由有规则变化的形象或色群间以数比、等比的处理排列，使之产生音乐、诗歌的旋律感。韵律能够产生积极的生气，有增强审美对象魅力的作用。

在口腔美学中，节奏与韵律是模糊而抽象的概念。我们可以在美学区龈缘和切嵴的曲线变化上看出节奏感和韵律感。

（六）变化与统一

所谓变化与统一，是指在形式上存在差异的各个部分密切关联为一个整体时，各种形象、色彩和韵律之间相互协调，被统辖为一个有序、完整的审美客体。

1. 变化　变化是一种艺术与设计的创作方法，其作用是产生跳跃和新意感，唤起新鲜活泼的情趣，从视觉上对审美对象造成情绪刺激。变化受统一的支配，在统一的支配下进行变化。

2. 统一　统一是秩序的表现，是一种协调的关系，是将相互关联又存在差异性的各个部分组织成有秩序、有条理的整体。合理运用变化和统一是创造形式美的高超技巧，是创作必须遵循的法则和衡量艺术水平高下的标准。

变化与统一是形式美的高级规律,是对齐一与参差、对称与均衡、调和与对比、比例与尺度、节奏与韵律等诸多形式美的基本规律的高度概括。形式美的最高形式又称和谐。在口腔美学中,不同色彩、质地、形态的口腔软硬组织能够在微笑中和谐地展现,就是变化与统一在人体美学中完美结合的经典范例。

小结

研究、探索口腔美学在形式美中的三大要素和六大法则,能够提高口腔医生对人体自然美的敏感性,指导我们更好地去创造美。掌握形式美的法则能够使口腔医生更自觉地运用形式美的法则去表现口腔美学的具体内容,从而达到美的形式与内容高度统一。

第三节 口腔美学的组成要素

在口腔美学中,牙、牙列是最主要的审美客体。美学区的天然牙通过色、形、质等外在自然属性体现了形式美的要素,而牙列、牙龈以及嘴唇等则蕴含了形式美的原则和规律。通过对这些审美要素的深入学习,有助于口腔医生和医技人员掌握口腔种植美学修复的目标。

一、牙的审美要素

(一)天然牙的色

牙冠表面覆盖的牙釉质呈透明或半透明状态,其深部为淡黄色的牙本质。在健康状态下,中国人的牙齿颜色呈现淡黄色。牙齿的色泽与牙釉质的钙化程度有关,钙化程度越高,牙釉质越透明,其深部牙本质的颜色透过率高,颜色越偏黄;反之,则牙釉质透明度低,牙齿呈现出不正常的白色或乳白色。对于四环素牙而言,由于牙本质被四环素沉着染色,因此牙齿的颜色多为黄棕色或深灰色(图 1-3-1)。对于氟斑牙而言,牙釉质钙化不良会呈现完全不透明的白垩斑(图 1-3-2)。

在牙齿色彩的三大基本要素(明度、色相和饱和度)中,明度尤为重要,它与牙齿的质地特征关系密切。牙面粗糙度和牙釉质透明度都可以影响到牙齿的明度。在同一牙齿的不同区域,明度也往往不一致。一般而言,明度从高到低的排序为:中 1/3> 颈 1/3> 切 1/3(图 1-3-3)。由于上颌前牙的切端透明度高,且牙本质具有吸光的作用,因此明度最低。明度大的牙齿会给人以尺度更大、排列更紧密的主观感受。

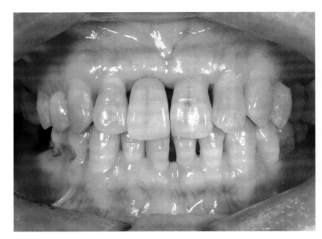

图 1-3-1 四环素牙

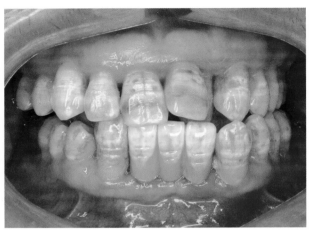

图 1-3-2 氟斑牙

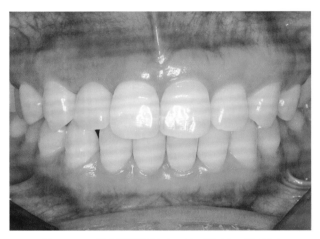

图 1-3-3 牙齿的明度（中 1/3> 颈 1/3> 切 1/3）

（二）天然牙的形

上颌中切牙唇面具有三种基本的形态：方圆型、卵圆型和尖圆型（图 1-3-4），天然牙的外形基本与面部的形态协同一致。中切牙对外观影响最大，是上颌前牙区的美学中心。侧切牙的某些解剖形态与中切牙类似，但形态变化较大。

牙冠的外形大小有明显的规律，一般男性大于女性。中国人上颌中切牙的平均宽度为 8.6mm，平均长度为 11.5mm；上颌侧切牙的平均宽度为 7.0mm，平均长度为 10.1mm；上颌尖牙的平均宽度为 7.9mm，平均长度为 11.0mm。正常情况下，牙冠的宽度变化不大，而牙冠的临床长度却会随年龄增长发生磨耗而逐渐变短。上颌中切牙的宽度与长度之比约为 80%，并在一定范围内变化。有研究认为，上颌中切牙的宽长比在 75%~80% 范围比较理想。

（三）天然牙的质

矿化正常的健康牙齿表面完整光滑，质地坚硬细密，没有色素、牙菌斑和牙石等附着。牙齿的主要成分为羟基磷灰石，因此一旦牙釉质被饮食或细菌代谢产生的酸性物质腐蚀，则会丧失平滑的表面质感。

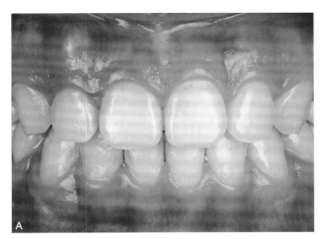
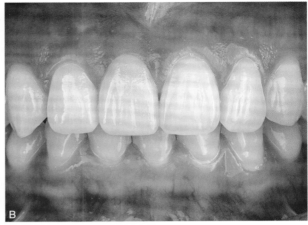
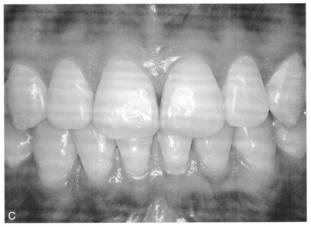

图 1-3-4　上颌中切牙唇面的三种基本形态

A. 方圆型　B. 卵圆型　C. 尖圆型

　　牙齿的表面质感主要由牙釉质表面的纵向纹理和横向纹理决定。纵向纹理是指牙胚的不同生长叶在融合后形成的浅沟。横向纹理又叫牙釉质横纹,是牙釉质生长线到达牙表面处形成的纹理,尤其以牙颈部最为明显(图 1-3-5)。通过改变美学修复体表面的纹理状态,可以赋予其不同的视觉特征:明显的水平纹理可以使牙齿显得宽而短小,明显的纵向纹理可使牙齿显得窄而细长。

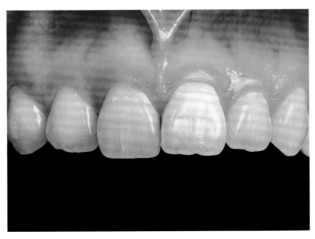

图 1-3-5　纵向和横向纹理

二、牙列的审美要素

（一）排列形态

上颌牙齿的排列呈"马蹄"或"抛物线"形,左右呈轴对称。从殆面观前牙排列呈弧线形,具体的形态因人而异,大致可分为尖圆型、卵圆型、方圆型三种(图1-3-6)。当患者微笑时,美学区的牙齿排列紧密,前牙咬合平面与瞳孔连线平行且垂直于面部中线为最佳。从正面观,中切牙唇面基本平行于面部,侧切牙唇面开始顺势向远中旋转,尖牙唇面向远中旋转最为明显,仅显露近中的轮廓。前牙唇面的旋转程度决定了牙弓的形态。从正面的主观视觉上判断,牙冠的宽度排序如下:上颌中切牙＞侧切牙＞上颌尖牙＞第一前磨牙＞第二前磨牙,并按一定比例递减。从侧面观,微笑时侧切牙位于视野的中心且明度较高,因此侧切牙是该视觉角度的美学焦点。

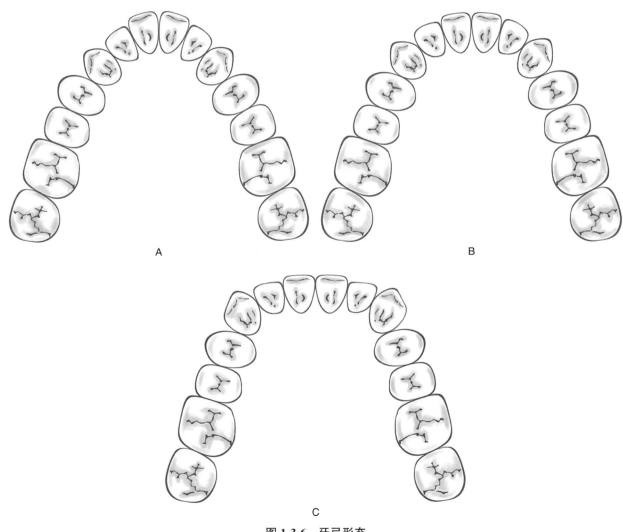

图 1-3-6　牙弓形态
A. 尖圆型　B. 卵圆型　C. 方圆型

（二）切缘位置

前牙的切缘连线是上颌牙列纵𬌗曲线的一部分。当前牙未过度磨耗时,中切牙的切缘与尖牙的牙尖位于纵𬌗曲线上,侧切牙的切缘位于纵𬌗曲线根方1mm,形成了口腔美学中的节奏感和韵律感。年轻人的切缘磨耗较少,前牙切缘连线呈"海鸥"形(图1-3-7)。随着年龄的增长和牙齿的磨耗,切缘连线渐渐趋向平直而缺乏韵律感,会给审美者以单调、呆板、年迈的感觉(图1-3-8)。

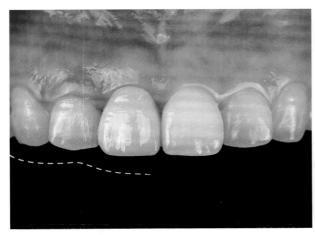

图1-3-7　"海鸥"形切缘连线

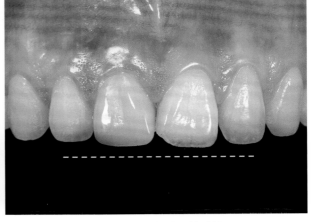

图1-3-8　平直的切缘连线

此外,为了配合下文中介绍的上下唇曲线,这里需提出微笑曲线的定义。微笑曲线又称微笑线,是指上颌前牙切端及后牙颊尖连成的向下微弯的弧形曲线(图1-3-9),也是较常用的美学评价指标。理想的微笑线应与微笑时的下唇曲线弧度平行一致,如果微笑曲线比较平坦,则面部会显得比较苍老。在微笑时,上颌切牙的切缘与下唇应处于轻接触或不接触的状态,下颌前牙则不显露或少量显露。

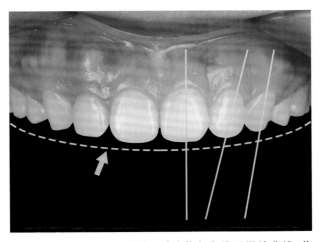

图1-3-9　牙列的部分审美要素(黄色虚线示微笑曲线,黄色实线示前牙长轴不同的倾斜角度,黄色箭头示11与12间切外展隙)

（三）倾斜角度

上颌前牙的长轴存在一定倾斜角度（图 1-3-9）。从正面观,中切牙的牙冠长轴平行于中线或略向远中倾斜,侧切牙远中倾斜的角度最大,尖牙的倾斜角度介于中切牙和侧切牙之间。

（四）切外展隙

牙齿的切外展隙（图 1-3-9）形态和大小由相邻牙齿的切角和接触区位置所决定。切外展隙的形态将影响牙齿的视觉尺寸,如:圆钝的切角可以增大切外展隙,使得视觉上牙齿的尺寸较小;平直、磨损的切嵴可减小切外展隙,使得视觉上牙齿的尺寸较大。

（五）色彩变化

正面观,中切牙、侧切牙、尖牙的明度依次降低,饱和度依次增加。美学区修复后,修复体遵从天然牙的色彩变化规律对形成自然和谐的外观至关重要。

（六）上下颌牙列的关系

正常情况下,上下颌牙列的中线需与面中线对齐,若上颌牙列中线偏离面中线超过 2mm 则容易被发现,引起美学问题（图 1-3-10）。由于下颌前牙在微笑时暴露有限,因此上下颌牙列中线是否完全对齐对口腔美学的影响并不明显。上下颌前牙之间应呈浅覆𬌗与浅覆盖关系,即上颌前牙盖在下颌前牙的切 1/3 以内,上下颌前牙的切缘水平距离在 3mm 以内。

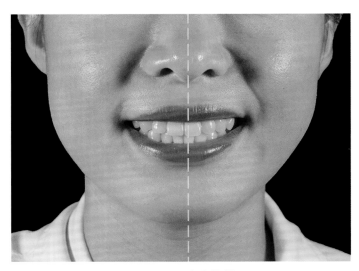

图 1-3-10　中线偏斜

三、牙龈的审美要素

对于牙龈而言,色、形、质同样是重要的审美要素。健康的角化牙龈呈粉红色,炎症期颜色可变为鲜红或暗红色。吸烟、维生素缺乏或戴入镍铬合金烤瓷冠等可能会引起牙龈变色。此外,黑色素沉着或黑色素瘤会使局部的牙龈呈现深黑色。正常健康的牙龈质地柔韧,表面有橘皮样的小凹陷,称为点彩(图 1-3-11)。点彩的存在是评价牙龈健康的重要临床标准。当牙龈发炎后,质地将变得柔软、易脆,局部的点彩也会消失,稍加碰触就可引起牙龈出血(图 1-3-12)。在形态上,牙龈的审美要素主要涉及龈缘轮廓和龈乳头的丰满度。

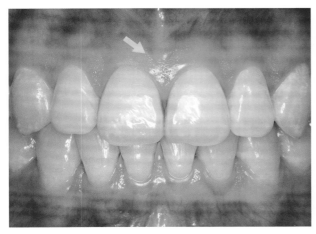

图 1-3-11　点彩(箭头示点彩所在处)

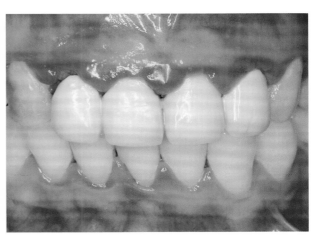

图 1-3-12　牙龈发炎

(一)龈缘轮廓

龈缘轮廓是指和牙冠颈缘形态相呼应的凸向根方的弧形轮廓线。其主要美学评估指标包括:①牙龈顶点,即龈缘弧形轮廓上最根方的点;②牙龈平面,即左右两侧中切牙和尖牙的牙龈顶点连线,牙龈平面应与双侧瞳孔连线以及前牙咬合平面相平行,并垂直于面部中线;③牙龈高度,是上颌牙的牙龈顶点在垂直向上相对于理想的牙龈平面的位置高度(图 1-3-13)。正常情况下,侧切牙的牙龈高度与中切牙、尖牙并不在同一水平位置,侧切牙牙龈顶点在牙龈平面的冠方 1~2mm 处。

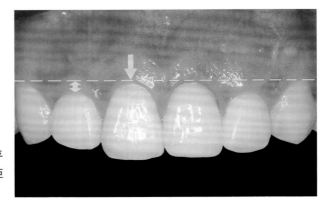

图 1-3-13　龈缘轮廓的美学评估指标(黄色虚线示牙龈平面,黄色单箭头示 11 牙龈顶点所在处,黄色双箭头的间距示 12 牙龈高度)

（二）龈乳头

龈乳头呈倒锥形,充满于相邻两牙接触区根方的邻间隙中,其侧缘和顶点由邻牙的游离龈延续而成。相邻牙接触点至牙槽间隔顶部的垂直距离、相邻牙之间的水平距离、相邻牙牙体长轴间的夹角、牙冠外形等因素都会影响龈乳头的形态。

1. 龈乳头高度　龈乳头高度是从龈乳头顶点到近远中邻牙的牙龈顶点连线的垂直距离(图 1-3-14)。龈乳头高度不足会导致邻间隙不能被充满,继而在两牙的邻间形成"黑三角",这是影响美学效果的常见问题(图 1-3-15);相反,若龈乳头高度过大,则可能是牙龈水肿或牙龈瘤的表现。

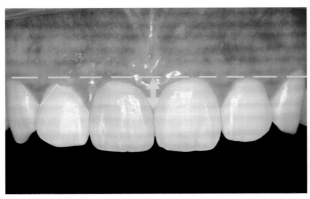

图 1-3-14　龈乳头高度及牙龈角(黄色虚线示近远中邻牙牙龈顶点的连线;双箭头示龈乳头高度;黄色实线示 12 近远中龈乳头顶点与牙龈顶点的连线,二者夹角为 12 牙龈角)

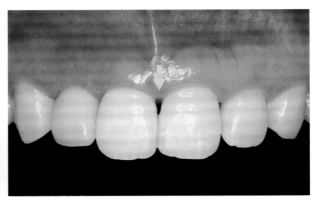

图 1-3-15　黑三角(黄色箭头示黑三角所在处)

2. 牙龈角　牙龈角指的是牙的近远中龈乳头顶点与牙龈顶点连线所构成的夹角(图 1-3-14),反映龈缘弧形的弯曲度。由此可知,龈乳头若发生萎缩会影响相邻牙位的龈缘弧度。

3. 龈乳头外形指数　Jemt 根据龈乳头在邻间隙的充盈程度,将其外形分为 5 个等级,即龈乳头外形指数(图 1-3-16),并将其作为评价种植体近远中龈乳头大小的指标。

(1)0 度:龈乳头完全消失。

(2)1 度:龈乳头高度不足邻间隙高度的 1/2。

(3)2 度:乳头高度超过邻间隙高度的 1/2,但未达邻接触点。

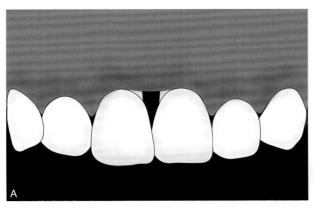

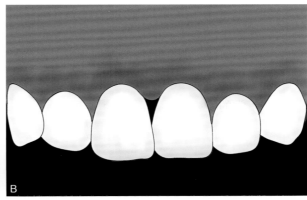

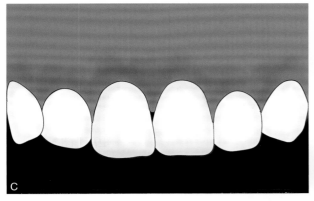
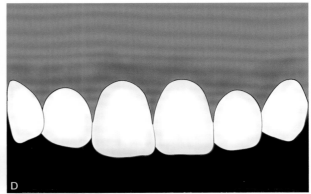
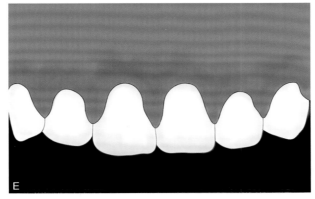

图 1-3-16　龈乳头外形指数
A. 龈乳头外形指数为 0 度　B. 龈乳头外形指数为 1 度　C. 龈乳头外形指数为 2 度　D. 龈乳头外形指数为 3 度
E. 龈乳头外形指数为 4 度

（4）3 度：龈乳头完全充满邻间隙，软组织外形恰当。

（5）4 度：牙龈增生。

四、唇的美学要素

口唇是面部美学的重要组成部分之一。其主要构成包括：皮肤、黏膜和口轮匝肌。上下唇的游离缘共同围成口裂，口裂的两端称为口角。口角连线的中点与面部中线相交且垂直时，对称美感较强。但很多人在微笑时，由于双侧肌肉张力不同，会导致双侧口角不对称或发生口裂的歪斜。

口唇的外部美观主要由口外的红唇部分来体现。红唇又称嘴唇，主要由黏膜和肌肉构成。天然健康的红唇是粉红色的，其中上唇的轮廓呈 M 形，在其两侧的唇弓最高点称为唇峰，中部向下的突起为唇珠，中部上方为人中，上唇与颊部之间的斜行凹陷称为唇面沟（图 1-3-17）。嘴唇的质地与其健康有很大关系，正常的嘴唇湿润而富有光泽，脱水时嘴唇显得干裂而晦暗。

微笑时，红唇与洁白的牙齿交相辉映，形成唇红齿白的美学效果。因此，嘴唇也是口腔临床中"红白美学"的重要部分之一。

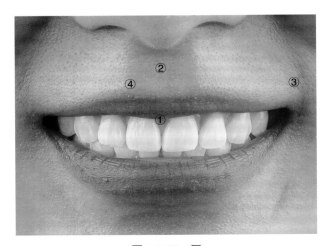

图 1-3-17 唇
①. 唇珠；②. 人中；③. 唇面沟；④. 唇峰。

第四节 微笑的美学评价指标

微笑的形式美从外在表现上是由口唇形态、张口程度、显露的口内组织及牙列与颊侧软组织的空间关系共同决定的。临床中常用以下指标对微笑美学进行评价。

一、上唇曲线

上唇曲线是指微笑时上唇的弧形下缘（图 1-4-1），相比向上凸起的上唇曲线，通常向下凸或平直的上唇曲线更能映衬出微笑的美。

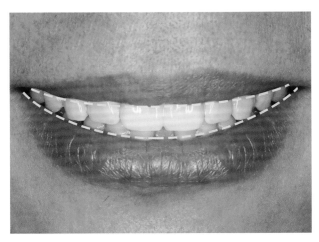

图 1-4-1 微笑时的唇部曲线（上方黄色虚线示上唇曲线，下方黄色虚线示下唇曲线）

二、下唇曲线

下唇曲线是指微笑时下唇的弧形上缘，一般下凸或保持平直（图1-4-1）。微笑时，上下唇曲线与微笑曲线、龈缘线的弧度相近，从而形成了在线条上调和的形式美。

三、笑线与微笑分类

笑线是上颌前牙切端及后牙颊尖所连成的微弯向下的曲线。笑线这个概念是基于上唇和上颌前牙之间的唇齿关系提出的。唇齿关系是指嘴唇在静止、言语或微笑等不同状态时相对上颌前牙牙冠的位置和形态。根据上颌前牙与根方牙龈在患者微笑时的暴露量，可把微笑分为三种类型，即低位微笑、中位微笑和高位微笑。微笑时上颌前牙牙冠唇面显露小于75%，为低位微笑；显露75%~100%，即部分龈缘和龈乳头显露，为中位微笑；显露为100%，即龈缘和龈乳头显露，且大部分附着龈甚至牙槽黏膜暴露，为高位微笑（图1-4-2）。需要指出的是，笑线的高度与患者的上唇长度和年龄等因素有关。

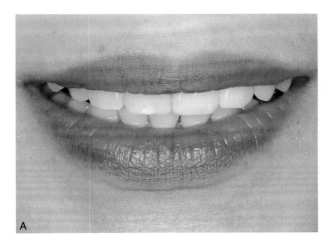
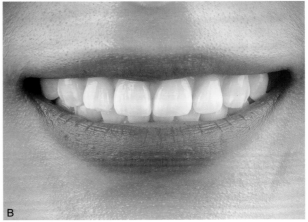
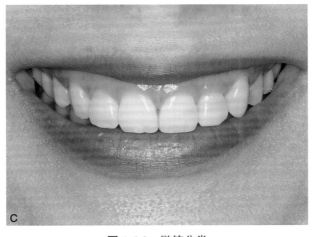

图1-4-2 微笑分类
A. 低位微笑   B. 中位微笑   C. 高位微笑

四、牙冠与牙龈的显露量

微笑时,牙冠与牙龈的显露高度是影响口腔美学的关键因素。决定口内组织显露高度的因素包括:上唇的长度、口轮匝肌的张力、牙冠的磨耗程度、牙龈的健康状态以及上颌前牙的覆𬌗、覆盖关系等。

在美学区,牙冠的显露量是指微笑时前牙在上唇下方露出的牙冠高度(图 1-4-3A)。牙龈的显露量是指微笑时所暴露的上颌牙龈超过龈缘顶点的垂直距离(图 1-4-3B)。通常微笑时上颌前牙适量显露,可让人显得更加年轻。上颌前牙显露过少或完全不显露,则会让人显得苍老。微笑时上颌前牙牙龈显露在 2mm 以内可以接受。牙龈缘显露过多(通常认为大于 2mm)称为露龈笑(图 1-4-4A)。当显露量超过 3mm 时可能造成美观问题(图 1-4-4B),可考虑通过手术进行矫正。

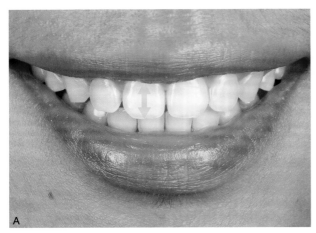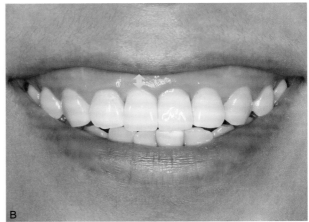

图 1-4-3 牙冠与牙龈的显露量
A. 牙冠的显露量(双箭头长度示) B. 牙龈的显露量(双箭头长度示)

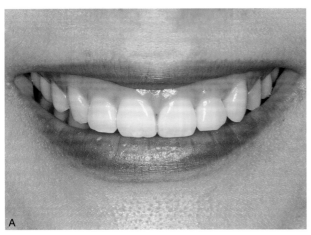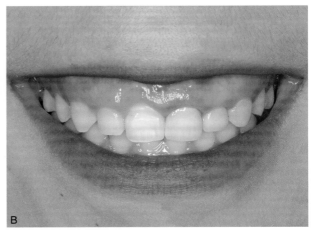

图 1-4-4 露龈量异常
A. 露龈笑 B. 露龈量过大

五、口角颊间隙

口角颊间隙又称齿颊间隙、负性间隙，是指微笑时上颌后牙颊面与颊部内侧面之间的间隙，通常可用上颌尖牙牙冠唇侧的最远中点到同侧口角之间的距离进行衡量（图 1-4-5）。一般微笑时口角颊间隙两侧保持对称，适当宽度的口角颊间隙较为美观，口角颊间隙过大则影响美学效果（图 1-4-6）。当修复体导致口角颊间隙完全缺失时，患者常表现为"义齿面容"。

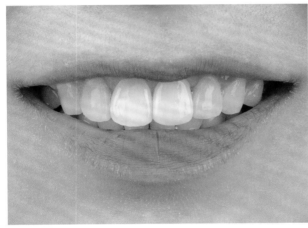

图 1-4-5　齿颊间隙正常

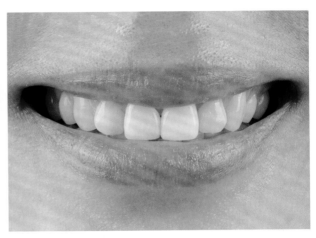

图 1-4-6　口角颊间隙过大

六、微笑宽度

微笑宽度是指微笑时双侧口角之间的水平距离。它取决于患者的口裂宽度和口轮匝肌的张力水平。微笑宽度越大，则显露的牙位越多，在临床意义上的美学区范围就越广。微笑宽度的大小与美观的关系不大，但不同的微笑宽度能够展现不同个体的魅力和特质。

参 考 文 献

［1］HU X，NAHLES S，NELSON C A，et al. Analysis of soft tissue display during enjoyment smiling: part 1--Caucasians. Int J Periodontics Restorative Dent，2013，33（1）：9-15.

［2］AHN H W，MOON S C，BAEK S H. Morphometric evaluation of changes in the alveolar bone and roots of the maxillary anterior teeth before and after en masse retraction using cone-beam computed tomography. The Angle orthodontist，2013，83（2）：212-221.

［3］毛溪. 平面构成. 上海：上海人民美术出版社，2005.

［4］朱津蓉,赵云凤,朱红.410颗上颌活体前牙的颜色测量及分析.中华口腔医学杂志,1998,033（005）: 297-299.

［5］牛忠英,史俊南,肖明振,等.上颌前牙牙冠色彩学的初步研究.牙体牙髓牙周病学杂志,1996,006（001）: 18-19.

［6］GOODKIND R J, SCHWABACHER W B. Use of a fiber-optic colorimeter for in vivo color measurements of 2830 anterior teeth. J Prosthet Dent., 1987, 58（5）: 535-542.

［7］LOMBARDI R E. The principles of visual perception and their clinical application to denture esthetics. J Prosthet Dent., 1973, 29（4）: 358-382.

［8］王惠芸.我国人牙的测量和统计.中华口腔科杂志,1959,7（3）: 149-155.

［9］吴璇,李振春,曲汶利.前牙美学修复数据库初步建立及临床应用的研究.医学美学美容（中旬刊）,2014（12）: 105-106.

［10］余挺,杨希,赵莉,等.中国汉族成年人的上前牙临床牙冠长度及宽长比分析.口腔医学研究, 2018, 34（9）: 1003-1006.

［11］MARCUSCHAMER E, TSUKIYAMA T, GRIFFIN T J, et al. Anatomical crown width/length ratios of worn and unworn maxillary teeth in Asian subjects. Int J Periodontics Restorative Dent., 2011, 31（5）: 495-503.

［12］WOLFART S, THORMANN H, FREITAG S, et al. Assessment of dental appearance following changes in incisor proportions. Eur J Oral Sci., 2005, 113（2）: 159-165.

［13］NELSON S J, ASH M M. Wheeler's Dental Anatomy, Physiology, and Occlusion. 8th ed. St. Louis, Missouri: Saunders, Elsevier Inc., 2003.

［14］孟焕新.牙周病学.4版.北京:人民卫生出版社,2012.

［15］JEMT T. Regeneration of gingival papillae after single-implant treatment. Int J Periodontics Restorative Dent., 1997, 17（4）: 326-333.

［16］HUNT O, JOHNSTON C, HEPPER P, et al. The influence of maxillary gingival exposure on dental attractiveness ratings. Eur J Orthod., 2002, 24（2）: 199-204.

［17］MARTIN W C, MORTON D, BUSER D. Diagnostic factors for esthetic risk assessment. Berlin: Quintessenz, 2007.

［18］邵佳龄,蔡中.微笑美学的研究与进展.中国实用美容整形外科杂志,2005,（5）: 296-298.

第二章　美学区种植修复的特点及成功标准

随着口腔种植理念的不断发展,医生和患者对人工种植义齿的修复效果有了更高的要求和期待,由此产生了"美学种植修复"这一新兴的临床概念。在以修复为导向的种植原则指引下,现代口腔种植技术将以下三点作为治疗成功的关键:①种植体与颌骨之间形成长期骨结合;②修复基台与牙龈之间建立健康、稳定的软组织生物学封闭;③种植义齿能行使咀嚼、发音、颌面部软组织支撑等功能。然而,对于成功的美学区种植修复而言,除了满足上述要求,还需要恢复健康、正常的软硬组织形和质,以求种植义齿的最终美学效果逼近于天然牙。具体来说,就是要在骨结合的基础上,种植体周围的骨量及其轮廓形态尽可能达到前牙的牙弓骨轮廓状态,在满足软组织袖口理想封闭的前提下,前牙软组织袖口的轮廓形态要尽可能和天然牙的轮廓形态一致,并且软组织质地、色泽、颜色均健康自然。最后,由基台和冠(桥)组成的修复体部分能与天然牙浑然一体,难以辨别。总之,一个完美的美学种植修复体要能从各个方面无限接近健康正常的天然牙。

第一节　美学区种植修复的临床特点

美学区种植修复的重要目标之一是恢复口腔美学的完整性,它既是口腔种植修复的一部分,又是口腔美学修复的重要分支。口腔医生要掌握好美学区种植修复,不但要具备口腔种植学的基本知识,了解其生物学原理和治疗技术,还要深刻理解口腔美学修复的常规技术并借鉴其治疗经验。一方面,美学区种植修复与常规的口腔美学修复技术存在相似和相通之处,如治疗前的美学评估方法、美学修复的评价原则等;另一方面,美学区种植修复又有其鲜明的牙槽外科学和牙周膜龈手术的特色,如必须通过手术植入种植体,对缺牙位点需要进行软硬组织重建等。换一个角度来看,非美学区种植与美学区种植相比也有其独特之处,如非美学区种植对最终修复体的美学要求相对较低,对牙槽骨弓轮廓和牙龈组织的恢复也没有太高的要求。此外,非美学区种植缺牙位点的软硬组织一般较充足(除了下颌前牙区),对种植体植入精度和角度的要求也相对有较高的包容度。

因此,口腔种植医生只有在全面掌握常规种植修复技术和口腔美学修复理论的基础上,才能真正深刻理解美学区种植修复的临床特点。

一、美学区植入位点状况的不可预期性

无论何种原因导致的牙齿缺失,牙槽骨都必然会随着时间的推移发生渐进性吸收和改建。长时间缺牙会导致牙槽骨及牙龈萎缩,使健康完整的骨弓和牙龈轮廓丧失(图 2-1-1),而这将削弱由健康天然牙所维持的口腔美学基础——软硬组织形态。软硬组织的形态丧失与否及丧失量取决于多方面的因素,如:牙缺失或拔除的原因、拔牙的方式及技巧、牙拔除后的愈合周期,以及患者的全身状况等。除上述因素外,还取决于拔牙位点的解剖条件,如:拔牙位点的骨板厚度、角化牙龈的组织量、拔牙前软硬组织的缺损程度等。对于美学区而言,拔牙位点的软硬组织解剖条件无疑是关键因素(详见第三章)。综上所述,以上各种因素相互作用,使美学区植入位点的软硬组织状况具有高度的不可预期性。口腔种植医生必须进行周密的术前评估,才能选择恰当的植入时机、植入术式和组织增量的手术方案。最重要的是,即便如此也无法保证每一例美学区种植修复都能取得让医患都满意的临床美学效果。

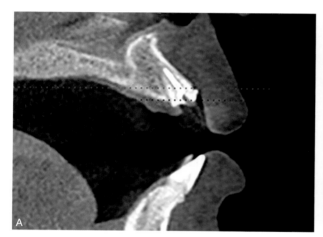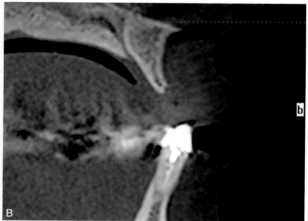

图 2-1-1　缺牙导致的牙槽骨改建

A. 无法保留的残根需要拔除,行即刻种植,此时的牙槽骨及牙龈的美学轮廓状态是最接近原始的天然状态　　B. 牙齿拔除,骨吸收改建完成之后的牙槽骨状态,可见骨宽度明显吸收变窄,骨弓轮廓塌陷

二、美学区种植修复时机的高度敏感性

美学区的天然牙缺失后,种植手术及修复时机的选择与最终的美学及临床效果有密切关系。这一点既与传统活动义齿、冠桥固定修复明显不同,又与非美学区的种植修复存在一定的差异。换言之,即美学区的种植修复具有高度的时间敏感性。在本书第六章中,我们将具体讨论种植修复的四个时机:Ⅰ型即刻种植(图 2-1-2)、Ⅱ/Ⅲ型早期种植(图 2-1-3,图 2-1-4)、Ⅳ型延期种植。对于非美学区种植位点而言,在种植时机上笔者并不推崇Ⅰ型和Ⅱ型早期种植,而Ⅲ型早期种植、Ⅳ型延期种植由于各种原因往往在临床上最为常见。为了充分维持并利用健康、自然的软硬组织,在满足适应证的前提条件下,美学区可优先考虑即刻种植。当种植体初期稳定性达到要求且咬合无干扰时,则建议即刻修复。如果

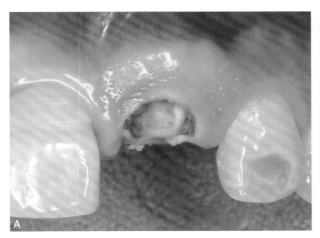
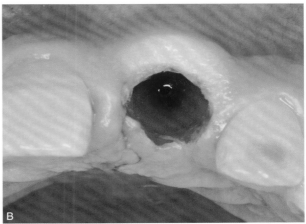

图 2-1-2　Ⅰ型即刻种植的种植位点
A. 唇面观　B. 𬌗面观

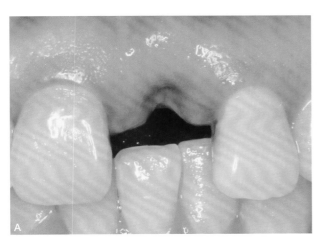
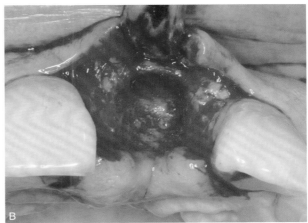

图 2-1-3　Ⅱ型早期种植的种植位点
A. 唇面观　B. 𬌗面观

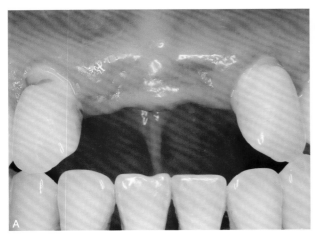
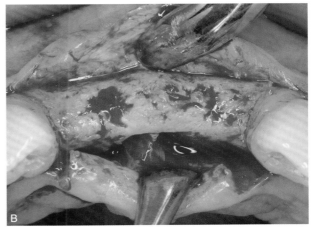

图 2-1-4　Ⅲ型早期种植的种植位点
A. 唇面观　B. 𬌗面观

不满足即刻种植的适应证,也可选择Ⅱ型早期种植方案,同样在初期稳定性和咬合无干扰的前提下亦可考虑即刻修复。对于各种由病理、解剖或患者自身原因导致无法采取即刻、早期种植的患者,则需考虑在位点保存后择期行Ⅳ型延期种植,必要时考虑同期行软硬组织增量术。对于如何更恰当地选择美学区种植修复时机,则需读者在后续章节中进行深入学习和思考。

三、美学区植入空间的高度敏感性

美学区牙槽骨(即刻种植时的牙槽窝)的平均宽度和厚度较小,种植的美学安全区(范围)相当狭窄。因此,与非美学区的种植位点相比,美学区对种植体植入空间的容错度更低,稍有不慎则可造成难以弥补的后果。为了保证种植修复成功,种植体应按照最理想的外科方案精确植入,其关键的空间因素包括:种植体植入位点、种植体颈部平台埋入深度及植入轴向。在后牙区,大多数患者对修复义齿的牙冠形态、龈缘轮廓和龈乳头形态并不太在意,而更关注咀嚼功能的恢复效果。相比而言,美学区还需要考虑最终的美学效果,一旦植入的位点和轴向不理想引发美学并发症(图2-1-5),则难以找到好的方法完美解决。在后文中,笔者还会反复强调美学区种植体植入空间的高度敏感性,并提出恰当的临床解决方案。

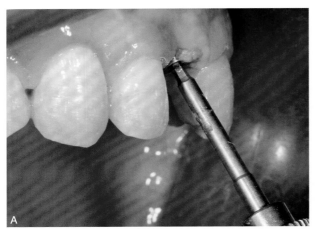
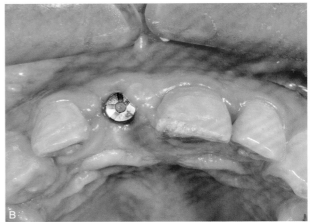
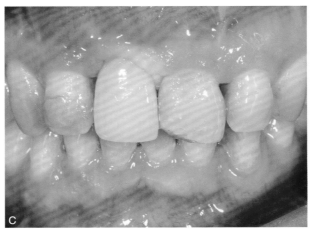

图 2-1-5　植入位点及轴向不理想引起的美学并发症
A. 11 种植体轴向过于偏唇　B. 11 的植入空间偏唇侧,侵犯正常软组织　C. 11 最终修复体龈缘根向退缩,导致和 21 龈缘不对称,同时造成 11 牙冠的长宽比不协调

四、美学区种植修复方案的灵活性

相比于后牙区,美学区不是咬合的主要负荷区,但关乎患者的发音和美观。因此,根据病例条件和患者需求的不同,其外科植入方案和上部修复设计均具有高度的灵活性。以上颌前牙连续缺失为例(12—21缺失),可采取的种植外科和修复设计方案非常多样,如:单冠、联冠、固定桥等(图2-1-6~图2-1-8)。由于美学区缺牙后对美观影响更大,患者对于缺牙的即刻修复需求迫切且期望值较高,因此在种植体初期稳定性及咬合关系均良好的情况下可考虑采取即刻修复方案。当种植体初期稳定性不佳时,则可在种植术后考虑另外三种方式:①采用活动义齿、粘接桥等传统的修复类型,满足美学区临时修复要求;②戴入个性化愈合帽或成品愈合帽,进行穿龈轮廓的早期塑形;③采取埋入式愈合,二期行牙龈成形、袖口塑形和最终美学修复。

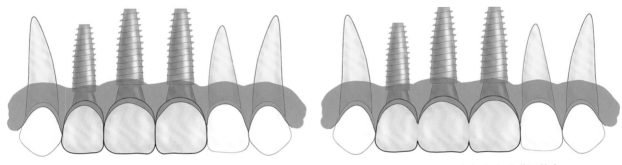

图2-1-6　连续缺失种植后单冠修复　　　　　图2-1-7　连续缺失种植后联冠修复

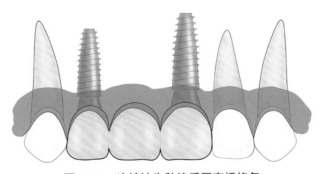

图2-1-8　连续缺失种植后固定桥修复

五、口腔美学重建效果的高度不确定性

与常规的口腔美学修复不同,口腔种植修复面对的不仅仅是牙冠重建,而是对整个种植体周区域(牙槽骨、牙龈)的维持、重建和对美学区牙冠(牙列)的恢复和再造(reconstruction)。特别是面对严重软硬组织缺损的病例时,重建的最终美学效果将受到术者外科技术、临床经验和患者生理条件等多重因素的影响,因此更具有高度的不可确定性。故临床医生需要掌握维持、重建的美学区种植修复治疗原则,熟悉并深入学习各种软硬组织的外科重建技术,并保持对各种潜在外科并发症的高度警惕和关注。

此外,美学区种植修复是一门集牙槽外科学、口腔修复学、牙周病学、口腔美学等多学科为一体的综合性临床技术。想成为一名合格的种植医生,必须全面掌握并自如运用上述专业的基础理论知识和临床操作技能,并在此基础上融会贯通。只有积累丰富的临床经验,坚持美学修复为导向的个性化方案设计,依靠精细的外科植入操作和精湛的修复体设计加工技术,才能不断重复完美的种植修复效果,实现在自己治疗掌控范围内的高度可预期性。

第二节　种植修复的美学成功标准

国际口腔种植学会(ITI)提出的种植成功标准包括:

(1)种植体无松动,通过根尖片或全景片观察到种植体和牙槽骨之间为完整的骨结合。

(2)种植体牙龈无退缩,龈沟探诊无出血,探诊深度 <4mm,口内无种植体螺纹暴露。

(3)CBCT 检查示种植体颈部碟形吸收范围不超过 2mm(近远中、唇腭侧),唇侧骨板完整且 ≥2mm,腭侧骨板厚度 ≥1mm。

(4)种植位点区域的牙槽骨弓轮廓与邻近的天然牙槽骨或拔牙前的状态接近。

(5)种植位点近远中的楔状隙基本被龈乳头充盈,角化牙龈的宽度在 2mm 以上,牙龈的色泽和质地健康。

(6)最终修复体的色泽、质地及形态和谐自然,与邻近天然牙及整个上颌牙列保持协调一致。

临床上对美学区种植就外在的形式美的评价指标主要包括三方面:白色美学、红色美学和轮廓美学(表 2-2-1)。

当然需要再次强调,与其他评价指标不同的是,最终美学效果的评估者不仅包括口腔医生和口腔技师,患者也是评价体系中重要的参与者。

表 2-2-1　白色美学、红色美学和轮廓美学的内容及美学标准

类型	内容	美学标准
白色美学	上部结构(不含义龈)	1. 色彩、质地、形态逼真自然 2. 符合患者的年龄、性别、肤色以及面形特征
红色美学	义龈、牙龈	1. 牙龈左右对称,龈缘连续起伏,龈乳头丰满(图 2-2-1A) 2. 笑线下方的牙冠暴露量适宜
轮廓美学	牙槽骨弓轮廓	1. 修复体颈部及根面的软组织轮廓饱满充盈,左右对称 2. 呈现天然牙列颈部的根形轮廓(图 2-2-1B)

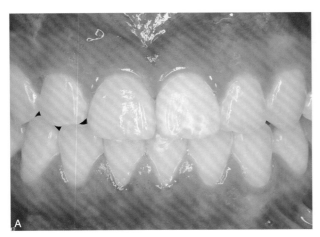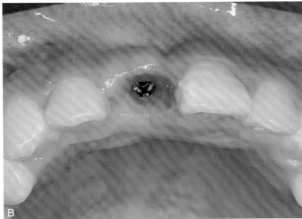

图 2-2-1　美学区种植的美学评价指标
A. 11 修复体唇面观的白色美学和红色美学　B. 11 骀面观的轮廓美学

参 考 文 献

［1］Proceedings of the Third ITI（International Team for Implantology）Consensus Conference. Gstaad, Switzerland, August 2003. Int J Oral Maxillofac Implants, 2004, 19.

［2］CHAPPUIS V, ARAUJO M G, BUSER D. Clinical relevance of dimensional bone and soft tissue alterations post-extraction in esthetic sites. Periodontol 2000, 2017, 73（1）: 73-83.

［3］SCHROPP L, WENZEL A, KOSTOPOULOS L, et al. Bone healing and soft tissue contour changes following single-tooth extraction: a clinical and radiographic 12-month prospective study. Int J Periodontics Restorative Dent., 2003, 23（4）: 313-323.

［4］CHAPPUIS V, ENGEL O, REYES M, et al. Ridge alterations post-extraction in the esthetic zone: a 3D analysis with CBCT. J Dent Res., 2013, 92（12 Suppl）: 195-201.

［5］BRAUT V, BORNSTEIN M M, BELSER U, et al. Thickness of the anterior maxillary facial bone wall-a retrospective radiographic study using cone beam computed tomography. Int J Periodontics Restorative Dent., 2011, 31（2）: 125-131.

［6］CHEN S T, BUSER D. Clinical and esthetic outcomes of implants placed in postextraction sites. Int J Oral Maxillofac Implants, 2009, 24 Suppl: 186-217.

［7］HAMMERLE C H, CHEN S T, WILSON TG J r. Consensus statements and recommended clinical procedures regarding the placement of implants in extraction sockets. Int J Oral Maxillofac Implants, 2004, 19 Suppl: 26-28.

［8］JEMT T. Regeneration of gingival papillae after single-implant treatment. Int J Periodontics Restorative

Dent., 1997, 17（4）: 326-333.

［9］SALAMA H, SALAMA M, KELLY J. The orthodontic-periodontal connection in implant site development. Pract Periodontics Aesthet Dent. Pract Periodontics Aesthet Dent., 1996, 8（9）: 923-934.

［10］FRANCETT L, TROMBELLI L, LOMBARDO G, et al. Evaluation of efficacy of enamel matrix derivative in the treatment of intrabony defects: a 24-month multicenter study. Int J Periodontics Restorative Dent., 2005, 25（5）: 461-473.

［11］BUSER D, MARTIN W, BELSER U C. Optimizing esthetics for implant restorations in the anterior maxilla: anatomic and surgical considerations. Int J Oral Maxillofac Implants, 2004, 19 Suppl: 43-61.

［12］BUSER D, BELSER U, WISMEIJER D. 国际口腔种植学会（ITI）口腔种植临床指南第一卷, 美学区种植治疗——单颗牙缺失的种植修复. 宿玉成, 译. 北京: 人民军医出版社, 2008.

［13］FURHAUSER R, FLORESCU D, BENESCH T, et al. Evaluation of soft tissue around single-tooth implant crowns: the pink esthetic score. Clin Oral Implants Res., 2005, 16（6）: 639-644.

［14］BELSER U C, GRUTTER L, VAILATI F, et al. Outcome evaluation of early placed maxillary anterior single-tooth implants using objective esthetic criteria: a cross-sectional, retrospective study in 45 patients with a 2- to 4-year follow-up using pink and white esthetic scores. J Periodontol, 2009, 80（1）: 140-151.

第三章　美学区种植相关解剖生理

前牙美学的重建不仅需要逼真的修复体以恢复自然、协调的牙和牙列,更需要尽量恢复软硬组织的解剖生理结构,并保持修复体与软硬组织之间的协调。因此,为了提高外科操作水平与美学修复效果,口腔医生必须掌握美学区天然软硬组织的解剖生理基础。

第一节　牙槽骨解剖生理

牙槽骨(alveolar bone)是支持天然牙和种植体的硬组织,其形态和质量将直接影响种植体的预后。由于牙槽骨支撑了软组织的形态,因此其轮廓与最终的美学效果息息相关。在天然牙缺失后,牙槽骨会发生吸收与改建,而炎症、创伤、肿瘤或医源性因素等会加剧这一过程。

一、牙槽骨解剖

牙槽骨又称牙槽突(alveolar process)自上颌体向下方伸出,系上颌骨包围牙根周围的突起部分。双侧的牙槽骨在正中线联合形成马蹄形的牙槽骨弓。在上颌前牙区,牙槽骨的骨弓形态是支撑上唇和面中部丰满度的重要骨性结构(图 3-1-1),同时也是美学区根形和牙龈轮廓美学的骨性解剖基础。

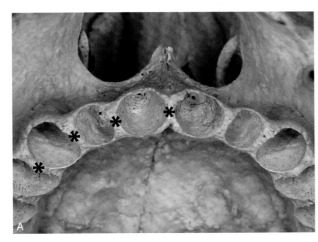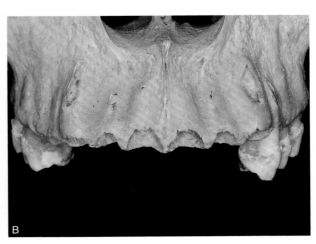

图 3-1-1　牙槽骨的形态
A. 上颌前牙区牙槽骨骀面观(**✱**示牙槽间隔)　B. 上颌前牙区牙槽骨唇面观

（一）牙槽骨的结构

固有牙槽骨又称为筛状板。牙槽骨中容纳牙根的部位称为牙槽窝（alveolar socket）。牙槽窝的游离缘称为牙槽嵴（alveolar crest），两颗相邻天然牙之间的牙槽骨称为牙槽间隔（interalveolar septum）（图3-1-1A）。

支持骨主要由骨密质和部分骨松质构成（图3-1-2）。唇、腭侧的外骨板均属于牙槽骨支持骨的一部分。其中，美学区的唇侧骨板更显菲薄，多数情况下其厚度在1mm左右，几乎不含任何骨松质。在大部分情况下，腭侧骨板的骨密质厚度略宽，所含的骨松质量略丰沛。

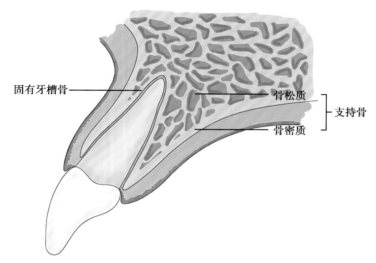

图 3-1-2　牙槽骨结构示意图

（二）牙槽骨的轮廓

在外形上，美学区的唇侧牙槽嵴边缘呈现出与唇侧龈缘类似的"扇贝样"曲线（图3-1-1B，图3-1-3），而腭侧牙槽嵴的边缘曲线相对较平直。在水平向上观察，美学区唇侧牙槽嵴边缘的最低点位置比腭侧者更靠根方。同时，牙槽间隔的顶点较唇、腭侧牙槽嵴更突向冠方，其主要的生理作用是支撑龈乳头。在健康的天然牙列中，龈乳头将相邻天然牙之间的外展隙完全封闭，呈现自然和谐的红白美学。从咬合面观察，可见牙槽窝的嵴顶轮廓与牙根截面形态高度吻合。牙槽窝的形态特点为唇侧宽而舌侧窄，呈圆三角形，直径逐渐向根方缩窄。

当一部分牙根表面完全丧失固有牙槽骨时，称为骨开窗。如果骨板的缺损呈"V"形，则称为骨开裂（dehiscence）（图3-1-4）。这两种情况多见于美学区唇侧及上颌磨牙颊侧，发生率约为20%。需要指出的是，骨开窗和骨开裂也可并发于牙周手术之后和正畸过程中。同时，牙周病变、殆创伤及一些严重的根尖病变、囊肿等也可导致牙槽窝骨板的吸收和破坏。

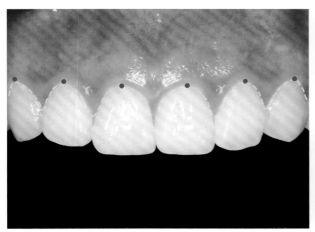

图 3-1-3　天然牙牙龈唇侧龈缘类似于"扇贝样"曲线，龈乳头将相邻天然牙之间的外展隙完全封闭（黄色虚线示牙龈曲线，红点示牙龈缘最低点）

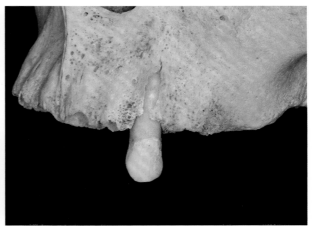

图 3-1-4　美学区前牙唇侧存在骨开裂

【美学区硬组织解剖应用要点一】

1. 美学区种植体植入时，牙槽窝的空间位置只能作为种植体植入的参考，不能将其等同为种植窝预备的位点和轴向。

2. 在美学区进行即刻种植与早期种植的窝洞预备时，厚且致密的腭侧骨板容易导致种植体轴向偏向唇侧。因此，在种植窝洞的预备过程中需要有目的地进行腭侧骨板的处理。

3. 在植入种植体时，一般以唇侧牙槽嵴的最低点作为控制植入深度的参考平面，即种植体平台应位于该平面根方 0~1.5mm。

4. 牙槽骨的轮廓是影响美学区种植修复效果的重要解剖因素之一。为了获得理想的美学修复效果，在种植治疗过程中需尽量保存牙槽骨的解剖结构与外形轮廓，即遵循后文提及的"维持理念"。

二、牙槽骨生理改建

当天然牙缺失后，牙槽骨失去了牙周膜来源的血供，在愈合过程中将发生不同程度的水平向与垂直向的改建吸收。感染、外伤或拔牙导致的创伤等因素会进一步加剧骨吸收。相较于厚且致密的腭侧骨板，菲薄的唇侧骨板在生理性愈合过程中吸收更明显，因此愈合后的前牙牙槽窝往往表现为唇侧扁平甚至凹陷。当连续多颗牙缺失时，上颌前部的牙槽弓整体改建吸收，导致上唇组织的支撑不足而影响面中部的丰满度，使患者呈现出苍老面容。

（一）牙槽骨的生理改建过程

牙齿拔除（或外伤脱出）之后，牙槽窝内的骨再生程序和牙槽窝表面的软组织再生程序被激活。依据患者全身和局部状态，牙槽窝的愈合过程主要可分为生理性愈合和病理性愈合两类。

牙槽窝的生理性愈合大致包括以下过程。

1. 牙拔除后，血液和少量唾液混合物充满牙槽窝，半小时内形成血凝块，随后机化。同时，拔牙的损伤性刺激立刻激活破骨细胞，在牙槽窝底部以及侧壁（硬骨板）发生破骨活动，开始形成骨的不规则吸收，导致骨初始形态被破坏。这种生理性的破骨吸收将打破硬骨板对牙槽骨髓腔的封闭，有利于成骨前体细胞迁移进入骨缺损区域，成骨活动即被开启。

2. 拔牙 2 周后，牙槽窝内血凝块完全机化，新骨从牙槽窝底部以及侧壁开始增生沉积，出现编织骨。随着新血管的形成，在牙槽窝的中心区也可见编织骨开始形成。牙槽窝顶部破骨活跃，牙槽嵴呈现不规则形态。此时，牙槽窝表面上皮愈合，完成软组织封闭。

3. 拔牙 4 周后，随着血管长入，牙槽窝中形成的纤维结缔组织支架内不断生成不规则编织骨，其与侧壁的新生小梁状骨活跃地沉积、伸展，但未完全形成骨桥封闭。牙槽窝内的新骨形成进入一个较为快速的时期。

4. 拔牙 8 周后，初步完成牙槽窝顶部的骨性封闭，临床上牙槽嵴吸收趋于稳定。在此过程中，成骨和破骨活动相伴进行，牙槽嵴的水平向和垂直向的吸收也在牙槽窝愈合过程中较为均衡地进行，导致牙槽嵴高度和宽度不断下降。需要指出的是，前牙区牙槽窝的唇侧骨板比舌侧骨板薄，并且唇侧骨板的冠方部位几乎完全由束状骨所构成。束状骨的吸收导致唇侧牙槽嵴骨高度的降低量显著高于舌侧骨壁。同时，唇侧和舌侧骨壁外侧活跃的破骨活动导致牙槽嵴水平向外径减小，在唇侧尤为显著。

5. 拔牙 16 周后，新生骨组织更加成熟，几乎充满整个牙槽窝。牙槽窝和表面黏膜分界明显。

然而，在愈合过程中，如果出现某些干扰因素，则可能导致牙槽窝出现病理性愈合。这些干扰因素包括：①血凝块在 24 小时内脱落，创口暴露，牙槽窝骨壁继发感染；②未拔出的牙碎片等异物导致凝血块感染，继发牙槽骨吸收；③粗暴的外科操作导致牙槽骨板破坏损伤，牙槽嵴快速吸收，进而结缔组织直接长入并占位牙槽窝；④牙槽窝内存在炎症，例如急性、慢性牙周炎和 / 或根尖周炎，干扰修复性骨再生；⑤伴有全身系统疾病因素，如血供不足和系统性疾病（如慢性肝病等因素）导致血凝块形成不足或纤维蛋白溶解，继而引起牙槽骨暴露与感染；⑥放疗或全身用药（如二膦酸盐和抗代谢类药物）破坏骨髓的骨再生能力。

临床上拔牙窝的病理性愈合会明显影响牙槽窝的正常塑形与改建，大大加剧牙槽骨吸收，同时拔牙窝改建的组织学也呈现病理状态，结缔组织长入牙槽窝，发生不完全修复性骨再生，牙槽窝内存在炎性肉芽组织，并持续侵蚀骨组织，最终导致骨松质矿化（骨密度）不良或不均匀，骨密质不完整，牙槽窝表面黏膜质量和形态欠佳等。

（二）牙槽骨改建后的形态特点

当健康的天然牙存在时，前牙区的腭侧牙槽嵴顶通常位于唇侧牙槽嵴顶的冠方（图 3-1-5A、B）。牙槽窝愈合数周后，唇舌侧骨板发生生理性吸收改建，且唇侧骨板的吸收改建程度大于腭侧吸收程度 2~3mm，牙槽嵴宽度缩窄（图 3-1-5C）。牙槽窝愈合后，从水平方向观察，牙槽窝内的新骨充填使得牙槽嵴平面变得圆钝，但在视觉上，此时的唇侧轮廓线与拔牙前相比反而向冠方发生了移行，导致医生产生牙槽嵴顶向冠方"逆行改建"的错觉(图 3-1-5D)。在种植体植入术中,这种错觉往往会导致种植体植入过浅。实际上,认真对照牙缺失前后的 CBCT,与邻牙正常的牙槽嵴顶相比,不仅唇侧的牙槽嵴顶已发生水平/垂直向的吸收,腭侧也常常发生了明显的垂直向吸收。

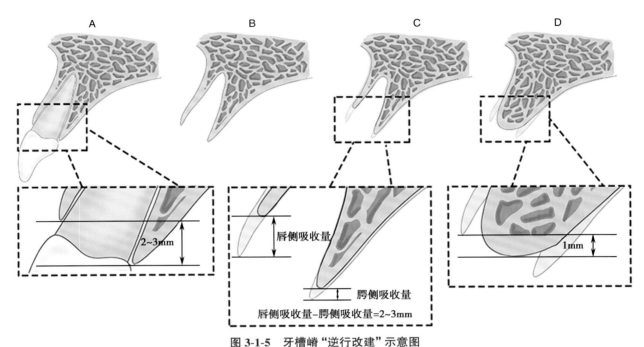

图 3-1-5 牙槽嵴"逆行改建"示意图

A. 前牙区牙拔除前,腭侧牙槽骨嵴顶骨边缘高于唇侧 2~3mm　B. 拔牙即刻的骨板形态　C. 拔牙后,牙槽窝改建吸收,唇侧骨板菲薄,而腭侧骨板厚且致密,唇侧骨板的吸收改建程度会大于腭侧吸收程度 2~3mm　D. 牙槽窝完全愈合后,牙槽骨的宽度和高度明显丧失,但牙槽嵴顶平面唇侧高度与拔牙前唇侧嵴顶弧线最低点相比高 1mm 左右

(三)牙槽间隔的改建及其影响

龈乳头的形态会影响修复体的外展隙轮廓。种植位点邻面的牙槽间隔顶点至修复体接触点的距离将直接影响龈乳头的充盈度。因此,牙槽间隔的保存与否和美学区种植修复的最终红白美学效果息息相关。美学区单颗牙缺失后,其双侧的牙槽间隔仍可由骨膜和邻牙的牙周膜提供血供,因此近、远中的龈乳头高度可基本保持稳定。连续多颗牙缺失时,远离天然牙的牙槽间隔由于丧失牙周膜血供,将出现显著吸收与改建,导致龈乳头萎缩明显甚至消失。因此,相较于单牙缺失病例,连续缺牙病例中重建龈乳头的难度更高,可预期性更低。

口腔种植医生操作不当会引起医源性的牙槽间隔吸收。当种植体与邻牙之间的安全距离不足2mm、种植体与种植体之间的安全距离不足 3mm 时,牙槽间隔的高度将难以维持。局部的炎症,例如修复体粘接剂残留引起的感染,也会加剧牙槽间隔的垂直向吸收,增大"黑三角"出现的风险。

【美学区硬组织解剖应用要点二】

1. 对于拔牙窝愈合改建后的美学区位点,在术前设计及术中植入时,医生应注意唇侧牙槽嵴"逆行改建"的特点,在此基础上遵循美学区种植体植入的深度原则,切忌植入过浅。

2. 牙槽窝愈合后,腭侧骨板仍保持厚且致密的特点,因此在窝洞预备时也应注意避免预备轴偏向唇侧。

3. 牙槽骨的改建在天然牙缺失后会立即启动,且不可避免,会导致与美学相关的骨解剖基础逐渐被破坏,甚至完全丧失。为了最大程度恢复类似天然牙的美学效果,口腔种植医生应以天然牙的骨弓轮廓为目标进行骨组织重建,即遵循后文提及的"重构理念"。

三、牙槽骨密度

依据 Lekholm-Zarb 骨密度分类(图 3-1-6),牙槽骨的密度可大致分为以下四类。

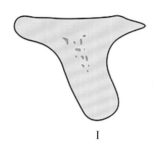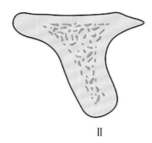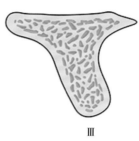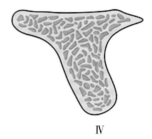

Ⅰ   Ⅱ   Ⅲ   Ⅳ

图 3-1-6 Lekholm-Zarb 骨密度分类

(1)Ⅰ类骨:几乎均由骨密质构成,内部仅有极少量的骨小梁。

(2)Ⅱ类骨:外周的骨密质较厚,内部由排列紧密的骨小梁构成。

(3)Ⅲ类骨:由薄层的骨密质包绕着较为疏松的骨小梁结构。

(4)Ⅳ类骨:以疏松多孔的骨小梁为主,外周由菲薄的骨密质包绕。

美学区的牙槽骨大多以Ⅱ类或Ⅲ类为主,仅有少量严重水平骨吸收的病例在牙槽嵴部分几乎丧失了骨松质,在临床上可以归为Ⅰ类骨。此外,部分骨质疏松症患者的美学区牙槽骨可能为Ⅳ类骨。

【美学区硬组织解剖应用要点三】

牙槽骨的骨密度会影响种植治疗适应证的选择、种植体的选择、外科备洞程序、修复方案、负荷时机和种植的成功率。

1. Ⅰ类骨的骨密度最高,在种植窝洞预备过程中应注意反复提拉、充分水冷,以避免发生骨灼伤。为防止过度骨挤压需进行全程攻丝。此外,由于Ⅰ类骨血供较差,为提高骨结合率,应考虑选择表面处理生物活性更高的种植体,例如亲水表面种植体。同时,在进行骨增量时,由于缺乏骨松质来源的血供,可考虑混合加入自体骨和/或血液衍生物。

2. Ⅳ类骨密度最低,为获得理想的初期稳定性,需注意选择自攻性良好的种植体,加大预备级差或进行骨挤压。当初期稳定不佳时,需进行埋入式愈合,并适当延长种植体的骨结合愈合时间。

四、唇侧骨倒凹

在上颌前部的牙槽骨唇侧,由于发育或病理性吸收的因素,可能存在一定的根方骨性凹陷,又称骨性倒凹(图 3-1-7)。在不影响最终美学修复效果的前提下,应尽量避免种植体在根尖区骨性倒凹处的穿通和暴露。若无法避免,则需要考虑同期或分期骨增量(图 3-1-8),以消除骨倒凹对种植体初期稳定性及骨结合的影响。

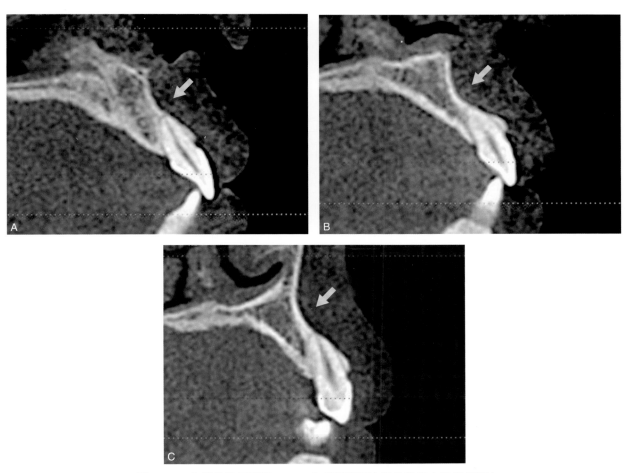

图 3-1-7　上颌前部牙槽骨 CBCT 矢状面视图(箭头示根方骨性倒凹)
A. 中切牙　B. 侧切牙　C. 尖牙

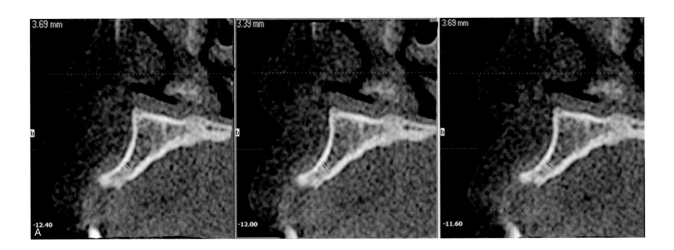

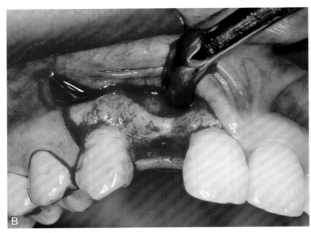
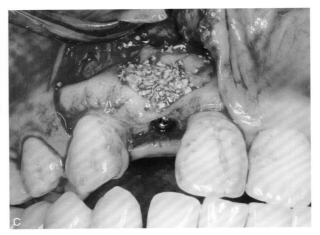

图 3-1-8　12 牙位的根尖区存在骨倒凹，种植体根方进行骨增量手术
A. 12 矢状面 CBCT 示根方骨倒凹　B. 翻瓣后显露根方骨倒凹　C. 种植体根方暴露处行骨增量术

第二节　软组织形态及生理结构

无论是天然牙列还是种植修复，稳定、健康的牙龈组织都是"红色美学"的必要保证。此外，牙槽黏膜、唇和唇（颊）系带也与美学区效果的呈现有着重要的关联。

一、牙龈外观及结构

牙龈是覆盖于天然牙颈部周围和部分牙槽嵴表面的一种口腔咀嚼黏膜。在上颌前牙区唇侧，牙龈的范围是龈缘至膜龈联合之间的区域。在腭侧，牙龈直接与腭部的咀嚼黏膜相连续。牙龈的平均厚度为（0.85±0.26）mm，不同部位厚度不同，以龈乳头处最厚，附着龈次之，最薄处为游离龈。组织学上，牙龈由复层鳞状上皮和其下方的固有层（lamina propria）构成。在牙龈组织内部，有致密的弹性胶原纤维、毛细血管、毛细淋巴管、成纤维细胞和少量炎症细胞。

牙龈组织按照结构可分为游离龈（free gingiva）、附着龈（attached gingiva）和龈乳头（gingival papilla）（图 3-2-1）。

（一）游离龈

游离龈位于牙龈的最冠方，呈领圈状包绕牙颈部。正常时呈粉红色，表面光滑、菲薄。游离龈的内侧沿牙颈部唇/腭面由龈缘向结合上皮附着的根方边界伸展，形成深 0.5~1mm 的天然龈沟。用探针可将游离龈从牙面上分离，在临床上常用牙周探针来进行龈沟的探查，其深度即牙周探诊深度（probing depth）。

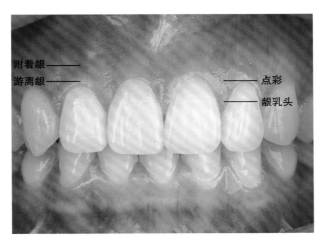

图 3-2-1　天然牙龈结构

（二）附着龈

附着龈呈粉红色，质坚韧且不能移动。在天然牙的唇、腭侧，附着龈位于游离龈根方。在唇侧，附着龈在膜龈联合处与牙槽黏膜相移行。

1. 附着龈的组织学特点　从冠方到根方，附着龈始终紧密连接于天然牙颈部的牙骨质及牙槽嵴骨外板的表面。这是由于附着龈组织中的血管较少，且缺乏黏膜下层，因而富含胶原纤维的固有层可直接紧附于牙槽骨表面的骨膜上。加之附着龈的表面角化程度较高，因此其对局部刺激有较强的抵抗力。一旦附着龈丧失，牙周组织对局部刺激的抵抗能力会减弱，炎症发生的概率可能升高。

2. 牙龈点彩（gingival stippling）　在部分成人中，附着龈表面有橘皮样的点状凹陷，称为点彩（图 3-2-1）。点彩的形成是由结缔组织乳突凸向表面上皮，使牙龈表面呈现隆起。结缔组织乳突之间的数个上皮钉突融合，使牙龈表面呈现浅凹，从而使牙龈表面出现隆起和凹陷。点彩是附着龈功能强化或功能适应性改变的表现，是健康牙龈的特征。当牙龈存在炎症时，点彩减少或消失；当牙龈恢复健康时，点彩又重新出现。此外，点彩的存在与否及数量还与以下因素有关。

（1）点彩在唇侧出现的数量多于腭侧。

（2）牙龈的上皮角化程度越高，点彩越明显。

（3）点彩可因年龄发生变化。婴儿时期较缺乏，5 岁左右在部分儿童中开始出现，至成人时数量最多，随着步入晚年点彩开始逐渐消失。

（三）龈乳头

美学区的龈乳头大致呈锥形四面体，充满于相邻天然牙接触区根方的楔状隙中。龈乳头的尖端位于唇、腭侧的顶部，基底部则位于牙槽间隔上方。龈乳头的形态主要取决于邻牙的表面外形，以及相邻牙之间楔状隙的空间位置和形态。此外，牙槽间隔的近远中骨厚度也会影响龈乳头的形态，厚度越薄则龈乳头越窄，反之则龈乳头越宽。

牙龈健康时，龈乳头的高度与邻牙接触点到牙槽间隔嵴顶之间的距离有明确关系。Tarnow 等学者通过对人体解剖标本的测量分析发现,当相邻天然牙的邻面接触点与牙槽间隔嵴顶之间的距离小于5mm 时,龈乳头充盈外展隙的概率是 98%;当该距离为 6mm 时,龈乳头充满空间的概率降为 56%;若二者之间的距离 ≥ 7mm 时,则该概率进一步下降为 27% 甚至更小(图 3-2-2)。当龈乳头的高度发生退缩时,相邻天然牙的楔状隙会出现未被充盈的三角空间,即"黑三角"(图 3-2-3)。这种情况会造成患者前牙区严重的美学问题。需要注意的是,术中不恰当的软组织操作可能会导致龈乳头退缩,甚至消失。因此,术者要特别关注美学区切口设计、软组织减张,以及切口的精准对位缝合。

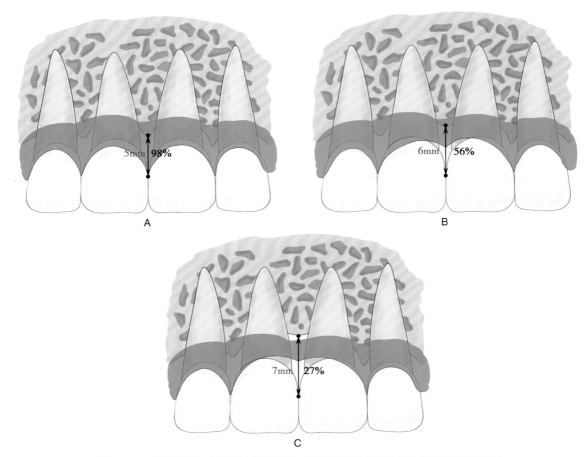

图 3-2-2 邻面接触点与牙槽间隔嵴顶之间的距离与"黑三角"出现的概率关系
A. 距离小于 5mm 时,98% 的龈乳头将充盈外展隙 B. 距离为 6mm 时,56% 的龈乳头将充盈外展隙
C. 距离大于或等于 7mm 时,仅有 27% 或更少的龈乳头将充盈外展隙

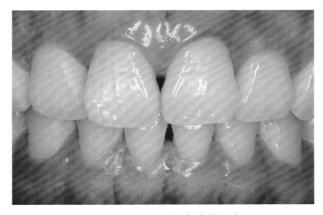

图 3-2-3 11、21 间存在黑三角

二、牙龈纤维及血供

(一)天然牙周组织

天然牙的牙龈组织由上皮和结缔组织构成,无黏膜下层。胶原占牙龈结缔组织中蛋白质总量的60%。Ⅰ型胶原构成了固有层的大部分。由Ⅰ型胶原组成的牙龈纤维有3个作用:①束紧游离龈,使游离龈与牙面紧贴;②保持牙龈必要的强度;③使游离龈与牙骨质及相邻的附着龈相连。在穿龈轮廓部位,纤维组织附丽于牙根颈部的牙骨质,在结缔组织附着处有四组垂直于牙根面的胶原纤维,其连接方式类似于Sharpey's纤维。此外,还有八组胶原纤维平行于或环绕根面,从而增强了牙龈组织与天然牙之间的生物附丽与机械封闭。

按牙龈的排列方向,天然牙的牙龈纤维可分为四类(图3-2-4):龈牙纤维、牙骨膜纤维、环形纤维及越隔纤维。

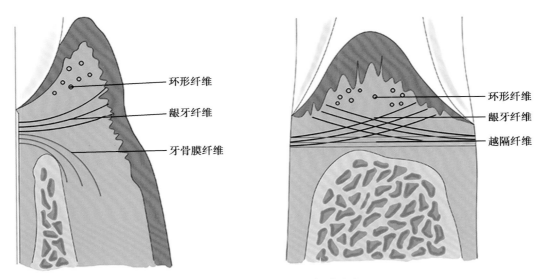

图 3-2-4 天然牙的牙龈纤维分类

天然牙的牙龈存在多重血供,分别包括来源于牙槽中隔动脉、牙槽骨的骨膜以及天然牙周膜的毛细血管网。这些血管网分出大量细小分支进入牙龈结缔组织。在牙龈上皮的固有层乳突中,毛细血管形成发卡状的血管袢,与牙龈表面垂直。在沟内上皮和结合上皮的下方,毛细血管袢与牙面平行走向,形成密集的血管丛。天然牙周组织为牙龈带来的充沛血供,使其具有良好的抗炎和再生能力。

(二)种植体周组织

由于种植体表面缺少牙骨质层,且钛金属基台的表面无法让牙龈组织获得类似于天然牙的纤维结构,种植体穿龈轮廓处牙龈组织的胶原纤维数量、起始方向、附着位置与天然牙截然不同。结缔组织附着仅由四组平行纤维构成,胶原纤维起始于牙槽嵴顶和固有牙槽骨的骨膜,多平行于种植体长轴排列,机械封闭效果远低于天然牙。

　　在种植牙穿龈轮廓的软组织固有层中,毛细血管的密度和胶原纤维的含量远低于天然牙,因此细胞免疫和体液免疫的效果也相对较差。种植体替代天然牙后,由于缺乏来自天然牙周膜的血供,种植体周围牙龈组织的血供只剩下骨膜毛细血管网这一来源(图 3-2-5)(注:由周围牙槽嵴外侧较大骨膜血管的终末分支,形成口腔龈上皮下方的毛细血管网和紧贴上皮附着外侧的血管丛)。

　　综上所述,种植义齿生物学封闭效果不如天然牙。这一系列不利条件对种植体周围炎的发生和转归有着一定的影响。

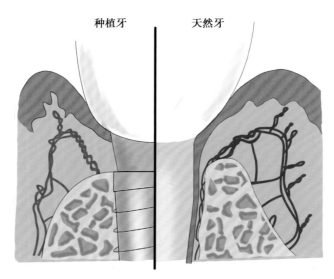

图 3-2-5　天然牙周与种植体周的组织比较

三、穿龈轮廓

　　美学区的唇、腭侧牙龈(包括游离龈和部分附着龈)以及近、远中龈乳头在牙槽嵴顶的支撑之下,共同围成与天然牙颈部形态一致的软组织穿龈轮廓。该轮廓是在天然牙的萌出过程中自然形成的,其形态的维持完全依靠天然牙颈部的硬组织支撑。

(一)天然牙穿龈轮廓

　　天然牙的穿龈轮廓不仅指由龈缘围成的封闭曲线,在生理解剖概念中还应包括由牙龈所围成的潜在内部空间(图 3-2-6)。从组织学结构上看,穿龈轮廓的内壁由龈沟壁、天然牙生物学宽度等生理结构组成。其通过其与天然牙颈部表面的紧密贴附,共同实现牙龈组织与天然牙之间的软组织生物学封闭。天然牙拔除后,拔牙窝冠方的穿龈轮廓与天然牙颈部的穿龈形态相互对应。

　　从拔牙窝𬌗面观察,穿龈轮廓所表现的是牙龈袖口的横截面形态。其与对应的天然牙颈部形态完全一致,即唇侧宽、舌侧窄,呈圆三角形。从唇侧水平向观察,穿龈轮廓所表现的是龈缘曲线的弧度与高度、龈乳头的高度与丰满度。其中,唇侧龈缘所形成的扇贝形弧线与唇侧牙槽嵴顶的弧线在外形上是协调一致的。

从牙槽骨矢状面的解剖示意图（图 3-2-6）可以看出穿龈轮廓边缘（即龈缘）与牙槽嵴骨缘间的空间关系：龈沟（平均约 1mm）、结合上皮（平均约 0.97mm）及结缔组织附着（平均约 1.07mm）的垂直宽度共计约 3.04mm。需要特别强调的是，对于不同患者、不同牙位乃至同一个牙位的不同测量位点而言，无论是龈沟深度（0.3~1.2mm），还是生物学宽度（1.7~3.4mm）都是在一定范围内不断变化的。因此，3.04mm 并不是一个绝对的临床解剖参考数值。

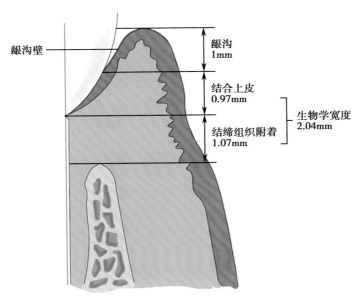

图 3-2-6　天然牙穿龈轮廓

（二）缺牙后的穿龈轮廓变化

天然牙拔除后，牙体颈部对龈乳头、附着龈和游离龈的支撑也随之丧失。经此改变，穿龈轮廓的外部形态也会随之发生改变，并将在拔牙窝的自然愈合过程中逐渐塌陷，直至最终消失。拔牙当天，拔牙窝及穿龈轮廓内迅速被血凝块占据；拔牙后数周内，随着血凝块的机化和肉芽组织的形成，穿龈轮廓的内部将被修复性的纤维组织填满，周围的上皮细胞爬行封闭创口，袖口的轮廓逐步消失。拔牙 1 个月左右，牙槽窝内的新骨开始形成，伴随牙槽间隔与外骨板的吸收，缺牙位点的软组织轮廓外形进一步发生坍塌，牙槽嵴顶的软组织也随之出现量的减少和形态的改建。最终，穿龈轮廓消失且被新的牙龈组织所替代，龈缘高度发生变化，龈乳头的高度也出现一定程度的退缩。

需要注意的是，拔牙位点牙龈组织的改建情况与以下因素也有紧密的关联，比如：拔牙原因、牙缺损数目、拔牙前的软硬组织状态、牙槽外科操作、拔牙窝处理、患者全身情况及局部口腔卫生状态等。

（三）种植义齿的穿龈轮廓

种植体肩台至黏膜边缘创造的穿龈轮廓，对最终修复体的外形轮廓起主导作用，并影响种植体周围的软组织支持效果。为了更好地理解穿龈轮廓重建对美学区个性化种植义齿修复的重要性,需要进一步认识种植义齿在穿龈轮廓上与天然牙的异同。与天然牙穿龈轮廓相比,种植义齿的穿龈轮廓也包括游离龈、上皮结合和结缔组织附着三个部分,后两个部分形成围绕种植义齿的软组织生物封闭(图 3-2-7)。然而,二者在上皮结合以及结缔组织的结合方式、结合强度上仍存在不同。

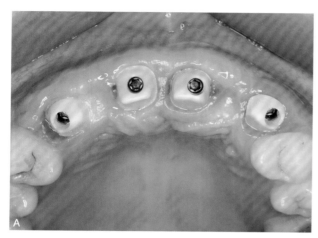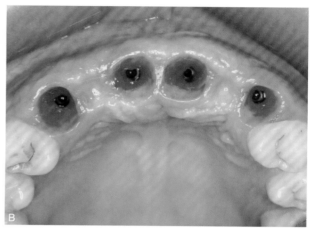

图 3-2-7　种植义齿的穿龈轮廓
A. 使用个性化修复基台支撑穿龈轮廓　B. 个性化塑形后获得的穿龈轮廓

为了实现理想的美学效果,种植义齿的穿龈轮廓应尽可能模拟天然牙的穿龈轮廓。实现该目的的方式主要有两种:①对于即刻种植,可考虑采用临时修复体或个性化愈合帽维持天然拔牙窝的穿龈轮廓;②对于早期或延期种植,种植位点的拔牙窝已愈合,应以天然牙龈状态、天然穿龈轮廓等生理解剖结构为参照目标,通过临时修复体进行穿龈轮廓的人工重建。然而对于第二种方式,要重现出天然牙的颈部轮廓是存在一定难度的。因此,在条件许可的情况下应尽可能采取"维持理念"的美学区种植修复方案。

【美学区软组织解剖应用要点一】

1. 健康美观的牙龈至少应包括 2mm 以上的角化牙龈宽度、1mm 以上的牙龈厚度、牙龈点彩、粉红色的牙龈外观和正常的外形轮廓。

2. 美学区种植体需保持恰当的植入深度,以充分保证生物学宽度的形成和基台穿龈部的隐藏。在即刻种植时,种植体平台应位于唇侧龈缘最低点根方 3~4mm。早期或延期种植时,种植体平台应位于理想牙冠颈缘最凸点根方 3~4mm。

3. 由于牙龈袖口处的软组织具有一定的生物可塑性,口腔修复医生可以利用个性化愈合基台和临时修复体进行种植义齿穿龈轮廓的塑造。

四、美学区的系带

系带(frenulum)是位于牙龈与牙槽黏膜交界处呈扇形(或带状)的黏膜皱襞,内含纤维结缔组织,也是口轮匝肌在上颌骨的附着部位。美学区的唇系带附着于上颌两颗中切牙中缝处的根方,附着较低时可起于龈乳头的基底部附近,根方与上唇黏膜移行,形似三角形且较为宽大。当唇系带附着位置过低时,中切牙的游离龈缘和龈乳头可能在咀嚼或唇颊活动时受到系带牵扯而与牙面分离,从而加重菌斑滞留、牙龈炎症发生及牙龈退缩的风险。此外,在进行软硬组织的组织增量手术时,一般需要进行黏骨膜瓣的冠向复位,这常常会造成唇系带被牵拉至牙槽嵴顶附近,从而增加唇肌活动时创口裂开的风险。为降低这种可能性,可通过系带修整术进行校正(图 3-2-8)。

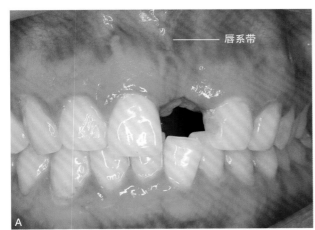
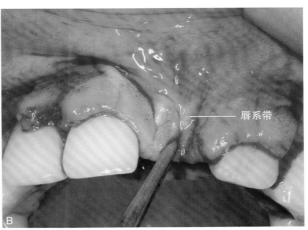
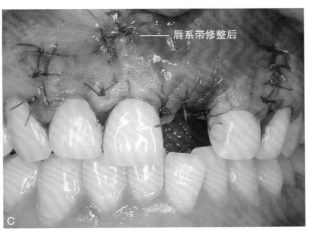

图 3-2-8 引导骨再生(GBR)术后唇系带影响减张缝合,行系带修整术
A. 唇系带附着近牙槽嵴顶 B. 唇系带修整 C. 修整术后缝合

第三节 腭 部 解 剖

腭又名口盖,分为前 2/3 的硬腭及后 1/3 的软腭,分隔口腔和鼻腔,其主要参与发音、言语及吞咽等活动。骨性硬腭由上颌骨腭突和腭骨水平部构成。

一、腭部的软组织

硬腭骨面上方覆盖一层黏骨膜。腭黏膜具有致密的结缔组织(固有层),其表面被角化上皮覆盖。腭黏膜内血管丰富,结构坚韧,不易移动,能耐受摩擦和咀嚼压力。腭黏膜与骨膜紧密相连,不易分离。在黏膜结缔组织与覆盖骨面的骨膜之间有一层由脂肪和腺体组织所组成的黏膜下层,其厚度不均匀(图 3-3-1)。除腭中缝外,其余部分腭黏膜均存在黏膜下层,并呈现以下解剖特点:黏膜下层在硬腭前后部各不相同,磨牙区域含有少量脂肪,无腺体,前磨牙区域则含有较多脂肪组织和腭腺。Song 等评估了牙位与黏骨膜厚度的关系,发现尖牙、第一前磨牙、第二前磨牙、第一磨牙、第一磨牙和第二磨牙邻间龈乳头基部与第二磨牙的平均黏膜厚度分别是 3.46mm、3.66mm、3.81mm、3.13mm、3.31mm、3.39mm,最薄的区域在第一磨牙区,最厚在第二前磨牙区。然而,笔者在临床观察中发现,磨牙区的腭侧黏膜结缔组织往往比前磨牙区更厚。

腭黏膜固有层内含丰富的基底细胞,可分化为角化上皮细胞。取自腭黏膜的结缔组织瓣在植入受区后,可诱导出与腭黏膜上皮特征一致的角化上皮层。因此,腭部常作为游离结缔组织瓣移植的主要供区。按软组织瓣的厚度可分为全厚瓣和非全厚瓣(半厚移植瓣)。全厚瓣指包含上皮层、固有层及骨膜层的黏骨膜瓣,毛细血管网丰富。非全厚瓣则仅包含上皮层与固有层。临床上可通过牙周探针测量腭侧黏骨膜的厚度。

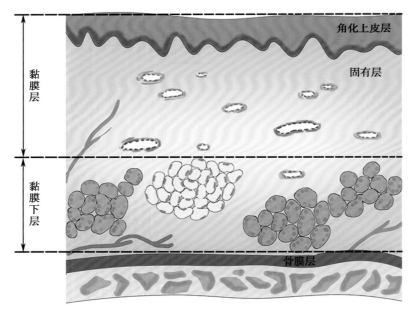

图 3-3-1　腭侧黏骨膜的生理组织结构

二、腭大孔

腭大孔(greater palatine foramen)位于硬腭后缘前方约 0.5cm 处,上颌第三磨牙腭侧,约相当于中缝至龈缘外、中 1/3 处。肉眼观察此处黏膜稍显凹陷，其深面即腭大孔，腭前神经及血管经此孔向前位于硬腭后 2/3，上述黏膜凹陷为腭大孔麻醉的表面标志。男性的腭大孔位置比女性更靠前。当从腭部移取游离结缔组织时，为了避免伤及腭大动脉，远中切口的位置一般不越过第一磨牙远中面。Monnet-corti 等学者通过研究 198 位牙周健康患者的石膏模型，测得腭侧龈缘到腭大动脉的距离在尖牙处约为 12mm，在第二磨牙处约为 14mm。因此，当所取结缔组织的龈腭向宽度不超过 5mm 时，不会伤及腭大动脉。当结缔组织移植体的龈腭向宽度为 8mm 时，腭大动脉的损伤风险为 7%。腭大动脉的行径路径与腭穹窿的高度有关，即腭穹窿越浅，腭大动脉向前的分支越靠近龈缘。

【美学区软组织解剖应用要点二】

1. 前磨牙区（尤其是第一前磨牙）很少作为理想的结缔组织供区，因为此区域没有足够的腭部黏膜纤维厚度，且有较大比例的脂肪和腺体。

2. 第二前磨牙远中至第一磨牙区域是理想的供区。但需要注意的是，中国人该部位的结缔组织厚度稍显不足，必要时可采取去上皮法获取。

3. 第二磨牙区也可作为结缔组织供区，但该区与重要血管束相邻，在获取冠根向宽度较大的结缔组织时需谨慎操作。

第四节　天然牙的空间位置

在正常的𬌗关系下，上颌前牙在牙槽骨中并非直立，而是具有一定的倾斜角度和倾斜方向。解剖学上，临床牙冠在牙槽骨中的倾斜方向包括近远中向和唇（颊）舌向。上颌前牙的倾斜方向与其在咀嚼运动中的受力方向是相适应的，从而使牙周组织在受力状态下的应力分布最为合理。除此之外，美学区天然牙的轴向倾斜还有利于支持上唇组织的轮廓，对建立良好的面下 1/3 形态有重要意义。

一、美学区牙冠轴向

从牙弓的正面唇侧观察，上颌前牙具有不同程度的近远中向倾斜表现。此时，以正面临床牙冠的倾斜方向代表牙长轴近远中倾斜情况，以牙长轴与面中线或牙列左右对称中线的交角表示上颌前牙近远中倾斜角度的大小。正常情况下，上颌中切牙较直或略向近中倾斜，上颌尖牙次之，而上颌侧切牙为上颌前牙中近中向倾斜程度最大者。

从牙弓矢状面的近中或远中向（矢面观）观察，上颌前牙亦呈现不同的倾斜表现，即唇舌向倾斜。唇舌向倾斜度是指以临床牙冠方向表示的牙长轴相对于头颅中轴线的倾斜角度。一般来说，上颌中切牙及侧切牙均向唇侧倾斜，与颌骨前端牙槽突的倾斜方向一致，而上颌尖牙相对较直。

二、美学区天然牙的轴向

美学区临床牙冠的近远中向及唇舌向倾斜对于美学区修复排牙至关重要。但需要注意的是,由于缺乏 CBCT 提供的牙槽骨矢状面参考,在很多书中,牙倾斜轴向及角度的描述仅仅是对临床牙冠长轴在牙槽骨中的位置关系和倾斜程度进行分析评估的,并不包含牙根的整体牙长轴。但是,由于上颌前牙牙冠呈近远中径宽、颊舌径窄的楔形,而牙根呈唇侧宽、舌侧窄的圆三角形,两者形态和轴向差异巨大,所以临床牙冠的长轴并不能代表整个天然牙轴向。相较于临床牙冠与相邻牙槽骨中心轴的角度和位置,以牙根长轴为代表的天然牙轴向在相邻牙槽骨中的矢状位置(sagittal root position, SRP)关系,对于美学区域种植治疗而言更为关键,尤其是在即刻种植治疗中。

按照牙槽骨与天然牙根 - 牙冠的中轴线位置关系的不同,Kan JY 将美学区 SRP 分为三类(图 3-4-1,图 3-4-2),并将其作为设计种植体矢状面植入位置及唇舌向轴向(图 3-4-3),判断软硬组织增量需求,以及评估种植体植入风险的临床参考。

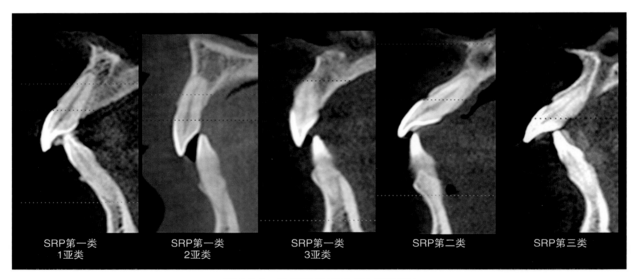

图 3-4-1 美学区 SRP 分类(影像图)

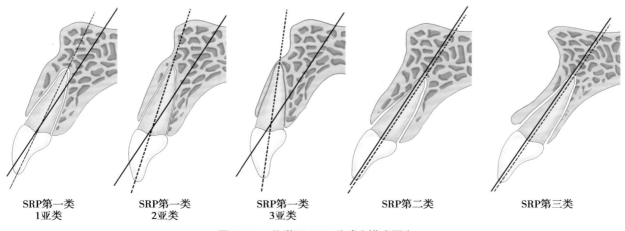

图 3-4-2 美学区 SRP 分类(模式图)

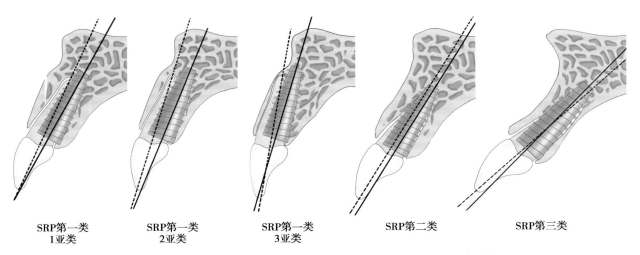

SRP第一类 SRP第一类 SRP第一类 SRP第二类 SRP第三类
1亚类 2亚类 3亚类

图 3-4-3 **SRP 不同分类时天然牙轴向提示的种植体矢状面位置及轴向**
（实线代表种植体轴向，虚线代表天然牙轴向）

（一）SRP 第一类

牙根中轴线位于牙槽骨中轴线的唇侧，上颌前牙牙根与牙冠并非在同一长轴上，牙冠长轴呈舌向内收，补偿了牙根和牙槽突的唇向倾斜。该类在美学区最为多见，占比达到 81%。根据牙槽骨与牙根的中轴线之间的夹角大小，Xu 等人又将第一类分为以下三个亚类。

（1）第一类 1 亚类：夹角较小，牙根轻微偏向唇侧而牙冠微微腭向内收。

（2）第一类 2 亚类：夹角较大，牙根明显偏向唇侧而牙冠轻微偏向腭侧。

（3）第一类 3 亚类：夹角更加明显，牙根严重倾向唇侧而牙冠明显偏向腭侧。

有研究指出，中切牙的第一类 2 亚类和 3 亚类的占比分别为 45.9% 和 36.2%。侧切牙和尖牙以 SRP 第一类 3 亚类为主。SRP 第一类 2、3 亚类中，牙长轴向唇侧倾斜，导致唇侧骨壁极薄甚至骨开窗。针对 SRP 第一类 2 亚类，可考虑采用直径较窄的锥形种植体或偏腭侧植入使种植体长轴与唇侧骨壁平行。针对 SRP 第一类 3 亚类，无论采取以外科为导向的种植还是以修复为导向的种植，种植体修复效果或种植体植入空间都会受到影响。此时可以考虑采用以下方法来处理：①进行牙槽窝位点保存并延迟种植；②在尽量靠腭侧位点植入一枚细直径种植体，以保证种植体与唇侧骨板尽可能平行，并且种植体长轴略向切端舌侧倾斜，以防止螺丝孔自唇面穿出；③若发现唇侧根尖骨壁菲薄甚至穿孔，应同时进行骨增量程序。即便如此，SRP 第一类 3 亚类病例在后期修复时也可能需要采用带角度的个性化基台。

（二）SRP 第二类

牙根中轴线与牙槽骨中轴线几近一致。据统计，只有 10% 左右的美学区天然牙轴向属于这一类型。设计此类位点的种植体植入方案会相对容易,因为种植体可以沿着原有牙根的相同轴向植入。但种植体长轴仍需稍向腭侧平移,以保证唇侧留有足够厚度的骨壁。

(三)SRP 第三类

牙根中轴线位于牙槽骨中轴线的腭侧。根据文献统计,美学区该类 SRP 占 0.2%~1.8%,足见其罕见性。

【美学区牙根轴向的应用要点】

1. 由于天然牙长轴和牙槽骨长轴不一致,在美学区进行以修复为导向的种植时,在多数情况下,种植体的实际植入轴向并不是依牙槽骨的长轴进行的。

2. 天然牙长轴与牙槽骨长轴的空间位置关系是临床上指导美学区种植体植入轴向和具体位点的重要参考。

3. 术前可通过评估 CBCT 中同名天然牙的牙根长轴和牙槽骨轴向之间的关系,或采用数字化 3D 虚拟设计手段分析修复体与牙槽骨的轴向位置关系,从而对种植体植入设计方案进行个性化判断。

小结

在上颌前牙美学区,正常的软硬组织解剖生理结构,以及牙与软硬组织之间协调的空间位置关系是保证天然牙美学效果的基本要素。当天然牙缺失后,这些要素会随之发生变化,具体表现为牙槽嵴的改建与吸收,骨弓轮廓的坍塌,软组织的改建和萎缩。因此,口腔种植医生在进行美学区种植方案设计时,应全面系统地掌握美学区的软硬组织解剖生理特点,最大限度地维持或重建种植位点的天然解剖生理状态,从而尽可能获得自然、理想的美学修复效果。

参 考 文 献

[1] WANG H M, SHEN J W, YU M F, et al. Analysis of facial bone wall dimensions and sagittal root position in the maxillary esthetic zone: a retrospective study using cone beam computed tomography. Int J Oral Maxillofac Implants, 2014, 29(5): 1123-1129.

[2] GARRANZA F A, BERNARD G W. The tooth-supporting structures. Clinical periodontology. WB Saunders Company Philadelphia, 2002, 30(1): 36-57.

[3] EVANGELISTA K, VASCONCELOS KDE F, BUMANN A, et al. Dehiscence and fenestration in patients with Class I and Class II Division 1 malocclusion assessed with cone-beam computed tomography. Am J

Orthod Dentofacial Orthop., 2010, 138（2）: 133.e1-e7.

［4］ ZEKRY A, WANG R, CHAU AC, et al. Facial alveolar bone wall width-a cone-beam computed tomography study in Asians. Clin Oral Implants Res., 2014, 25（2）: 194-206.

［5］ ARAUJO M G, LINDHE J. Dimensional ridge alterations following tooth extraction. An experimental study in the dog. J Clin Periodontol, 2005, 32（2）: 212-218.

［6］ Branemark P I, Zarb G A, Albrektsson T. Tissue Integrated Prostheses: Osseointegration in Clinical Dentistry. Chicago: Quintessence Publ Co., 1985.

［7］ MULLER H P, KONONEN E. Variance components of gingival thickness. J Periodontal Res., 2005, 40（3）: 239-244.

［8］ FU J H, YEH C Y, CHAN H L, et al. Tissue biotype and its relation to the underlying bone morphology. J Periodontol, 2010, 81（4）: 569-574.

［9］ TARNOW D P, MAGNER A W, Fletcher P. The effect of the distance from the contact point to the crest of bone on the presence or absence of the interproximal dental papilla. J Periodontol, 1992, 63（12）: 995-996.

［10］ GARGIULO A W, WENTZ F M, ORBAN B. Dimensions and relations of the dentogingival junction in humans. J Periondontol, 1961, 32（3）: 261-267.

［11］ KOIS J C. Altering gingival levels: The restorative connection part Ⅰ: Biologic variables.J Esthet Restor Dent., 1994, 6（1）: 3-7.

［12］ ARORA R, NARULA S C, SHARMA R K, et al. Supracrestal gingival tissue: assessing relation with periodontal biotypes in a healthy periodontium. Int J Periodontics Restorative Dent., 2013, 33（6）: 763-771.

［13］ VACEK J S, GHER M E, ASSAD D A, et al. The dimensions of the human dentogingival junction. Int J Periodontics Restorative Dent. Int J Periodontics Restorative Dent., 1994, 14（2）: 154-165.

［14］ 薛绯, 段晋瑜, 张瑞. 汉族人群腭大孔解剖位置及其与腭穹隆形态关系的CBCT研究. 实用口腔医学杂志, 2018, 34（03）: 364-367.

［15］ MONNET-CORTI V, SANTINI A, GLISE J M, et al. Connective tissue graft for gingival recession treatment: assessment of the maximum graft dimensions at the palatal vault as a donor site. J Periodontol, 2006, 77（5）: 899-902.

［16］ MONSOUR P, HUANG T. Morphology of the greater palatine grooves of the hard palate: a cone beam computed tomography study. Aust Dent J., 2016, 61（3）: 329-332.

［17］ NELSON S J, ASH M M. Wheeler's Dental Anatomy, Physiology, and Occlusion. 8th ed. St. Louis, Missouri: Saunders, Elsevier Inc., 2003.

［18］ KAN J Y, ROE P, RUNGCHARASSAENG K, et al. Classification of sagittal root position in relation to the anterior maxillary osseous housing for immediate implant placement: a cone beam computed tomography study. Int J Oral Maxillofac Implants, 2011, 26 (4): 873-876.

[19] XU D, WANG Z, SUN L, et al. Classification of the root position of the maxillary central incisors and its clinical significance in immediate implant placement. Implant Dent., 2016, 25 (4): 520-524.

第四章　　美学区种植的基本原则

美学区种植的基本原则是以美学修复为导向的种植,即在种植方案的设计与实施过程中,按照以终为始的治疗策略,使种植体的植入空间位置和软硬组织重建方案都能保证最终理想的美学效果和长期稳定的临床预后。要切实掌握这一基本原则,临床医生必须深入理解种植体植入位点、轴向及深度与最终修复效果间的关系,以及美学区种植中的两大重要理念,即软硬组织的维持理念与重建理念。由于患者生理解剖条件和主观意愿的不同,口腔种植医生在临床上面临的情况千差万别。为此,在制订美学区种植方案时,我们需在遵循基本原则的基础上,根据每个病例的具体条件,将各种治疗手段灵活地应用于个案,做到个性化治疗。

第一节　　种植体植入轴向的要求

以美学修复为导向的种植原则是指从美学和生物力学的角度,以最终修复体的三维空间设计为参考,指导设计牙槽骨内的种植体植入方案。具体而言,应首先根据患者的口内情况预设出理想修复体的形态和轴向,然后以其中心的假想长轴为参照,设计种植体植入的三维空间位置。所谓参照,并非要求二者的轴向完全一致,因为牙槽骨的生理解剖形态对种植体的植入轴向有一定的空间限制。参照的意义在于,当理想修复体的长轴与种植体轴向大致保持一致时,不仅有利于最大限度重建其上部结构的美学和功能,还能避免种植体和基台在功能负荷下出现应力集中,从而保证人工种植牙系统各部件的长期稳定使用。

一、理想的美学区种植体轴向

种植体轴向是指种植体在牙槽骨中植入后的中心轴线,是由种植窝洞的预备方向决定的,包括近远中向和唇腭向两个维度(图4-1-1)。理想修复体长轴是指从理想修复体的牙颈部横截面中点到切缘近远中中点的假想连线(图4-1-2),其在大多数情况下应与美学区天然牙的牙长轴重叠一致(图4-1-3)。临床上可将理想修复体长轴作为参照指导种植体轴向设计(图4-1-4)。按照以美学修复为导向的种植基本原则,美学区种植体的理想轴向设计如下。

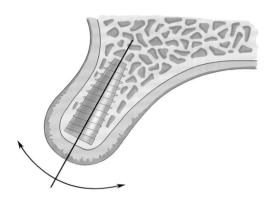

图 4-1-1　种植体轴向（黑线示种植体中心轴线；
箭头示种植体唇腭向维度）

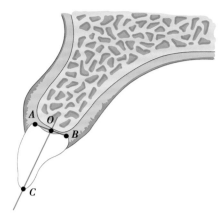

图 4-1-2　理想修复体长轴（*A* 点示理想修复体牙颈部唇侧
边缘点；*B* 点示理想修复体牙颈部舌侧边缘点；*O* 点示 *AB*
连线中点；*C* 点示理想修复体切缘中心点；红线示 *OC* 连
线，即理想修复体长轴）

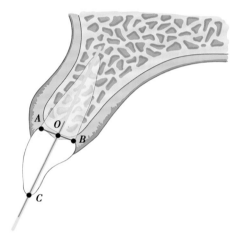

图 4-1-3　理想修复体长轴大多数情况下应与天然牙的牙
长轴重叠一致（*A* 点示修复体牙颈部唇侧边缘点；*B* 点示修
复体牙颈部舌侧边缘点；*O* 点示 *AB* 连线中点；*C* 点示修复
体切缘中心点；黄线示天然牙的牙长轴，为穿过牙根中心的
轴线）

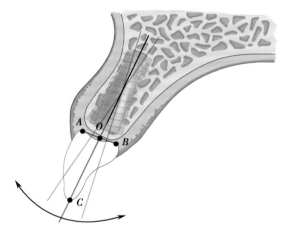

图 4-1-4　以理想修复体长轴为参照，指导种植体轴向设计
（*A* 点示修复体牙颈部唇侧边缘点；*B* 点示修复体牙颈部舌
侧边缘点；*O* 点示 *AB* 连线中点；*C* 点示修复体切缘中心
点；箭头示种植体唇腭向维度；红线示理想修复体长轴；灰
线示种植体长轴；黑线示天然牙的牙长轴）

　　对于美学种植患者，种植体轴向应首先参考理想修复体长轴，通过其在牙槽骨中的延长线，先大
致确定种植体在牙槽骨中的轴向和位置，然后根据缺牙位点、间隙大小和咬合力大小等确定种植体
的直径，在满足种植体周有足够骨包绕要求的前提下（种植体唇侧骨板厚度至少有 2mm，腭侧至少有
1mm），再根据临床要求确定种植体长度（确保种植体的初期稳定性）。种植体长轴的冠方延长线可指
示修复体上中央螺丝的开孔位置。基于以上初步设计的种植体轴向和位置，可以通过轻微旋转种植体
唇舌向角度调整修复体中央螺丝开孔的位置，一般建议将中央螺丝开孔处调整于舌隆突与唇侧牙面中
1/3 之间的区域，可以获得较满意的临床美学修复效果（图 4-1-5）。一旦中央螺丝开孔位点超出上述区
域，则可能引起美学和 / 或功能等方面的问题。例如，当开孔位于修复体唇面颈 1/3 时，可能因种植
轴向过于唇倾而造成龈缘退缩；当开孔位于舌隆突或处于其龈方时，可能因种植体轴向过于偏向腭侧

造成修复体舌侧过厚,从而影响患者的舒适度及咬合功能。需要强调的是,在美学区,将螺丝开孔位点设计于修复体舌侧是最理想的种植体轴向设计,因为该轴向可实现美学区修复体的螺丝固位,并有利于最终修复体美学效果的呈现和唇侧龈缘的自然美观。当医生出于种种原因,美学区种植体轴向所决定的修复体开孔位置不能在"最理想舌侧"位置穿出时,常只能采用粘接固位方式,此时粘接剂残留问题需引起特别注意(参见第十章)。

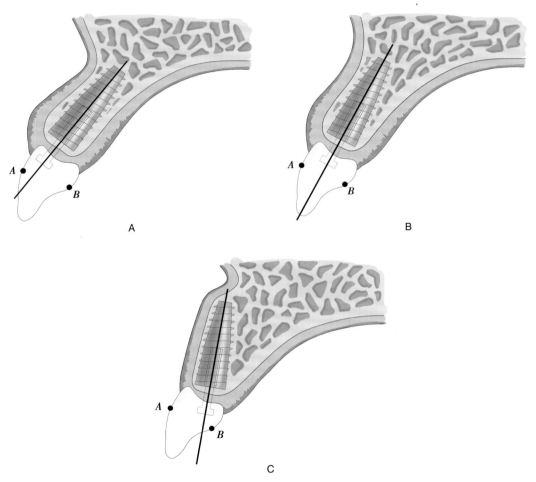

图 4-1-5　修复体中央螺丝开孔位置(*A* 点示修复体唇面中 1/3 与颈 1/3 交界处;*B* 点示修复体舌隆突;
黑线示种植体轴向冠方延长线,自中央螺丝开孔处穿出)
A. 中央螺丝开孔于修复体唇面中 1/3,考虑粘接固位　B. 中央螺丝开孔于修复体切缘中点,考虑粘接
固位　C. 中央螺丝开孔于修复体舌隆突,开孔于腭侧是美学区最理想的种植体轴向设计,可螺丝固位

此外,某些特殊设计的基台可在一定程度上解决种植体轴向调整带来的问题,其中央螺丝具有特殊设计的头部,可以纠正修复体中央螺丝开孔的位置(图 4-1-6)。中央螺丝开孔于唇侧中 1/3 与颈 1/3 的交界是种植体长轴唇侧倾斜的极限,若超过此界限,基台和修复体将侵犯美学区软组织的生理空间,造成修复体和牙龈的美学问题(图 4-1-7)。从生物力学的角度来看,过度偏离理想种植体轴向会使种植系统的各个部件之间出现应力集中点,致使其机械并发症的发生率增高。

在大多数情况下,美学区即刻种植位点的残根或牙冠可作为种植体轴向及位置的参照。鉴于临床上 SRP 第一类在美学区天然牙中的比例占绝对优势,为了保证即刻种植二期修复时种植体唇侧仍有

2mm 以上的骨板厚度,同时充分利用拔牙窝腭侧的骨量获得种植体初期稳定性,建议在理想的种植体轴向基础上将种植体位置向腭侧适当平移。在满足上述两个目标的前提下,为调控修复体中央螺丝开孔的位置,还可以轻微旋转种植体颊舌向角度。这就是临床上常提及的上颌前牙偏腭侧即刻种植方案的设计过程。

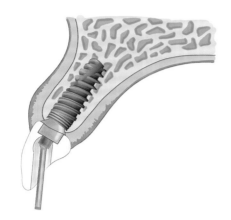

图 4-1-6 基台的中央螺丝头部具有特殊设计,可纠正修复体的开孔位置

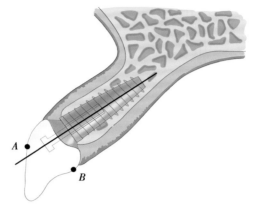

图 4-1-7 中央螺丝开孔于修复体唇面颈 1/3 龈方,基台和上部结构侵犯美学区软组织的生理空间,造成软组织退缩与临床牙冠增长的美学问题(*A* 点示修复体唇面中 1/3; *B* 点示修复体舌隆突;黑线示种植体长轴冠方延长线,自中央螺丝开口处穿出;红色圆圈示受基台和上部结构侵犯的软组织,唇侧龈缘出现退缩)

二、基于解剖的个性化调整方案

在临床实践中,当缺牙位点存在骨量不足、唇侧骨倒凹、错殆畸形 (malocclusion) 等不利因素时,均会影响种植体植入轴向的方案设计。因此,医生除了需要深入理解以美学修复为导向的种植原则,还要结合对临床病例诸多客观因素的实际考量,通过个性化治疗方案的调整完成美学区的种植修复治疗。

(一)缺牙区根尖部骨倒凹

在美学区缺牙位点的牙槽骨根尖部位,常由于发育原因或病理性吸收出现骨倒凹,并影响种植体理想植入轴向方案。在此类病例中,一般可考虑以下三种治疗设计方案。

1. 方案一 若种植体初期稳定性良好,可严格按照"理想轴向"进行种植体植入设计,但可能导致根尖部的唇侧穿孔,从而需要同期行额外的骨增量手术(图 4-1-8)。本方案在一定程度上会增加患者承担的医疗成本(如治疗时间、费用、手术风险和术后反应),但从技术上看这似乎是"利益最大化"的选择,因为在付出相应的医疗成本后,可最大限度地保证修复的临床效果与长期稳定性。

2. 方案二 为保障种植体初期稳定性,对于根尖区骨倒凹较大的病例,可先行 GBR 或 Onlay 骨增量手术,待牙槽骨重建至满足种植体植入的要求后,再按照"理想轴向"进行种植体植入和修复治疗(图 4-1-9)。

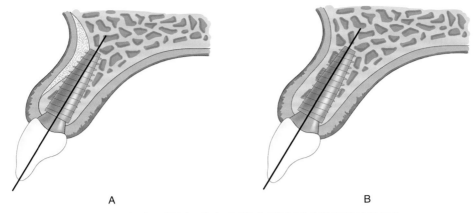

A　　　　　　　　　　B

图 4-1-8　根尖区骨倒凹较小,可按"理想轴向"进行种植体植入,
但可导致根尖部唇侧穿孔,此时需行同期植骨
A. 同期 GBR 植骨并拉入种植钉　B. 6 个月后骨重建稳定,与种植体形成良好的骨结合

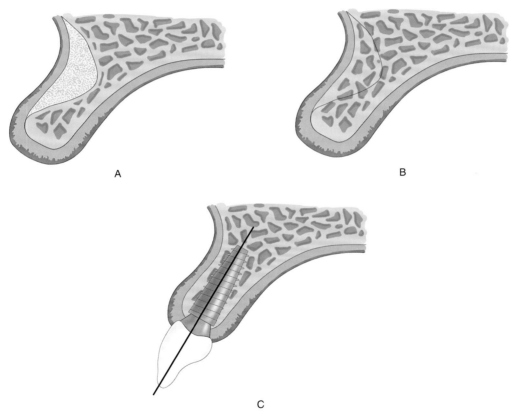

图 4-1-9　根尖区骨缺损较大,先行骨增量术后,再行种植体植入
A. GBR 或 Onlay 骨增量手术　B. 6 个月后,骨重建稳定　C. 按理想轴向植入种植体

3. 方案三　在一些情况下,如由于患者的健康情况或依从性问题不适合行骨增量手术,或患者本人由于各种原因拒绝植骨,则可以考虑将理想的种植体长轴适当向腭侧旋转(根尖部向腭侧移动),同时在种植体型号的选择上可以考虑选择更短和 / 或更细的种植体,如此可尽量避免唇侧倒凹区的植骨手术(图 4-1-10)。同时,在种植体上部修复时可能需要角度粘接基台或特殊的螺丝固位基台。然而这种方案往往会增加出现机械并发症的可能性。

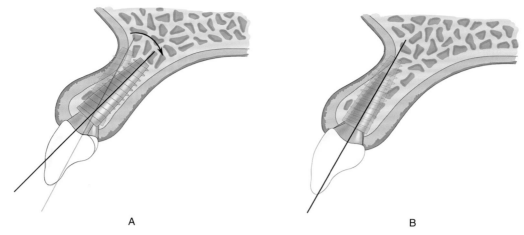

图 4-1-10　两种非骨增量种植设计方案
A. 种植体长轴适当向腭侧调整（灰线示理想种植体轴向；黑线示调整后种植体轴向；箭头示根尖部向腭侧旋转）　B. 不改变种植体理想轴向，替换为直径更小、长度更短的种植体，以避开骨倒凹（黑线示种植体理想长轴）

　　方案一、方案二均需要采取一定程度的植骨措施。临床医生在术前需评估患者的全身健康情况、口内卫生情况、经济状况及依从性等。至于每个方案的临床效果和对应的治疗成本，医生需要和患者仔细沟通，然后双方共同评估。最终，医生要选择最适合患者的个性化治疗方案，而非最理想的种植体轴向植入方案。

　　此外，种植体的外形设计也可能影响其轴向的调整。对于牙槽骨颈部宽度较窄且根尖区存在倒凹的病例，需考虑使用较细的根形种植体，以防止解剖因素对种植体植入轴向的严重影响。

（二）美学区咬合关系

　　美学区的咬合关系也是影响种植体轴向设计的重要因素之一。在正常咬合关系下，可参考前面的临床个性化考量因素。对于前牙区深覆𬌗或反𬌗病例，若患者不接受通过正畸和/或正颌治疗进行种植前矫正，医生需根据实际情况在理想轴向基础上进行调整。

　　1. 深覆𬌗　在深覆𬌗关系下，美学区缺牙位点的腭侧牙龈与下颌前牙切端之间往往存在紧咬合，无法提供足够的上部结构修复空间。此时如果仍按照理想轴向的种植方案，使基台位置位于腭侧，无疑会增加修复体舌侧厚度导致无法完成修复。此时可考虑以下几种方案：①进行正畸矫治，恢复正常咬合关系；②调整种植体理想长轴，即先将种植体理想长轴朝腭侧平移，再以种植体根尖为轴心向唇侧适当旋转，从而将种植体植入位点及基台位置调整到唇侧，为修复体舌侧余留足够的修复及咬合接触空间，防止因前伸运动产生咬合干扰（图 4-1-11）；③适度调磨下颌前牙。上述方案可相互补充应用，使用时应针对具体情况综合考虑。

　　2. 反𬌗　对于美学区的反𬌗病例，除非受患者的主客观因素限制，否则不建议在未完成正畸或正颌手术治疗的情况下种植修复。如果术前未矫治，医生需要根据患者的反𬌗程度、美学期望和天然牙的牙长轴等个性化特点，借助虚拟修复设计或诊断蜡型评估患者的反𬌗修复设计或代偿性前牙覆𬌗覆盖效果，待最终修复效果方案得到患者认可后，再按上述种植体轴向设计方法进行植入方案的设计。

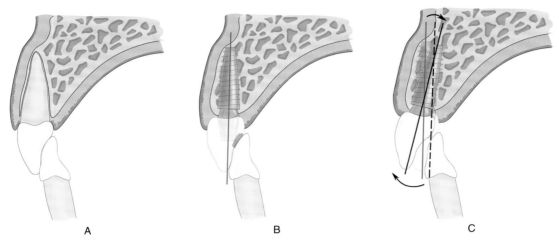

图 4-1-11 深覆𬌗对种植体轴向的影响（灰线示种植体理想轴向；黑线示种植体调整后的轴向；短箭头示轴线腭侧平移方向；长箭头示轴线向唇侧旋转；虚线示平移后的种植体长轴）

A. 深覆𬌗患者上下颌前牙咬合紧　B. 按理想轴向种植，基台位于腭侧，则修复体腭侧空间不足　C. 种植体理想长轴朝腭侧平移，再以根尖部为轴心向唇侧旋转，基台调整到偏唇侧位置，舌侧修复空间变充裕

第二节　种植体植入位点的要求

在以美学修复为导向的种植原则下，除了考虑种植体植入的理想轴向，还应明确种植体的植入位点对美学修复效果的影响。在美学区，如果种植体的植入位点偏离安全范围，将严重影响种植修复的最终美学效果。本节将从种植体植入位点的近远中向、唇腭向及冠根向三个维度进行分析（如无特殊说明，本书中的种植体皆是骨水平种植体）。

一、植入位点的近远中向位置

种植体植入位点的近远中向位置不但会影响种植体颈部与相邻天然牙或种植体间的空间位置关系，还会影响修复体的颈缘外形和牙龈乳头形态。

（一）生物学稳定的考量

在种植义齿负荷过程中，由于生物学改建的原因常常出现种植体颈部周缘的牙槽骨碟形吸收（水平方向上 1~1.5mm）。倘若种植体与邻近天然牙或种植体之间的距离过小，上述骨改建将造成二者之间的牙槽骨高度降低，从而引起龈乳头退缩。因此，应保证种植体颈部边缘与邻牙之间 1.5~2mm 的安全距离，而相邻种植体颈部边缘之间则应保证至少 3mm 的安全距离（图 4-2-1），进而保证龈乳头健康与美观。

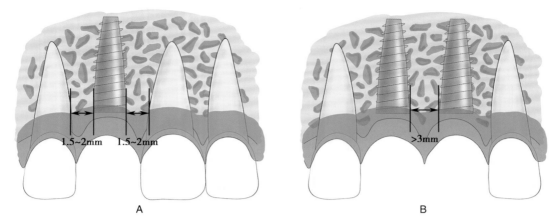

图 4-2-1　种植体与邻牙/种植体之间的安全距离

A. 种植体颈部边缘与邻牙之间的安全距离为 1.5~2mm　B. 相邻种植体颈部边缘之间的安全距离应大于 3mm

（二）美学修复的考量

若种植体植入位点过于靠近邻牙,可能造成三方面的影响:①基台与邻牙之间狭窄的水平空间,会造成修复体邻面的瓷层厚度不足;②无法塑造天然、协调的外展隙形态及颈缘外形,破坏牙冠的整体美学效果;③外展隙缩小会直接导致龈乳头空间不足,难以恢复其天然的美观外形(图 4-2-2)。为此,种植体长轴在近远中平面应与理想修复体的中轴线重叠一致,以满足植入位点近远中位置的理想要求。下面以美学区单颗中切牙缺失时的各种情况为例,分析种植体植入位点理想近远中位置的考量因素。

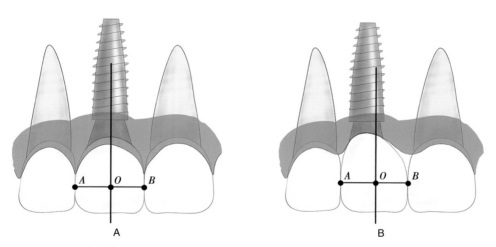

图 4-2-2　种植体植入位点近远中位置对最终修复的影响(*A* 点示修复体远中接触点；
B 点示修复体近中接触点：*O* 点示 *AB* 连线中点；黑线示种植体理想的近远中植入轴向）

A. 植入位点位于缺牙间隙的中点,合理分布外展隙与修复体邻面瓷层空间　B. 植入位点过于靠近 12 近中邻面,导致 11 远中外展隙减小,远中邻面瓷层厚度不足、龈乳头退缩

1. 缺牙间隙近远中距离（W_1）和对侧同名牙宽度（W_2）一致　种植体植入位点应位于最终修复体的中轴线上,即与缺牙间隙的近远中中线保持一致(图 4-2-3)。

2. 缺牙间隙近远中距离（W_1）大于对侧同名牙宽度（W_2）　有以下三种设计方案。

（1）通过正畸治疗调整缺牙间隙宽度,使其与对侧同名牙宽度对称一致,然后按照理想修复体的中轴线确定植入位点(图 4-2-4A)。

（2）可考虑在最终修复体与邻牙之间保留一定间隙,或通过全冠、贴面方式调整邻牙临床牙冠形态,从而消除潜在间隙（图 4-2-4B、C）。该方案需按最终修复体的中轴线确定植入位点。

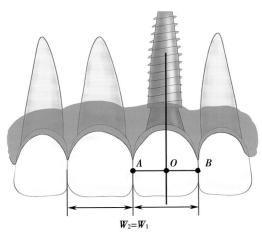

图 4-2-3　缺牙间隙近远中距离和对侧同名牙宽度一致,种植体植入位点位于理想修复体中轴线与牙槽嵴的交点上（*A* 点示缺牙间隙近中边缘点;*B* 点示缺牙间隙远中边缘点;*O* 点示 *AB* 连线中点;灰色竖线示缺牙间隙宽度与对侧同名牙宽度;黑色竖线示种植体理想的近远中轴向;W_1 示缺牙间隙近远中距离;W_2 示对侧同名牙宽度）

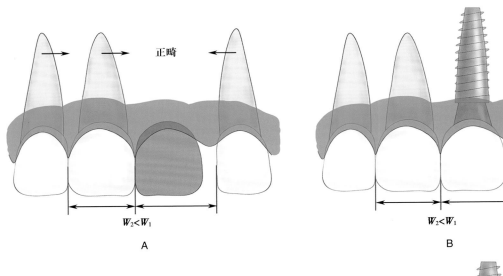

A

B

图 4-2-4　缺牙间隙近远中距离大于对侧同名牙宽度（灰色阴影示与对侧同名牙大小一致的理想修复体空间;*A* 点示缺牙间隙近中边缘点;*B* 点示缺牙间隙远中边缘点;*O* 点示 *AB* 连线中点;灰色竖线示缺牙间隙宽度与对侧同名牙宽度;黑色竖线示种植体理想的近远中轴向）

A. 正畸治疗调整缺牙间隙宽度,使其等于对侧同名牙宽度　B. 修复体与邻牙间保留间隙　C. 邻牙通过全冠进行形态调整和间隙关闭,但常会造成牙列中线偏移

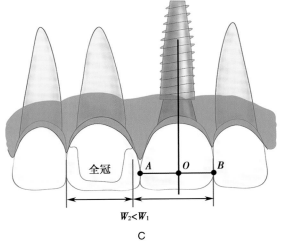

C

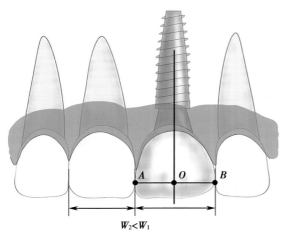

图 4-2-5 缺牙间隙近远中距离大于对侧同名牙宽度,调整修复体的形态,弥补视觉上的不美观(*A* 点示缺牙间隙近中边缘点;*B* 点示缺牙间隙远中边缘点;*O* 点示 *AB* 连线中点;灰色竖线示缺牙间隙宽度与对侧同名牙宽度;黑色竖线示种植体理想的近远中轴向)

(3)利用修复体完全关闭间隙,同时对修复体的形态进行调整,即通过修改轴嵴,造成视觉误差以弥补美学缺陷(图 4-2-5)。在此方案中种植体近远中向植入位点应与缺牙间隙的近远中位置的中线保持一致。需要强调的是,该方案对最终美学效果的弥补作用有限,因此在方案实施前应反复与患者沟通并确认。

3. 当缺牙间隙近远中距离(W₁)小于对侧同名牙宽度(W₂)时 有两种治疗方案(图 4-2-6)。

(1)若患者接受窄小的修复体形态,且缺牙间隙近远中距离仍能够保证种植体与天然邻牙之间的安全距离(1.5~2mm),则种植体的近远中向植入位点应位于缺牙间隙近远中的中线上。实施该方案后最终修复体宽度会小于对侧同名牙,为减少对美学效果的影响,可考虑将最终修复体略作扭转并恢复正常牙冠宽度,以达到个性化美学排牙效果。

(2)若不满足上述方案的前提条件,则必须先行正畸治疗调整缺牙间隙宽度,使其满足近远中向安全距离或达到对侧同名牙的宽度,再行种植手术治疗。

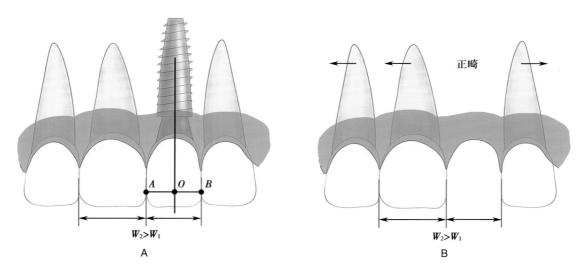

图 4-2-6 缺牙间隙近远中距离小于对侧同名牙宽度(*A* 点示缺牙间隙近中边缘点;*B* 点示缺牙间隙远中边缘点;*O* 点示 *AB* 连线中点;灰色竖线示缺牙间隙宽度与对侧同名牙宽度;黑色竖线示种植体理想的近远中轴向)
A. 患者接受修复体形态偏窄,且种植体与邻牙牙根间安全距离足够,在缺牙间隙近远中的中点植入种植体
B. 正畸治疗调整缺牙间隙宽度,使其等于对侧同名牙宽度

二、植入位点的唇腭向位置

种植体植入位点的唇腭向位置和种植体直径决定着种植体颈部平台的唇腭向空间关系,后者对最终的软硬组织稳定及红白美学效果具有直接影响。临床上对种植体植入位点的唇腭向位置设计要求如下。

（一）生物学稳定的考量

按照骨组织生物学原则，美学区种植体唇侧骨板应至少在 2mm 以上，腭侧骨板厚度约 1mm 即可。保证 2mm 以上的唇侧骨板，是为了防止在负荷后的骨改建过程中由于唇侧骨板吸收导致唇侧牙龈退缩。腭侧的颈缘部骨板并非应力集中区，吸收改建较小且腭侧黏膜相对较厚不会轻易退缩，故在特殊情况下种植体可适当挤占腭侧骨板的解剖空间。

（二）修复美学的考量

理想修复体的形态对种植体植入位点的唇腭侧位置具有重要指导作用。美学区种植体颈部平台的安全区应位于理想修复体唇侧外形高点的腭侧，宽度为 1.5~2mm。超出安全区之外的区域均为危险区（图 4-2-7）。美学区种植体颈部平台的唇侧边缘若超出安全区，种植体的基台和修复体将可能侵犯正常的生理空间、美学空间和患者的舒适空间。

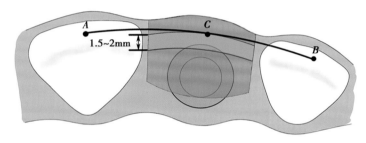

图 4-2-7　种植体唇腭侧植入位点的安全区与危险区（A、B 点示缺牙区邻牙的唇侧外形高点；C 点示理想修复体唇侧外形高点；绿色区示安全区；红色区示危险区）

1. 超出安全区唇侧　最终种植修复美学效果对种植体颈部平台的唇侧边缘位置非常敏感。当种植体颈部平台超出安全区唇侧时，基台与修复体的穿龈部分将向唇侧推挤牙龈袖口，而菲薄的游离龈在压应力下极易向根方发生退缩，从而造成临床牙冠延长和粉色美学破坏（图 4-2-8）。

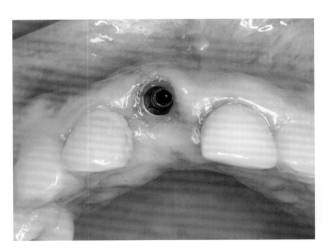
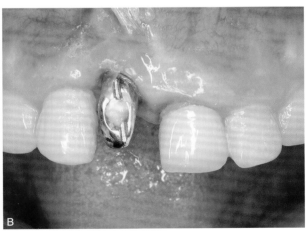

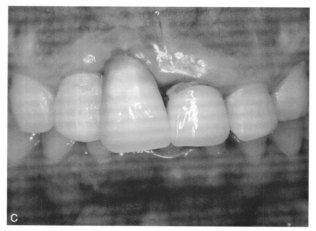

图 4-2-8 种植体颈部平台超出安全区唇侧
A. 11 种植体颈部平台超出安全区唇侧 B. 11 的基台开口偏向唇侧,基台穿龈部分将牙龈向唇侧推挤 C. 11 最终修复体龈缘根向退缩,导致龈缘高度和 21 不对称,同时造成 11 临床牙冠变长

2. 超出安全区腭侧 种植体颈部平台若位于安全区腭侧,会造成修复体腭侧厚度增加,进而严重侵犯患者的舒适区。此外,位于安全区腭侧的种植体在进行上部修复时,修复体的唇侧常不得已采用盖嵴式设计,这可能导致修复体组织面与嵴顶牙龈之间出现潜在间隙,增加食物滞留的风险,影响种植义齿的自洁能力。

三、种植体平台的冠根向位置

种植体颈部平台的冠根向位置在一定程度上影响种植义齿生物学宽度的建立和基台的埋入深度。如果种植体植入过深,则形成的生物学宽度将大于 3~4mm,从而造成龈沟过深和自洁能力下降;如果种植体植入过浅,则会使得生物学宽度的建立空间不足,造成种植体颈部周缘骨碟形吸收和基台在口腔内暴露。因此,种植体颈部平台的冠根向位置原则上应位于理想修复体唇侧颈缘顶点根方 3~4mm 处(图 4-2-9)。在临床个案中,种植体颈部平台的冠根向位置受到多种客观因素的影响,如牙龈生物型、种植体系统、牙槽嵴的垂直吸收状况等。

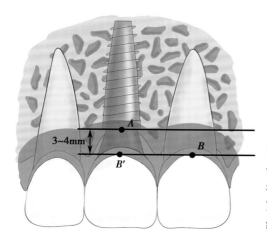

图 4-2-9 种植体颈部平台的冠根向位置在理想修复体唇侧颈缘顶点根方 **3~4mm** 处(*A* 点示种植体平台中点;*B* 点示缺失牙同名邻牙唇侧龈缘顶点;*B'* 点示理想修复体唇侧颈缘顶点;黑色横线示分别经过 *A*、*B* 两点的一对平行线)

第三节　美学区种植的维持及重建理念

在美学区种植修复的成功要素中,不可或缺的条件是自然、完整的软硬组织。当软硬组织因为天然牙缺失而发生吸收、改建时,局部的解剖生理条件常不能支持种植体按理想的三维位置植入,或无法达到完美的美学修复效果。因此,为了保证美学区种植位点具备良好的牙槽骨形态和软组织轮廓,口腔种植医生应该根据临床病例的实际情况,利用维持理念与重建理念达到这一关键目标,二者都是美学区种植的重要基本原则。

一、维持天然组织及轮廓

维持理念是指选择适当的种植时机或采取必要的特殊治疗方案,防止或减缓在拔牙窝改建过程中发生牙槽嵴吸收和软组织退缩,尽量维持原有软硬组织正常的形态和轮廓,从而为种植体植入和仿真修复提供良好的解剖生理条件。

当患者客观条件满足即刻种植的适应证时,应尽可能建议患者采取即刻种植方案。当种植体初期稳定性好且不存在深覆𬌗、反𬌗时,应尽可能进行即刻修复,否则可考虑个性化愈合基台或埋入式愈合的方式。大量临床研究和共识性结论表明,在适应证选择正确且种植体植入程序规范的前提下,美学区即刻种植可获得令人满意的修复效果。关于即刻种植的适应证、方案和临床预后,本书将在第七章进行详述。即刻种植后的临时修复、个性化愈合基台的作用是,通过模拟天然牙的穿龈形态更好地维持软组织空间,防止天然穿龈轮廓塌陷和龈乳头萎缩。关于这一部分,将在第九章中进行详细阐述。

当然,也有很大一部分患者不满足即刻种植的适应证。对于此类患者,可以考虑进行早期种植或位点保存。早期种植是在软组织愈合而骨组织尚未发生明显吸收前进行种植体植入,可以较好地维持牙槽嵴的轮廓形态,是目前美学区种植治疗的推荐方案之一。当患者因年龄、时间、经济或缺牙区骨量条件等因素暂不能进行即刻种植治疗时,可先行位点保存,即在拔牙同期植入骨移植材料和血小板浓缩制品[如浓缩生长因子(CGF)、富血小板纤维蛋白(PRF)等],最大限度地维持现有的软硬组织,为延期种植提供条件。此外,对于不适合常规即刻种植方案的病例,还可以考虑 Socket-Shield 即刻种植方案(详见第七章)。

二、以美学和生理为目标的重建

重建理念是指在美学区牙槽骨明显吸收、牙龈软组织退缩或塌陷时,通过软硬组织增量技术最大程度恢复牙槽骨和牙龈组织的质和量,使其在形态和轮廓上最大限度接近天然健康状态,以利于种植体植入并实现最终美学修复效果。

(一)骨组织重建

牙槽骨弓轮廓和牙槽间隔的高度会影响美学区的软组织轮廓、牙龈厚度和龈乳头高度。因此,在进行术前评估和治疗计划制订时,医生不仅要关注骨量扩增对种植体初期稳定性和长期生理稳定性的影响,还需同时考虑到对牙槽嵴形态和轮廓的恢复。无论即刻种植、早期种植还是延期种植,美学区种植均可能需要进行骨组织重建。在重建理念指导下,美学区骨组织重建的目标是,尽可能将牙槽骨弓轮廓恢复至天然状态,并使其满足种植体植入方案对骨板厚度的要求。

目前,临床上已有多种成熟的骨增量技术,如引导骨再生术(GBR)、Onlay 植术、骨劈开技术等。为了达到精准的骨增量效果,在传统骨增量方案的基础上,可以结合数字化虚拟骨增量设计及 3D 打印技术等手段,对骨增量的形态进行准确的术前设计和术中控制(详见第八章)。

(二)软组织重建

健康足量的软组织是保持种植体长期稳定和保证红白美学效果的必要条件。如果种植体周围缺乏足够宽度的角化牙龈和足够厚度的软组织,其生物学封闭将容易受到侵犯和破坏,造成颈缘处的骨组织吸收。此外,只有重建了软组织美学解剖结构,美学区的种植修复体才可能重现出接近天然牙的自然美学效果。因此,在重建理念指导下,美学区软组织重建的目标是,恢复天然健康的牙龈软组织量、软组织形态和接近天然牙颈部袖口的穿龈轮廓。重建软组织主要涉及软组织增量与软组织塑形(详见第九章)。

三、负阴抱阳——维持与重建的关系

在美学区即刻种植和早期种植方案中,维持和重建往往是同时发生的。在早期种植病例中,常常已发生了一定程度的组织吸收和塌陷。在即刻种植病例中,也同样可能存在部分软硬组织改建。无论在哪个阶段,都要既维持好现有的解剖结构,又重建出接近天然状态的软硬组织,使其符合美学修复的需要。因此,对于美学区种植修复而言,维持理念与重建理念往往是相互融合的两个原则。

在临床实践中,由于主客观两方面的因素,美学区软硬组织的维持与重建时常难以获得完美的预期效果。种植方案的制订往往需要考虑患者的主观因素,如患者的美学期望、依从性,对手术风险、周期及费用的承受能力等。因此,并非每一位患者都愿意(或能够)接受"最完美"的治疗方案。此外,由于患者的解剖生理特点、全身健康状况及医源性因素的差异,使得美学区种植修复的效果也存在一定的不确定性。因此,口腔种植医生应综合考虑以上主客观因素,在维持理念与重建理念的指导下,尽可能获得更好的修复效果。

参 考 文 献

［ 1 ］ BELSER U C, BERNARD J P, BUSER D. Implant-supported restorations in the anterior region：prosthetic considerations. Pract Periodontics Aesthet Dent., 1996, 8（ 9 ）: 875-884.

［ 2 ］ BELSER U C, BUSER D, HESS D, et al. Aesthetic implant restorations in partially edentulous patients a critical appraisal. Periodontol 2000, 1998, 17: 132-150.

［ 3 ］ BUSER D, VON ARX T. Surgical procedures in partially edentulous patients with ITI implants Clin Oral Implants Res., 2000, 11 Suppl 1: 83-100.

［ 4 ］ MARTIN W C, POLLINI A, MORTON D. The influence of restorative procedures on esthetic outcomes in implant dentistry：a systematic review. Int J Oral Maxillofac Implants, 2014, 29 Suppl: 142-154.

［ 5 ］ BUSER D, MARTIN W, BELSER U C. Optimizing esthetics for implant restorations in the anterior maxilla：anatomic and surgical considerations Int J Oral Maxillofac Implants, 2004, 19 Suppl: 43-61.

［ 6 ］ YI Y, KOAK J Y, KIM S K, et al. Comparison of implant component fractures in external and internal type：A 12-year retrospective study. J Adv Prosthodont, 2018, 10（ 2 ）: 155-162.

［ 7 ］肖严,熊康,权菲菲 . 不同咬合状态下上颌中切牙全瓷冠修复的有限元分析 . 中国组织工程研究, 2016, 20（ 12 ）: 1806-1811.

［ 8 ］ ESPOSITO M, EKESTUBBE A, GRONDAHL K. Radiological evaluation of marginal bone loss at tooth surfaces facing single Brånemark implants. Clin Oral Implants Res., 1993, 4（ 3 ）: 151-157.

［ 9 ］ MORTON D, CHEN ST, MARTIN WC, et al. Consensus statements and recommended clinical procedures regarding optimizing esthetic outcomes in implant dentistry. Int J Oral Maxillofac Implants, 2014, 29 Suppl: 216-220.

［ 10 ］ BASHUTSKI J D, WANG H L. Common implant esthetic complications. Implant Dent., 2007, 16（ 4 ）: 340-348.

［ 11 ］ ROJAS-VIZCAYA F. Biological aspects as a rule for single implant placement. The 3A-2B rule：a clinical report. J Prosthodont, 2013, 22（ 7 ）: 575-580.

［ 12 ］ SJOSTROM M, LUNDGREN S, NILSON H, et al. Monitoring of implant stability in grafted bone using resonance frequency analysis. A clinical study from implant placement to 6 months of loading. Int J Oral Maxillofac Surg., 2005, 34（ 1 ）: 45-51.

［ 13 ］ BASHUTSKI J D, WANG H L, RUDEK I, et al. Effect of flapless surgery on single-tooth implants in the esthetic zone：a randomized clinical trial. J Periodontol, 2013, 84（ 12 ）: 1747-1754.

［ 14 ］ BUSER D, BELSER U, WISMEIJER D. 国际口腔种植学会（ITI）口腔种植临床指南第一卷,美学区

的种植治疗——单颗牙缺失的种植修复 . 宿玉成,译 . 北京:人民军医出版社,2014.

［15］朱佳 . 浓缩生长因子在美学区拔牙位点保存中的应用 . 中国医药指南,2016,14(3):96-97.

［16］ZUHR O,SCHUPBACH P. The socket-shield technique:a proof-of-principle report. J Clin Periodontol,2010,37(9):855-862.

［17］MASAKI C,NAKAMOTO T,MUKAIBO T,et al. Strategies for alveolar ridge reconstruction and preservation for implant therapy. J Prosthodont Res.,2015,59(4):220-228.

第五章　美学区种植术前评估及设计

对于美学区种植修复病例而言,进行缜密的术前评估及方案设计是非常必要的。从患者是否符合种植修复的适应证到种植前需采取的必要前期治疗,从如何选择种植方案和骨增量技术到确定最终修复时机和材料……医生必须在一开始就展开全面、细致的术前评估,并确定符合患者需求,精确而完善的个性化治疗方案。临床初诊时,一般需要通过椅旁问诊、临床检查、影像学检查、术前修复预告、虚拟种植体植入设计、虚拟骨增量评估等方法,对患者的全身因素、局部解剖因素和美学治疗风险进行精细和缜密的分析,从而明确治疗方案。需要强调的是,按照以美学修复为导向的基本原则,在进行美学区病例的术前评估和设计时,应尽量以健康的天然状态作为理想的治疗目标。

第一节　美学修复预告

所谓美学修复预告,是指医生在种植治疗前,基于牙列缺隙宽度、剩余牙列的牙弓弧度、咬合关系、笑线高度及牙龈美学特征,通过二维或三维数字化美学修复设计、蜡型制作、mock-up 技术、3D 打印模型等研究方式,对美学区缺失牙修复效果进行预测的一种临床术前评估方法。医生可向患者展示美学修复预告的结果(虚拟方案或实物模型),并通过充分的术前交流了解其个性化的美学诉求,继而确定医患双方认可的修复目标,从而为个性化种植治疗方案的制订打下基础。美学修复预告的方式可分为口外模型预告、口内试戴修复体模型预告两种。对于美学区连续多颗牙缺失病例,尤其是缺隙宽度异常、咬合关系紊乱或存在明显软硬组织缺损的复杂病例,笔者建议需密切结合口内、外预告两种方式。

一、二维数字化微笑设计

数字化微笑设计(digital smile design,DSD)是一种利用计算机图像处理技术进行的非实物口外预告方式。具体而言,设计者以患者口内上颌牙列和口外拍摄露齿微笑的数码照片为美学区修复设计的原始素材,借助相关 2D 图像处理软件,综合运用口腔美学修复原则,在二维空间内重建美学区修复义齿的形态(如长、宽及切缘轮廓)和唇齿关系,并通过合成的数码照片进行医生、患者和口腔技师三方的沟通。DSD 技术具有椅旁操作时间短、设计流程简便、调整灵活等特点,是一种颇受欢迎且普及性较高的美学修复预告方式,其不但适合常规美学修复的治疗前评估,也可用于简单的美学区种植修复病例。DSD 技术的基本实现流程和方法如下。

1. 步骤一 使用数码单反相机拍摄患者口内、外照片。

(1)图像 a(口外微笑露齿照):患者保持自然微笑,显露完整的美学区牙列,于正前方拍摄面下1/3 像,上至鼻底,下至颏部附近,左右至双侧口角(图 5-1-1A)。

(2)图像 b(口内黑色背景照):以半月形拉钩牵拉患者上唇,充分暴露上颌牙列,在口内放置黑色背景板,于正前方拍摄上颌前牙区及牙龈,上至前庭沟,下至切缘下方(图 5-1-1B)。

注:为便于后期图像 a、b 的合成处理,在口内外拍摄时需保持拍摄角度一致。

2. 步骤二 通过二维图像处理软件合成图像,并设计修复体模型。

(1)在软件中导入图像 b 并移除黑色背景(图 5-1-1C),裁剪图片尺寸并调整其角度,使其保持面中线对称,并保留上颌牙列和部分牙龈,将其保存为图层 b^1(图 5-1-1D)。

(2)在软件中同时导入图像 a(图 5-1-1E)和图层 b^1(图 5-1-1F),将图层 b^1 的透明度调低至 60%,依照图像 a 中的余留牙轮廓,通过等比例缩放和选择等精细调整,完成图层 b^1 与图像 a 上颌牙列图像的精细重合(图 5-1-1G)。

(3)参照面部中线勾画出美学区修复牙列的中线,参照下唇的微笑曲线,在图层 b^1 上勾画出上颌前牙的切缘连线(图 5-1-1H)。

(4)在图层 b^1 上根据对称、和谐的美学修复原则,分步骤设计每个缺牙位点修复义齿的比例、尺寸和牙冠的轮廓范围(图 5-1-1I、J)。

(5)选择适合的牙面图层素材填充牙列缺隙,并经过对牙冠轮廓的精细调整得到最终的修复图层 c^1(图 5-1-1K)。

3. 步骤三 将修复图层 c^1 与图像 a 进行合成。

(1)利用软件的处理功能,抠除图像 a 中的缺牙区域。

(2)将图层 c^1 置于图像 a 下方,得到虚拟修复后的患者微笑图像 a^1(图 5-1-1L)。

4. 步骤四 将图像 a 与图像 a^1 进行比对(图 5-1-1M),向患者展示,并进行美学效果的进一步沟通。

需要强调的是,DSD 是一种在二维平面上进行的美学修复模型设计方法。其作为一种口外的模型评估手段无法在口内进行直观的美学评估,更无法代替修复体模型在患者口腔内所呈现的三维立体美学效果。口腔医生需要了解 DSD 在临床修复预告评估中的诸多局限性,并提醒患者理性看待 DSD 结果与最终修复义齿之间的潜在差距。此外,DSD 的预告结果也不能直接转换为实物的口内修复体预告模型。因此,对于较为复杂的美学区种植修复病例,不建议单纯依靠 DSD 完成术前的美学修复预告评估。需要提及的是,随着口外 3D 面部激光扫描技术的发展,3D 虚拟修复体模型已能够与 3D 虚拟患者的面部模型进行融合与重建,并实现多角度全方位的美学效果评估。我们期待随着 3D 面扫设备和修复体 3D 虚拟设计软件的普及,一种基于 3D 虚拟患者模型的崭新的 DSD 技术能够出现并得以普及。

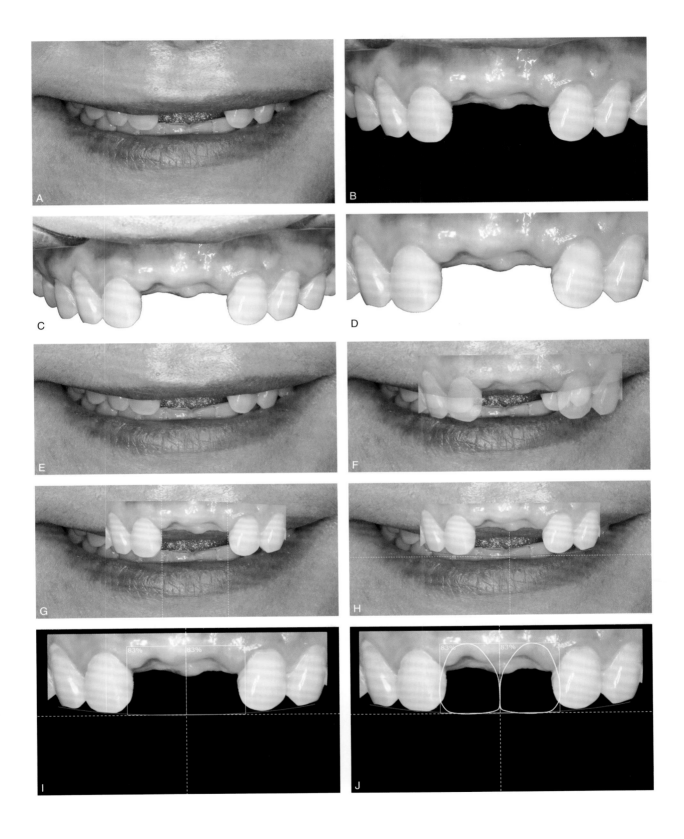

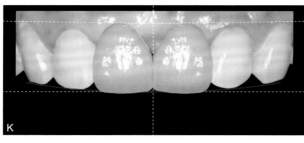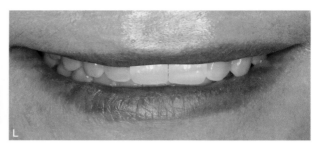

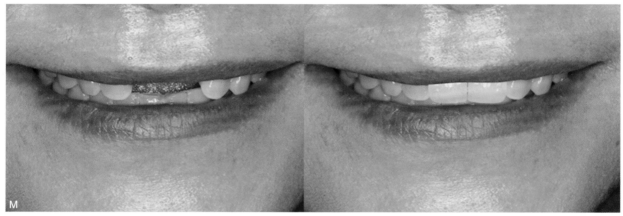

图 5-1-1　数字化微笑设计的基本流程

A. 口外微笑露齿照（图像 a）　B. 口内黑色背景照（图像 b）　C. 导入图像 b 并移除黑色背景　D. 剪裁、旋转获得图层 b¹　E. 导入图像 a 并调整中轴线　F. 在图像 a 上方叠加图层 b¹　G. 调整图层 b¹ 使其与图像 a 重合　H. 在图层 b¹ 勾画牙列中线及切缘连线　I. 根据美学原则设计牙冠的比例及尺寸　J. 按比例设计牙冠的外形轮廓　K. 填充虚拟牙面，调整得到修复图层 c¹　L. 将图层 c¹ 置于图像 a 下方得到图像 a¹　M. DSD 虚拟修复设计前后的微笑像对比（左侧为图像 a，右侧为图像 a¹）

二、基于模型的三维美学修复预告

　　基于 DSD 美学修复预告的结果，口腔技师和医生可以通过制作修复模型的实物在患者口内进行验证。常规的实物美学修复预告方式是通过印模技术获得患者的上下颌石膏模型，在口外制作美学修复预告体（如美学诊断蜡型、树脂排牙），转移到口内进行验证。此外，医生还可通过 mock-up 技术将模型上的诊断排牙结果转移到口内牙列中。下面笔者将通过两个病例介绍这两种基于石膏模型的美学修复预告技术。

（一）美学修复诊断蜡型预告技术

【病例 1】

　　患者，女，20 岁，右侧上颌切牙外伤缺失 10 余年，要求种植修复。口内检查：11 缺失，缺牙间隙较窄，近远中向约 6.5mm（图 5-1-2A、B）。患者不同意正畸治疗，也不接受调磨邻牙的方案，要求医生在现有缺隙宽度下进行种植修复。

1. 病例分析　在患者不接受正畸治疗的前提下，对于此类美学区修复间隙不足的病例，一般有 2

种修复设计方案：①缩小 11 修复体牙冠的近远中宽度，保持前牙美学区的牙列平整；②11 修复牙冠在宽度上与同名牙保持对称，但略进行近远中扭转。为了让患者在 2 种方案间明确选择，医生决定先采用诊断蜡型的方式，对以上两种方案的修复效果进行口外、口内的实物预告。

2. 美学修复诊断蜡型预告体的制作

（1）通过二次印模法获取精准的上下颌石膏模型，上颌模型准备两份。

（2）分别在 2 个上颌石膏模型上，采用不同的修复方案进行 21 的诊断蜡型制作，得到 2 个不同效果的蜡型预告模型 A_1（图 5-1-2C、D）、A_2（图 5-1-2E、F）。

（3）为患者在口外展示 A_1、A_2 两个蜡型预告模型。

（4）分别取下两个蜡型预告体，小心放入患者牙列缺陷内，通过数码相机拍摄和患者自行观察的方式进行比较和评估。

3. 病例小结 患者在复诊前曾倾向于选择"牙列整齐"的 A_1 方案，但在经过了口外及口内实物预告后，最终选择了保持与同名牙外形对称的 A_2 方案。美学修复诊断蜡型预告技术在临床工作中易于常规开展，患者直观感受强烈。然而，诊断蜡型存在质脆易裂、固位性不佳、就位不精准等缺点，因此在口内评估时存在明显的局限性。利用 mock-up 口内转移技术，可以将石膏模型上的诊断蜡型复制到口内，从而增加修复预告模型的稳定性。

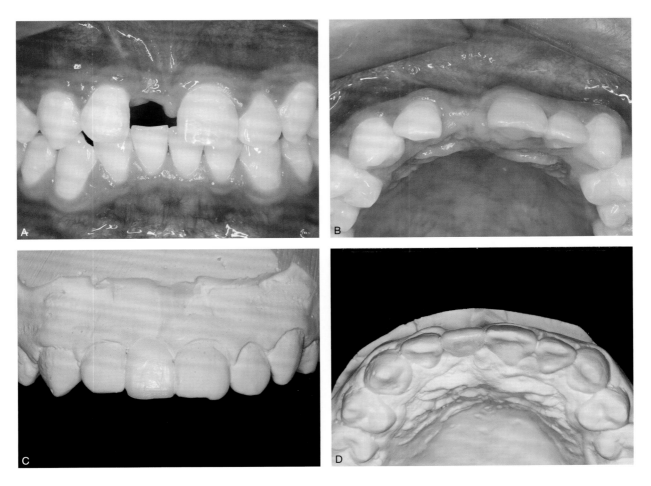

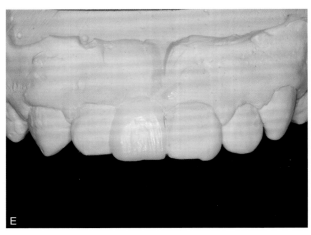
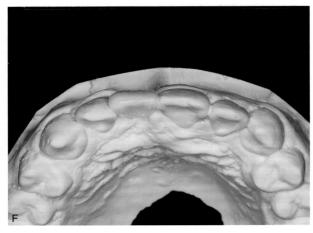

图 5-1-2　美学修复诊断蜡型预告技术病例展示

A. 患者口内牙列正面照,11 缺失且近远中间隙不足　B. 患者上颌前牙区殆面照,11 缺失且近远中间隙不足　C、D. 蜡型预告模型 A_1,根据缺牙间隙设计缺失 11 的牙冠外形,通过对唇侧牙面外形轮廓高点的特殊设计和视觉误差修饰其宽度不足　E、F. 蜡型预告模型 A_2,按照右侧中切牙的外形设计 11 的义齿形态,其牙冠的远中少量覆盖 12 近中,通过唇面外形的精细调整修饰其凸度

（二）美学修复预告体 mock-up 口内转移法

【病例 2】

患者,女,25 岁,右侧上颌前牙缺失 5 个月,要求种植修复。口内检查:11 缺失,缝隙宽度正常,软组织缺损明显,近远中龈乳头萎缩(图 5-1-3A、B),前牙区深覆殆Ⅱ度、浅覆盖,高位笑线。

1. 病例分析　由于存在高位笑线、龈乳头萎缩和软组织缺损,本病例属于高风险的美学区种植修复病例。因此,医生通过口内美学修复实物预告,在术前与患者进行沟通交流就显得非常重要。首先拍摄患者的口内外数码照片,并对患者进行了 DSD 预告,然后基于此通过诊断蜡型和 mock-up 技术,进一步实施口内外的实物美学修复预告。

2. 美学修复诊断蜡型预告体的制作

（1）通过二次印模法获取精准的上下颌石膏模型。

（2）在上颌石膏模型上,进行 11 的诊断蜡型制作,得到蜡型预告模型 A_1（图 5-1-3C）,在口外对患者进行展示和沟通。

3. mock-up 美学修复预告体的制作

（1）利用硅橡胶印模材料,在完成美学蜡型诊断的石膏模型 A1 上翻制导板（图 5-1-3D、E）。

（2）在患者口内的上颌前牙区牙列上方涂抹分离剂（如石蜡油）。

（3）将适量的速凝材料打入硅橡胶印模导板的 11 区域（图 5-1-3F）,并迅速将导板复位于口内上颌前牙区（图 5-1-3G）。

（4）待速凝材料固化后,小心取下导板并去除多余的凝固材料,完成 mock-up 口内转移（图 5-1-3H）。

4. 病例小结　mock-up 口内转移技术的优点:①临床操作简捷易行;②美学修复预告体能够准确转移至口内,且具备较强的固位能力;③能够直观地展示预告体在口内的美学效果,且可根据需要进行口内的实时调改。

　　需要注意的是，当相邻余留牙存在较大的黑三角时，口内的自凝材料较难去除。此外，对于多颗美学区牙列缺损病例，自凝树脂在聚合时可能会发生一定的收缩形变，从而影响预告体的精度。

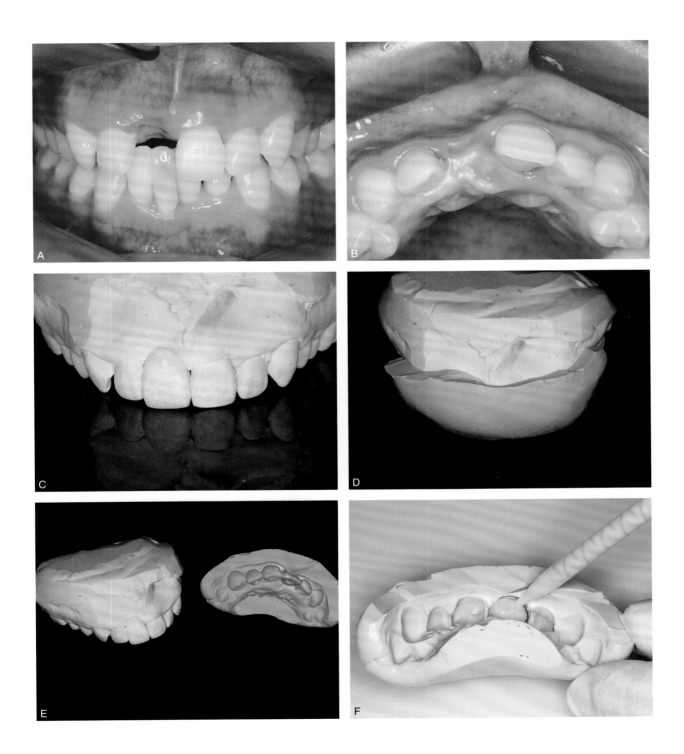

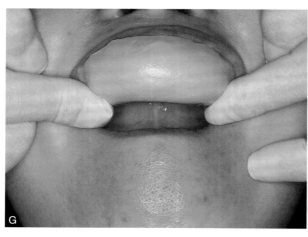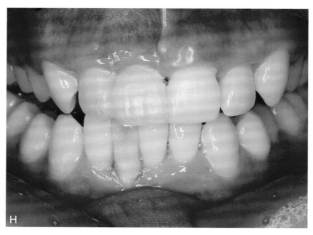

图 5-1-3 美学修复预告体 mock-up 口内转移法

A. 患者口内牙列正面照,11 缺失 B. 患者上颌前牙区殆面照 C. 制作 11 美学诊断蜡型 D. 在诊断模型上翻制硅橡胶印模导板 E. 硅橡胶导板翻制完成 F. 在硅橡胶导板的 11 区域注入速凝材料 G. 将硅橡胶导板复位于患者上颌前牙列 H. 速凝材料固化后取下硅橡胶导板,去除多余材料

三、CAD/CAM 美学修复预告

在种植治疗前通过数字化 3D 牙列模型进行虚拟修复,并通过切削或 3D 打印加工技术转化成实物预告体的口内、外美学修复预告方式。基于 CAD/CAM 技术的美学修复预告主要包括两部分:①利用专业的修复(或种植)设计软件,在虚拟的数字化牙列模型上进行模拟排牙,并通过二维图片或动画视频与患者进行口外的无实物预告评估;②利用计算机辅助切削或 3D 树脂打印技术,将模拟排牙的虚拟模型信息转化为牙列(或修复体)模型,通过实物模型、修复预告体或 mock-up 转移技术,对患者进行口外(或口内)的美学修复预告。

(一)3D 数字化虚拟诊断排牙预告

首先,需通过口内光学扫描或石膏模型的仓扫,获取患者口内上下颌牙列、牙龈等软硬组织的 3D 轮廓信息,即牙列虚拟模型。在进行缺失牙位的虚拟修复设计时,一般可采用同名牙镜像法(即将对侧的同名牙进行镜像反转)。当多颗牙连续缺失或无形态完整的同名牙作为参考时,可直接从 CAD 软件的牙体形态数据库中提取相应的牙冠模块。根据上述方法生成初始的虚拟牙冠后,再根据患者的具体情况和个性化要求进一步调整牙列中线,牙冠宽度、长度和颈缘等轮廓细节,以达到最佳的美学效果。下面,通过一个病例来详细介绍 3D 数字化虚拟诊断排牙的具体步骤。

【病例 3】

患者,男,32 岁,上颌前牙外伤后缺失 2 个月,要求种植修复。口内检查:11、21、22 缺失,11—22 区域牙槽嵴软组织缺损严重,23 龈缘向根方退缩 3.5mm(图 5-1-4A、B),咬合关系及覆殆、覆盖关系正常,低位笑线。

1. 病例分析　该病例为美学区多颗牙连续缺失,且存在严重的软硬组织缺损,属于高难度、高风险的美学区种植修复病例,因此进行全面的术前美学修复预告显得尤为必要。首先,美学修复预告可以谨慎地确定 11、21、22 修复牙冠的比例、长度、长轴方向及理想龈缘位置,从而为精准的种植体植入设计方案提供基础。其次,医生可以据此评估软组织在水平、垂直方向上的缺损量。最后,能够用于向患者展示并沟通种植修复治疗存在的美学风险。

2. 数字化设计步骤

(1)对患者上下颌进行口内数字化光学扫描,并记录咬合关系。

(2)将口扫得到的数据文件传输入软件(图 5-1-4C)。

(3)调整就位道(图 5-1-4D)。

(4)从数据库中选择与患者 11—22 适合的牙冠模型,初步完成 3D 数字化虚拟排牙(图 5-1-4E)。

(5)调整牙冠的颈缘形态、宽度和长度、表面细节雕刻、唇侧弧度(图 5-1-4F~I)。

(6)虚拟修补 11—22 的缺损软组织,完成数字化排牙(图 5-1-4J)。

3. 病例小结　与基于传统石膏模型的实物排牙相比,3D 数字化虚拟诊断排牙具有以下优点:①诊断排牙的信息可永久保存;②诊断排牙方案可反复修改,且修改过程可逆;③虚拟排牙的形态逼真,可进行多视角、多断面的观察和口外美学评估。

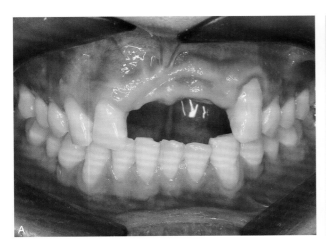

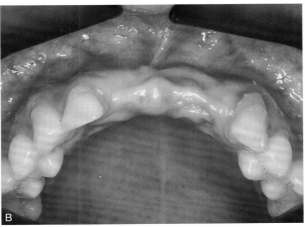

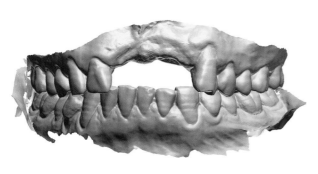

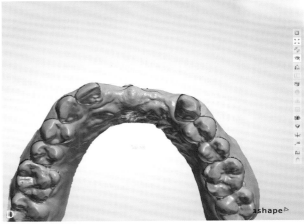

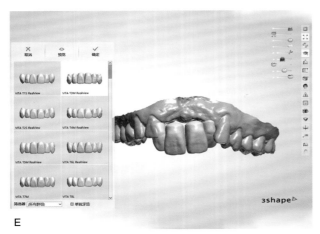
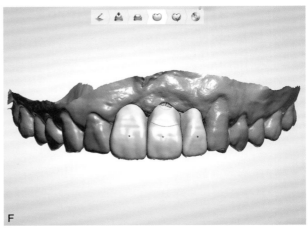
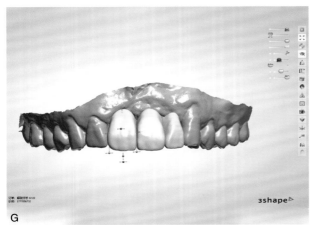
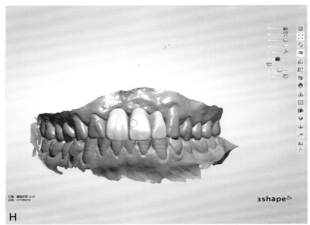
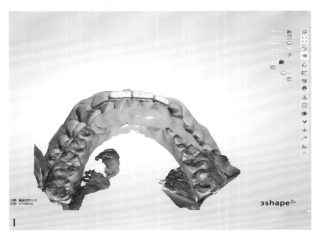
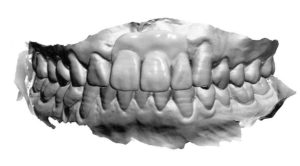

图 5-1-4 病例 3 的 3D 数字化虚拟诊断排牙预告流程
A. 患者口内咬合正面照　B. 患者上颌前牙区𬌗面照　C. 将口扫数据导入软件　D. 调整就位道　E. 从数据库中选择合适的牙冠模型　F. 调整牙冠的颈缘形态　G. 调整牙冠的宽度及长度　H. 牙冠表面的细节雕刻　I. 调整牙冠唇侧的弧度　J. 数字化排牙的正面效果,虚拟修补缺损软组织

（二）基于虚拟诊断排牙结果的实物预告

通过数字化手段进行的美学区虚拟修复诊断排牙,无法进行立体、真实的美学修复效果评估。然而,通过 3D 树脂打印或数字化切削技术,口腔技师可以将数字化的牙列修复模型或修复义齿模型转化为实物,从而达到在患者口内、外进行美学评估的临床效果。这种将数字化设计和实物预告相结合的方

式,就是基于虚拟诊断排牙结果的美学区修复实物预告技术。

1. 基于 3D 打印牙列模型的 mock-up 口内预告体

【病例 3(续)】

(1)数字化及临床步骤

1)完成 3D 数字化虚拟排牙后,输出完成修复的三维上颌牙列模型文件,采用 3D 树脂打印技术制作包含 11—22 修复体的上颌牙列模型(图 5-1-5A)。

2)在 3D 打印的上颌模型上制备 15—24 的硅橡胶印模导板(图 5-1-5B)。

3)将适量的速凝材料打入硅橡胶印模导板的 11—22 区域,并迅速将导板复位于口内上颌前牙区(图 5-1-5C)。

4)待速凝材料固化后,小心取下导板并去除多余的凝固材料,完成 mock-up 口内转移(图 5-1-5D)。

5)修整口内 mock-up 诊断预告体上的多余速凝材料(图 5-1-5E~H)。

(2)病例小结:通过口内修复预告体分析可知,21 和 22 之间的龈乳头区软组织不足,𬌗面观及侧面观可见 11—22 缺牙区存在唇侧软硬组织缺损,提示需要软硬组织增量手术。在医患达成一致意见后,按美学区修复实物预告方案进行种植体植入的数字化设计。

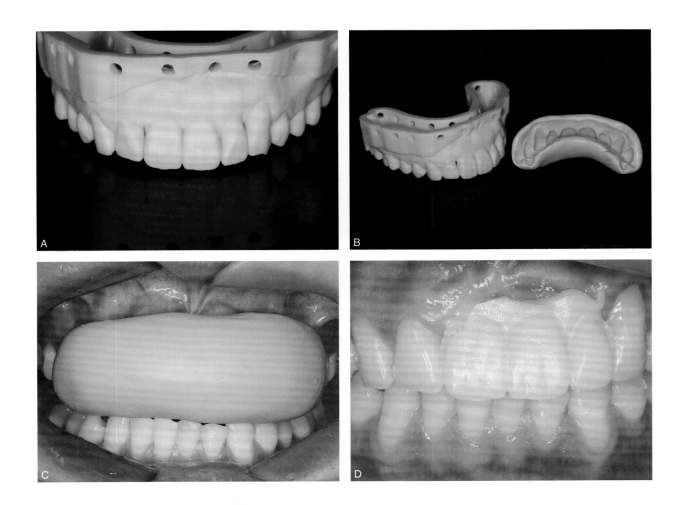

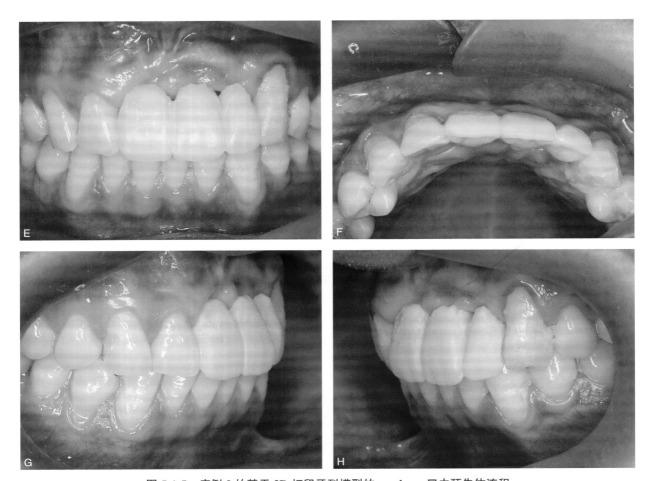

图 5-1-5　病例 3 的基于 3D 打印牙列模型的 mock-up 口内预告体流程

A. 3D 打印技术制作上颌牙列模型　B. 制备硅橡胶印模导板　C. 将硅橡胶导板复位于患者口内　D. 通过 mock-up 技术口内转移　E. 修整完成后口内正面照　F. 修整完成后口内𬌗面照　G、H. 修整完成后口内侧面照

2. 基于数字化诊断设计的 3D 切削树脂修复预告体

【病例 4】

患者，女，32 岁，双侧上颌前牙部分缺失 3 个多月，要求行种植修复。口内检查：12—23 缺失，缺牙区近远中间隙较小（图 5-1-6A、B），低位笑线。

（1）病例分析：该病例属于美学区多颗牙连续缺失。牙列缺损区的近远中间隙过小，若恢复 12—23 所有缺失牙的修复义齿，则会导致个别牙冠宽度过窄。若减少 1 颗修复义齿，则可能导致中线不齐和美学区牙列不对称。为方便医患双方对修复方案进行沟通和确定，拟通过数字化虚拟诊断排牙 - 数字化切削制作，完成可用于口内试戴的树脂修复预告体。

（2）数字化及临床步骤

1）完成 12—33 的数字化排牙。

2）在数字化虚拟排牙的基础上，设计近远中舌侧固位翼（图 5-1-6C），完成修复预告体的数字化切削成型（图 5-1-6D）。

3）在患者口内进行试戴修复预告体，完成口内美学修复实物预告（图 5-1-6E、F）。

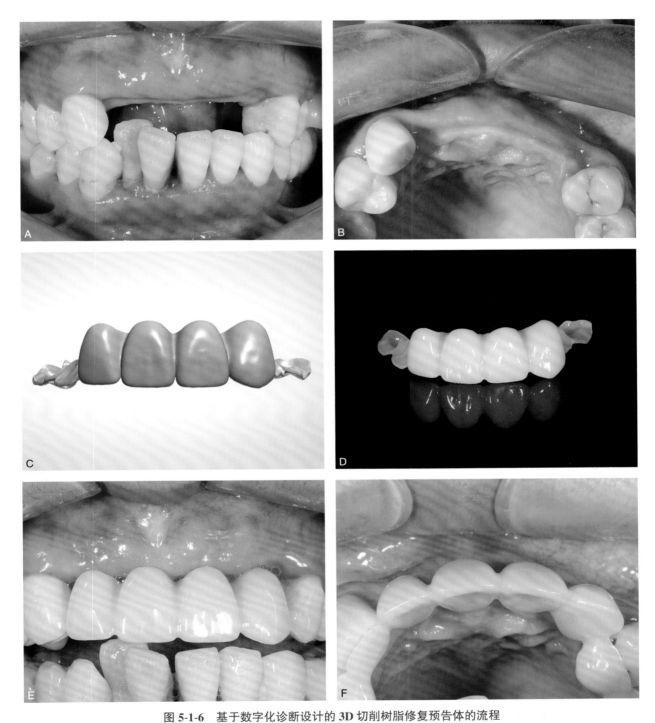

图 5-1-6　基于数字化诊断设计的 3D 切削树脂修复预告体的流程

A. 口内正面照　B. 口内𬌗面照　C. 在修复预告体的近远中设计舌侧固位翼　D. 数字化切削的树脂修复预告体
E. 口内试戴修复预告体正面照　F. 口内试戴修复预告体𬌗面照

（3）病例小结：患者通过口内评估，与口腔医生和技师沟通后部分接受了这一修复方案，并提出将
23 的牙冠外形更换为侧切牙。基于数字化虚拟修复方案制作的树脂修复预告体可直接于患者的口内
进行试戴，无需再通过 mock-up 技术进行口内的预告体转换，因此临床操作更加简单快捷。

第二节　美学区种植修复的医疗风险评估

美学区种植修复病例均具有一定程度的美学风险,其治疗效果受到各种主、客观因素的综合影响。这些因素既包括患者的美学期望、局部解剖条件及其全身生理状况,也涉及医生的操作技术、临床经验以及医技团队的配合。因此,在治疗前需对患者进行全面、系统的生理及心理评估,并根据病例的难易程度和医技团队的综合水平,对美学区种植修复治疗的预期进行客观判断,由此才可制订出个性化的整体治疗方案。

一、患者因素的风险评估

(一)局部因素

1. 缺失牙位及数量　在美学区种植修复病例中,缺失牙位越靠近中线,则种植修复的红色美学风险越大(图 5-2-1A~D)。与单颗牙缺失病例相比,连续多颗牙缺失的美学区种植修复病例风险更大,随着连续多颗牙缺失数量的增加,种植修复的美学风险也会有所增加(图 5-2-1E、F)。

2. 缺牙间隙　由于各种原因,美学区缺牙位置的间隙大小可能存在过宽或过窄的情况(图 5-2-2)。如果间隙过宽,可能会造成修复体过大、牙列留有间隙或形成不对称修复的情况。如果间隙过窄,又会造成修复体过小、修复体数目不足或修复牙冠扭转的情况。然而,如果能提前发现这类风险因素,并制订出正畸、修复等多学科协同的治疗方案,就有可能获得最终协调、美观的种植义齿修复效果。因此,医生在初诊时就必须对美学区的缺牙间隙进行近远中向的空间距离测量,或通过临床观察对修复空间大体进行评估。

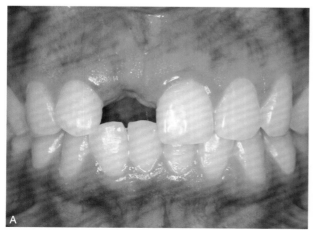
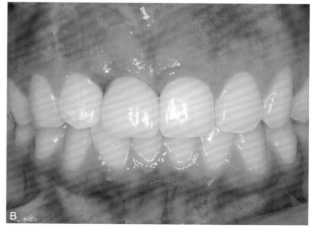

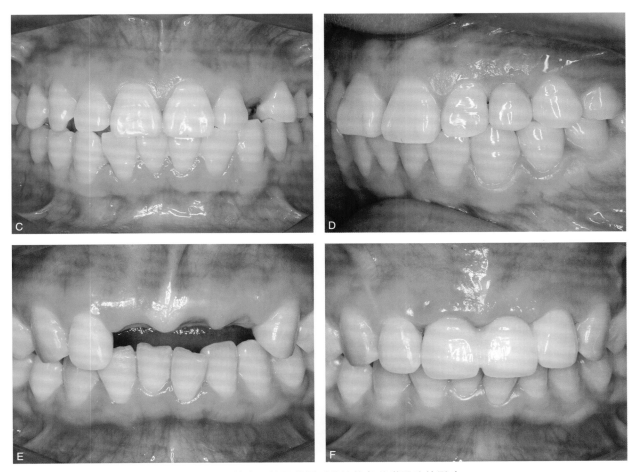

图 5-2-1 缺失牙位及数量对种植修复美学风险的影响

A、B. 11 缺失种植修复前后,缺失位置靠近中线,风险相对较高 C、D. 23 缺失种植修复前后,缺失位置远离中线,风险相对较低 E、F. 11—22 缺失种植修复前后,美学区连续多颗牙缺失较单颗牙缺失风险更高

对缺牙间隙近远中距离进行评估的方式包括:①用游标卡尺在口内或石膏模型上进行测量(图 5-2-3);②在 CBCT 的重组图像(如全景视图、水平截图)上通过软件的测量尺工具进行测量(图 5-2-4)。要想通过临床观察对修复空间进行评估,建议借助美学修复预告的方法,如基于石膏模型

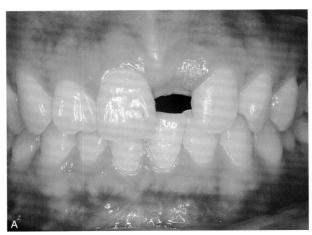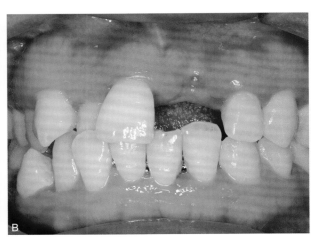

图 5-2-2 缺牙间隙异常

A. 21 牙位缺牙间隙明显较窄 B. 21 牙位缺牙间隙明显较宽

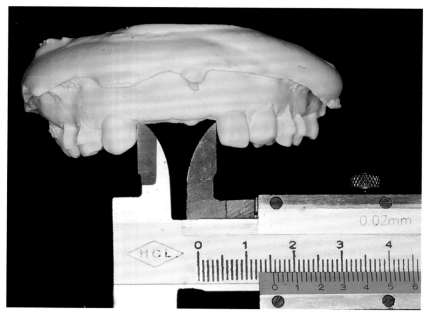

图 5-2-3 用游标卡尺在石膏模型上进行测量

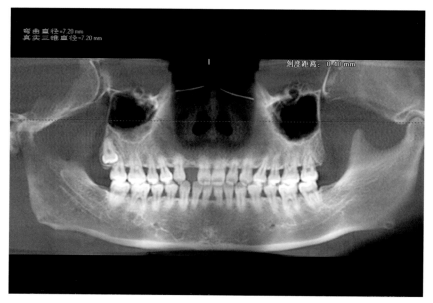

图 5-2-4 在 CBCT 软件视图上通过测量尺工具进行测量

的诊断蜡型、mock-up 口内预告体、3D 数字化虚拟排牙、数字化切削修复预告体、过渡性可摘义齿等,通过对修复预告体大小、比例的观察,可完成对缺隙修复空间的大体评估。

3. 牙槽骨弓轮廓 美学区牙槽骨弓轮廓,特别是唇侧的丰满度是种植修复红白美学评分的重要内容之一。在上颌前牙美学区,缺牙位点的牙槽骨弓轮廓会逐渐发生塌陷(图 5-2-5),其在一定程度上可以反映唇侧骨板的水平吸收和角化牙龈的萎缩。因此,观察牙槽骨弓轮廓主要是为了对美学区软硬组织增量手术的必要性进行评估。然而,需要注意的是,对于某些厚龈生物型患者即便发生严重的水平骨吸收,也不会明显影响牙槽骨弓的轮廓。因此,对于骨缺损的评估主要还是应当依靠 CBCT 等影像学评估手段。

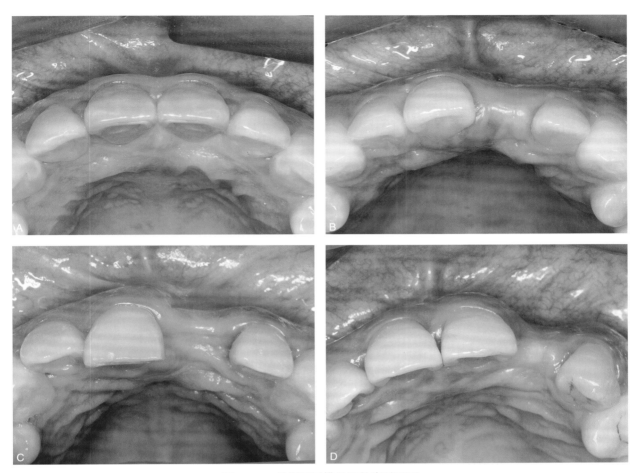

图 5-2-5　美学区牙槽骨弓轮廓殆面观

A. 正常的牙槽骨弓轮廓　　B. 轻度塌陷的牙槽骨弓轮廓　　C. 中度塌陷的牙槽骨弓轮廓　　D. 重度塌陷的牙槽骨弓轮廓

4. 种植位点的炎症　　若种植位点的病变牙未拔除,且罹患牙周、根尖周或牙槽骨内的急性炎症或感染(如急性牙周炎、牙周脓肿、急性根尖周炎等),必须通过术前治疗(如拔牙、牙槽窝搔刮、牙周治疗等)控制感染后方可进行种植(即刻或早期)、骨增量手术或拔牙位点保存术的治疗。对于种植位点的慢性牙周炎症来说,虽不在种植手术的禁忌证之列,但若不提前进行牙周系统治疗,也会增加种植和骨增量手术失败的风险。对于即刻种植位点而言,若存在反复根管治疗失败的患牙,需警惕根尖周隐匿的耐药性细菌孢子,在进行预备时需采取额外的措施,以降低种植体植入后因种植体周围感染导致的失败风险。

5. 邻牙的健康和修复状况　　种植位点的邻牙若存在急、慢性根尖周炎或牙周病变,均可增加种植体植入后的感染风险,从而导致骨吸收或种植体植入失败。因此,在种植修复前必须对邻牙进行牙周、牙体、牙髓检查和 X 线检查,并对潜在病变进行彻底治疗。对于邻牙存在深龋、急慢性牙髓炎的患者,也建议其在术前尽快完成治疗,以防止术中手术创伤激惹导致病变加重。此外,当美学区种植位点的邻牙存在修复体(如全冠、桩核冠、贴面)时,也应注意手术切口及翻瓣可能导致术后邻牙的牙龈萎缩,从而造成牙根面肩台区域暴露。为降低术后美学风险,在存在修复体的邻牙侧应尽量避免切口涉及其龈乳头和龈缘区域。

6. 牙龈生物型　患者的牙龈生物型与美学区种植修复方案的制订,以及最终的美学修复预期效果息息相关。牙龈生物型大致可分为两类:①薄龈生物型,角化龈和唇侧束状骨板较菲薄;②厚龈生物型,角化龈和唇侧束状骨板较厚。对于厚龈生物型而言,拔牙或即刻种植术后发生束状骨吸收、牙龈退缩及牙弓轮廓坍塌的程度较小,美学风险相对较低。当患者为薄龈生物型时,上述情况下发生软硬组织改建的程度较大,因而美学风险相对较高。

在临床上,评估牙龈生物型的方法有如下几种:①观察牙冠及龈缘弧度,薄龈生物型的上颌中切牙、侧切牙的牙冠常为尖圆形,龈缘弧线高拱,根形较明显;厚龈生物型的上颌中切牙、侧切牙的牙冠为方圆形,龈缘弧线低平,根形不明显(图 5-2-6)。②通过 CBCT 的重组视图,观测唇侧骨板的大致厚度,若唇侧骨板影像不明显或 <1.5mm,为薄龈生物型;若 >1.5mm 则为厚龈生物型(图 5-2-7)。③在局麻下使用尖锐的牙周探针或带有止动环的无菌扩锉针,对唇侧的角化龈厚度进行探诊测量。

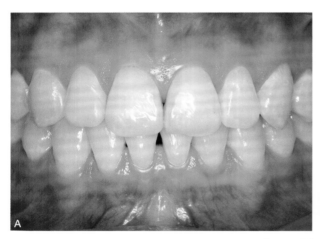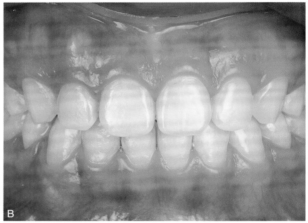

图 5-2-6　观察牙冠及龈缘弧度判断牙龈生物型
A. 薄龈生物型,牙冠常为尖圆形,龈缘弧线高拱,根形较明显　B. 厚龈生物型,牙冠为方圆形,龈缘弧线低平,根形不明显

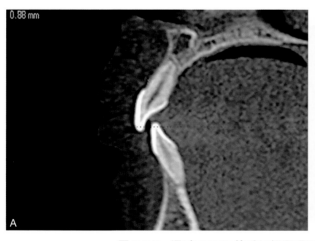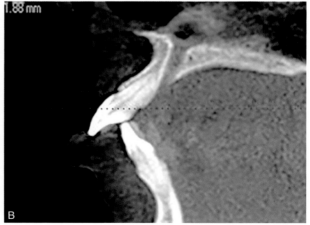

图 5-2-7　通过 CBCT 的重组视图观测唇侧骨板的大致厚度判断牙龈生物型
A. 薄龈生物型,CBCT 显示唇侧骨板影像不明显或 <1.5mm　B. 厚龈生物型,CBCT 显示唇侧骨板影像 >1.5mm

7. 微笑分类　患者的微笑类型与美学区种植修复风险有较大关系。根据患者放松状态下微笑时前牙区与牙周组织的暴露程度,可将微笑分为三种类型:低位微笑、中位微笑、高位微笑。高位微笑者

龈缘、龈乳头和大部分附着龈均可暴露。需要指出的是,微笑类型与患者的上唇长度、口轮匝肌张力和年龄等因素有关。此外,通过让患者咧嘴微笑或以发"依"音的方式评估笑线高度可能存在较大误差。应通过动态评估方式,即观察患者在放松状态下的自然微笑,才可得到上唇线在口轮匝肌收缩时所达到的最高位置。

从低位微笑到高位微笑,种植修复体颈部区域的暴露也将随之增大,因此微笑类型在一定程度上决定了红色美学的风险程度。基于对患者微笑类型的评估,口腔种植医生可以预测最终的美学修复效果,并通过与患者充分交流沟通得出个性化的种植方案设计。例如,对于中位微笑的患者,为简化治疗方案可考虑用牙龈瓷弥补软硬组织的不足(图5-2-8);对于中高位微笑的患者,在遇到软硬组织不足时,则应尽量考虑采用软硬组织增量手术,以改善种植修复义齿的红白美学效果。

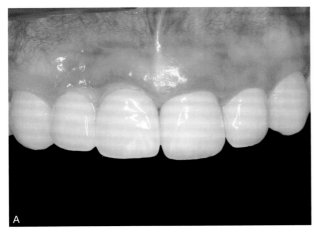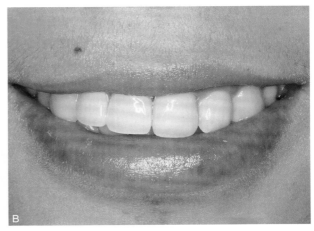

图5-2-8　中位微笑患者用牙龈瓷弥补软硬组织不足
A. 利用龈瓷伪饰延长的临床牙冠颈部　B. 中位微笑患者在微笑时不易暴露龈瓷

8. 软组织状况　美学区种植位点的软组织状况在很大程度上决定了种植治疗的美学修复效果、长期成功率和组织稳定性。因此,在制订美学区种植治疗方案前应对软组织进行全面而系统的临床检查评估。

(1)牙龈软组织缺损:牙列缺损区域邻近牙的龈乳头和软组织嵴顶高度可能伴随牙槽间隔和牙槽嵴顶的垂直吸收而发生不同程度的萎缩(图5-2-9A、B)。当患者唇侧骨板部分或完全缺失时,拔牙窝愈合早期可能会发现唇侧软组织塌陷和缺损(图5-2-9C)。在一些因外伤或牙槽手术(如根尖周囊肿、颌骨囊肿摘除术后)发生严重牙周组织缺损的病例中,还可以见到覆盖邻牙的牙龈软组织缺失及牙根暴露(图5-2-9D)。

(2)附着龈宽度:检查附着龈宽度时,可通过对唇侧牙槽黏膜的动度检测来协助判定。用棉签或口镜边缘推动前庭沟下方的牙槽黏膜,不能移动的黏膜区域为附着龈。附着龈组织对于维持良好的种植义齿穿龈软组织封闭、形成牙龈点彩有着重要的临床意义。当唇侧附着龈宽度不足3mm时,有必要择期进行角化龈增量手术。

(3)唇系带附着高度:若唇系带附着位置较低,如位于牙槽嵴顶附近(图5-2-10),将会造成一系列外科和修复问题。例如,种植修复体的龈缘可能在唇系带活动时受到牵拉,从而增加发生种植体周围龈炎的风险;在进行 GBR 等骨增量手术后,唇系带的活动将增加唇侧黏骨膜瓣的张力,增加牙槽嵴顶软组织切口裂开的风险。

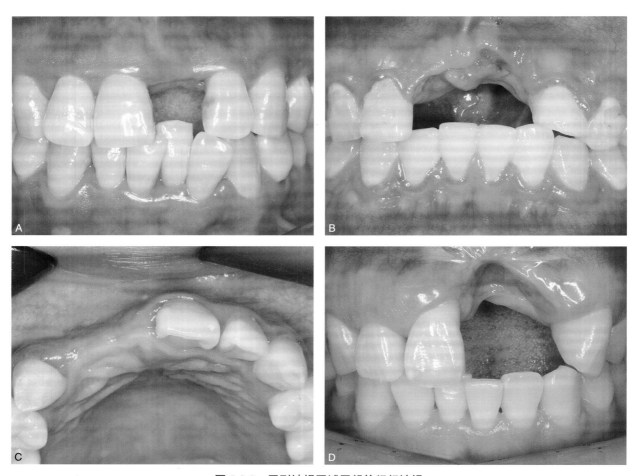

图 5-2-9　牙列缺损区域牙龈软组织缺损
A. 缺牙区龈乳头萎缩　B. 软组织嵴顶的牙龈缺损　C. 唇侧软组织的塌陷和缺损　D. 邻牙的牙龈软组织缺失及牙根暴露

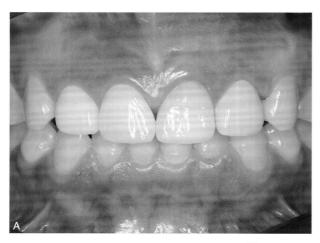
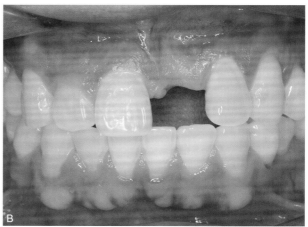

图 5-2-10　唇系带附着高度
A. 正常的唇系带附着位置　B. 唇系带附着位于牙槽嵴顶附近

9. 咬合关系　前牙美学区正常的覆𬌗、覆盖关系,有利于美学修复效果和种植体长期成功的获得。重度深覆𬌗则可能导致种植修复困难(图 5-2-11A),甚至造成不可忽略的中、远期失败风险。此外,若存在影响美观或健康的错𬌗关系,也必须提醒患者在种植前进行正畸或正颌外科的诊疗,以免错失良机。因此,咬合关系的检查也是美学区种植治疗前的一项重要评估内容。需要强调的是,当患者存在严重的深覆𬌗畸形时,可能会造成种植修复体轴向唇倾,影响美学效果(图 5-2-11B)。严重者可能会造成种植义齿机械性损伤和破坏,如饰面材料崩裂、螺丝松动、基台或中央螺丝折断、种植体折断、种植体骨结合失败等。

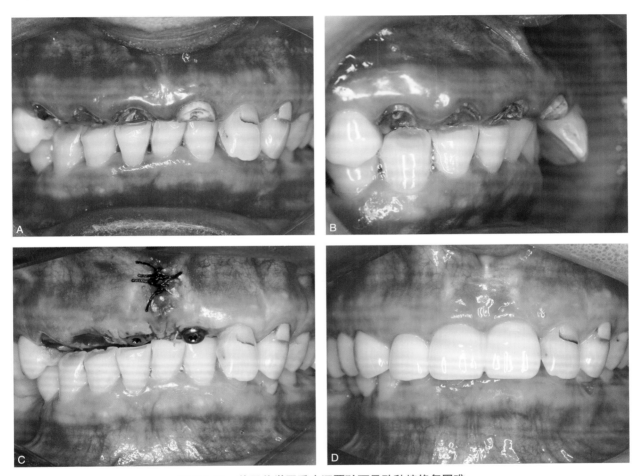

图 5-2-11　前牙美学区重度深覆𬌗可导致种植修复困难
A. 前牙重度深覆𬌗,牙尖交错𬌗时下颌前牙接触上颌缺牙区牙龈(正面观)　B. 前牙重度深覆𬌗,牙尖交错𬌗时下颌前牙接触上颌缺牙区牙龈(侧面观)　C. 重度深覆𬌗的美学区种植,种植修复体轴向唇倾(正面观)　D. 重度深覆𬌗的美学区种植,种植修复体轴向唇倾(侧面观)

10. 牙周健康　临床研究表明,牙周炎患者发生种植体周围炎的概率和种植体周围边缘骨的丧失量均有显著性增加。文献报道,未进行牙周/种植体周支持治疗的患者,其种植体的远期失败率在0~21%,而有牙周炎病史的患者远期失败率会增加3倍以上。坚持进行牙周/种植体周支持治疗的患者,无论是否有牙周炎病史,二者的远期种植体失败发生率相似。此外,有侵袭性牙周炎病史患者的失败率有增高的趋势。因此,在种植治疗乃至美学修复预告启动之前,必须对患者的牙周健康情况进行评估,若有牙龈炎或牙周炎则必须立即进行治疗。

（二）全身因素及生活习惯

种植治疗前,应对患者的全身状况、既往史及药物服用史进行系统性评估。全身风险因素分为高风险因素和风险因素。下列疾病或情况被归类为高风险因素。

（1）病毒或服用药物（如类固醇激素）引起的免疫抑制、缺陷,以及由于肿瘤放化疗、使用双膦酸盐类药物等造成的骨坏死。

（2）存在影响患者依从性的心理或精神状态及生活习惯（如嗜烟酒、有毒瘾）。

（3）严重骨病,如成骨不全或骨软化症。

风险因素则包括放疗、未受控制的糖尿病、凝血功能障碍（如血小板减少症或服用抗凝药物）、骨质疏松症、重度吸烟等。

（三）患者的主观因素

由于年龄、性别和职业特征的差异,每位患者的心理预期和治疗要求都有所不同。口腔医生在进行术前评估时,需要清楚地了解患者对美学效果、功能恢复、治疗费用及治疗周期的期望和要求。对于复杂的美学区病例,应提前就修复效果与患者进行充分、细致的沟通,以避免患者对治疗周期和美学修复效果产生不切实际的期望。

二、医源性风险评估

美学区种植修复对口腔医生和技师均有很高的要求,特别是软硬组织条件不佳或需要多学科协作的病例,更是高难度、高风险的临床挑战。医生应当对自我的能力范围有清醒的认知,对于刚开展种植的口腔医生,不宜单独处理较为复杂的美学区种植病例,应在具备一定经验的上级医生或专家的指导和协助下实施诊疗行为。在面对复杂、困难病例时,应及时展开会诊,必要时可进行三级诊疗系统或医联体内的转诊。此外,美学区种植修复涉及的技术环节复杂,需要整个治疗团队进行周密的配合,任何一个环节的失误都有可能对最终的疗效产生不良影响。因此,一个成熟的美学种植治疗团队应当注重对每一位成员的培养,从接诊助手到护理人员,从医生到技师,只有将治疗团队中每个角色的潜力都发挥至极限,才能收获满意的效果。

第三节　美学区影像学评估

CBCT 是目前种植治疗较为常用的影像学诊断及术前评估工具。对种植区域内牙槽骨的 CBCT 评估是制订种植治疗方案的重要步骤之一,其主要评估内容包括牙槽骨的形、量、质,鼻腭管,邻牙等解剖结构以及骨内的病变及异常。医生不但可以在 CBCT 软件界面中进行评估和测量（图 5-3-1），还可以将 DICOM 数据导入第三方软件，通过与其他类型的口腔或面部模型数据进行整合，从而为修复体设计、种植体植入设计及种植导航的规划提供数字化模型的基础。此外，DICOM 数据还可导入 3D 打印设备，加工出实体的三维模型，以便医生进行外科手术方案的评估。

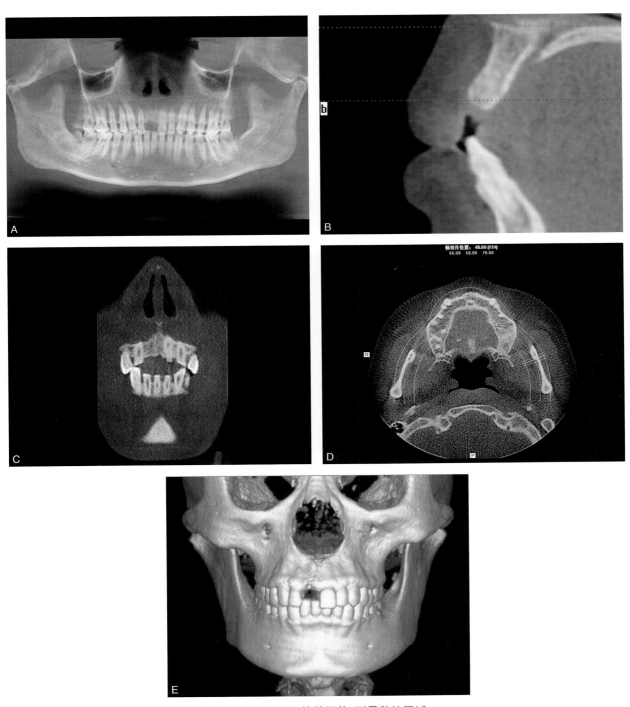

图 5-3-1　CBCT 软件评估、测量种植区域

A. CBCT 全景视图　B. 上颌 CBCT 纵截面视图　C. 上颌 CBCT 冠状面视图　D. 上颌 CBCT 横截面视图　E. CBCT 3D 渲染立体视图

一、牙槽骨的形、量与质

（一）牙槽骨的外形轮廓

1. 纵截面观测法 临床上，常用 CBCT 重建的纵截面（cross section）进行牙槽骨外形轮廓的观测及分析。

通过该截面可以清晰地观察到牙槽骨的唇腭向轮廓、高度及厚度。由于牙槽骨发育及改建的原因，其轮廓可能存在不同形态特征，如：①H 型，牙槽骨无明显吸收且不存在骨倒凹，呈高而宽的特点；②A 型，牙槽嵴顶存在明显的水平向吸收，呈现高而锐的特点；③I 型，牙槽嵴大范围水平向吸收，呈现高而窄的特点；④K 型，牙槽骨根方存在明显倒凹；⑤D 型，牙槽嵴发生垂直高度吸收，仅存留基骨，呈现低而宽的特点（图 5-3-2）。

2. 横截面观测法 通过横截面（transverse plane）视图可对称地与同名牙位的牙槽骨轮廓进行对比。与纵截面观测法相比，该断面能清楚地分辨出水平向骨吸收的方位与程度（图 5-3-3）。

3. 3D 视图观测法 通过 3D 渲染的立体视图，可以更直观地观察到牙槽骨的吸收。与前两种观测法相比，该方法更利于医生与患者的沟通（图 5-3-4）。

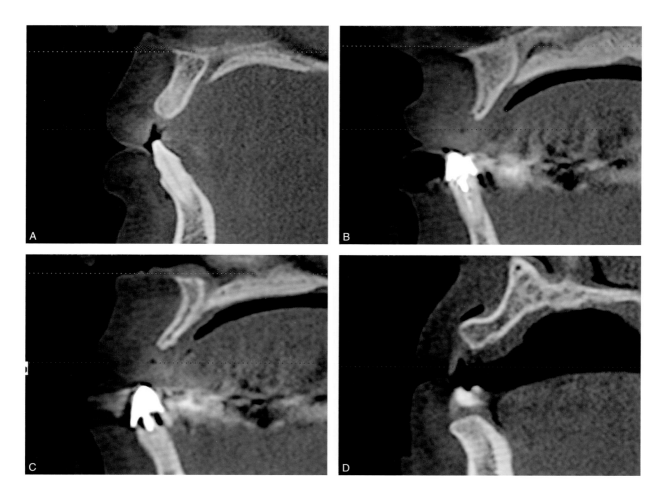

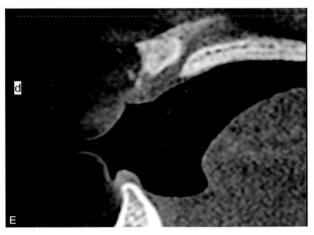

图 5-3-2　CBCT 重建的纵截面示牙槽骨不同形态特征
A. H 型牙槽骨　B. A 型牙槽骨　C. I 型牙槽骨　D. K 型牙槽骨　E. D 型牙槽骨

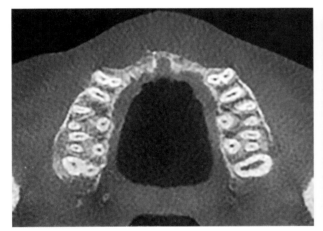

图 5-3-3　CBCT 横截面可见种植位点水平向骨吸收

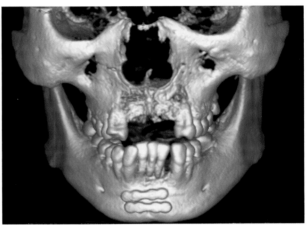

图 5-3-4　3D 渲染的立体视图

（二）牙槽骨的量

　　通过 CBCT 软件，医生可以对种植位点的剩余骨量和植入空间进行粗略评估，并对种植难度和手术方案进行大致判断。需要强调的是，种植体植入位点是由理想轴向及理想修复体的长轴确定的，因此，在进行牙槽骨量评估时需参考天然牙轴向或理想修复体的设计。

　　1. 牙槽骨唇腭向宽度　在 CBCT 的纵截面视图中，利用软件的"距离"工具可对牙槽骨的唇腭向宽度进行测量评估（图 5-3-5A）。宽度测量应以牙槽嵴顶为主，若根方存在明显的骨倒凹区，还需测量倒凹最窄处的宽度（图 5-3-5B）。由于改建后的牙槽骨表面形态不一，且种植体具有一定直径，故有必要在相邻的多个纵截面上进行分析比较（图 5-3-5C）。

　　2. 牙槽骨高度　在美学区种植位点，牙槽骨高度又称为鼻嵴距，即从剩余牙槽嵴顶到鼻底骨面间的距离。需要注意的是，测量该距离时应大致遵循种植体的理想轴向（近远中、唇腭向）（图 5-3-6）。当出现牙槽骨垂直向吸收时，还可根据牙周组织健康的邻牙牙槽嵴顶平面判断垂直向的骨缺损程度（图 5-3-7）。

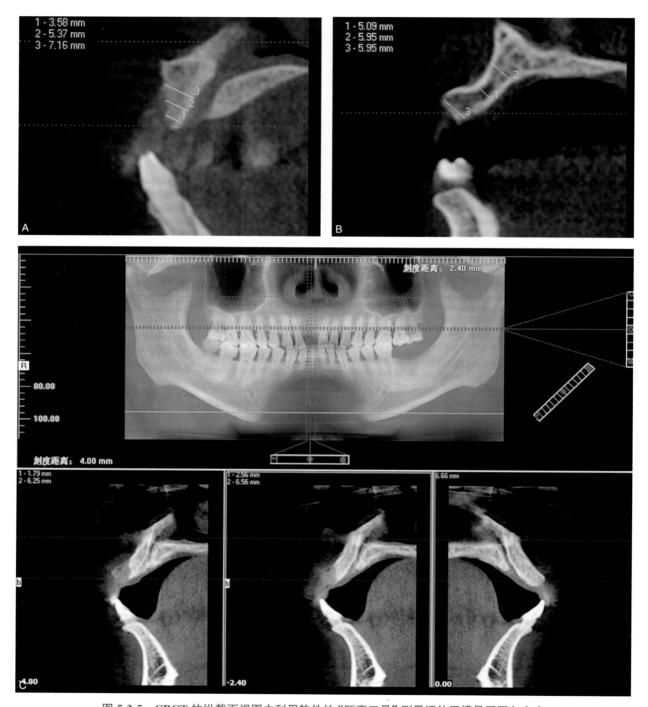

图 5-3-5　CBCT 的纵截面视图中利用软件的"距离工具"测量评估牙槽骨唇腭向宽度
A. 纵截面视图中测量缺失牙位处唇腭向骨宽度,因牙槽骨不规则吸收,故测量不同平面的牙槽骨宽度　B. 根方存在骨倒凹区的唇腭向牙槽骨宽度测量　C. 在同一牙位多个纵截面测量唇腭向牙槽骨宽度

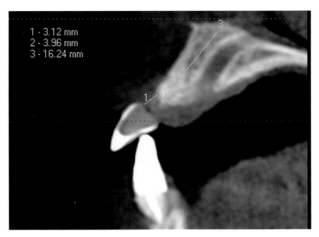

图 5-3-6　参考修复体沿种植体理想植入轴向测量鼻嵴距（片中显影的牙冠轮廓为模型修复预告后通过 mock-up 制作的口内局部放射导板；数据 1 代表理想修复体颈缘根方约 3mm 处；数据 2 代表上述平面的唇腭向牙槽骨宽度；数据 3 代表上述沿种植体理想植入轴向测量的可用牙槽骨高度）

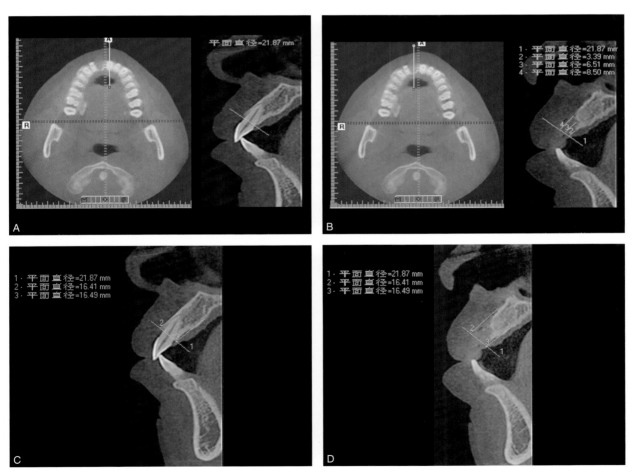

图 5-3-7　根据邻牙判断种植位点骨缺损程度

A. 牙周组织健康的邻牙牙槽嵴顶平面参考线　B. 根据健康邻牙的牙槽嵴顶平面参考线评估缺牙区垂直向骨缺损程度
C. 健康邻牙的牙槽骨轮廓参考线　D. 根据健康邻牙的牙槽骨轮廓参考线缺牙区水平向骨缺损程度

3. 牙槽骨近远中宽度　在 CBCT 横截面视图上,可对种植位点的修复间隙宽度和近远中牙槽骨宽度进行测量。评估时应分别在切缘平面、牙槽嵴顶平面和根尖平面上进行测量,以分别判断上部结构的修复空间以及种植体在颈缘、根尖部与邻牙间的安全距离(图 5-3-8)。

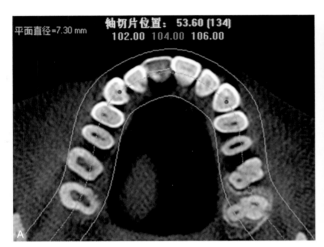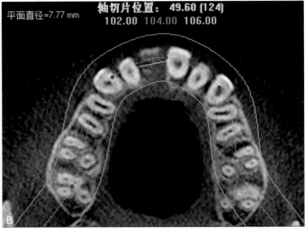

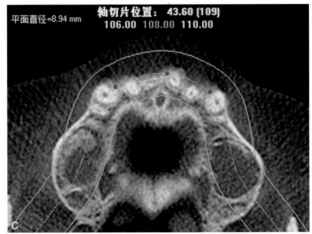

图 5-3-8　在 CBCT 横截面视图上测量牙槽骨的近远中骨宽度

A. 在切缘平面上测量修复间隙宽度　B. 在牙槽嵴顶平面测量近远中骨宽度　C. 在根尖平面上测量近远中骨宽度

(三)牙槽骨的密度

在天然牙缺失后,牙槽骨密度将随着牙槽窝的愈合发生改变。在天然牙刚缺失时,牙槽窝内的影像密度低,几乎等同于软组织密度(图 5-3-9A)。随着时间推移,牙槽窝内的影像密度逐渐增高(图 5-3-9B)。当愈合完成后,按照 Zarb 分类法,牙槽骨密度多为 Ⅱ 类或 Ⅲ 类(图 5-3-9C)。此外,在前牙区也可能出现高密度影像,多是由炎症刺激的骨质反应性增生引起。

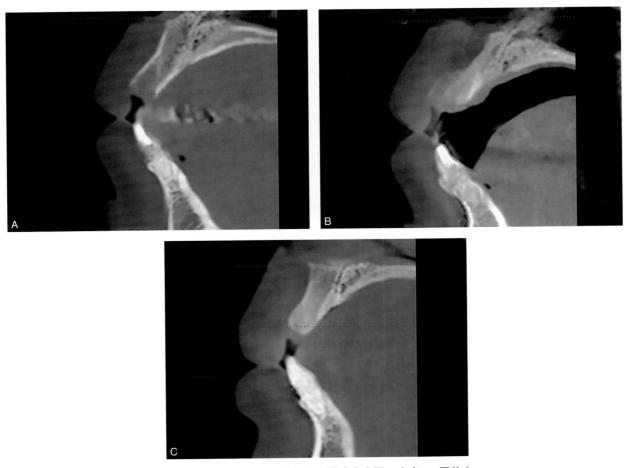

图 5-3-9　牙缺失后牙槽骨密度的变化（同一患者 11 牙位）
A. 天然牙缺失后,牙槽窝内密度几乎等同于周围软组织　B. 牙缺失后 3 个月,牙槽窝内部分骨愈合,出现较低密度的骨小梁影像　C. 愈合完全的拔牙窝,骨白线消失,拔牙窝内的骨密度与周围无差别

二、骨内解剖与病变异常

（一）鼻腭管

在 CBCT 的横、纵截面视图上均可观察到鼻腭管影像（图 5-3-10A、B）。鼻腭管横截面多为椭圆形,其直径粗细不一。在某些病例中,鼻腭管的形状与位置并不规则（图 5-3-10C、D）:若发现鼻腭管膨大,除考虑解剖变异外,也需与鼻腭管囊肿进行鉴别诊断（图 5-3-10E、F）;鼻腭管位置有时会偏离中线,可能占领种植体植入空间（图 5-3-10C）。在种植手术中,应尽量避免种植体进入鼻腭管内,导致骨整合面积下降或损伤鼻腭神经。

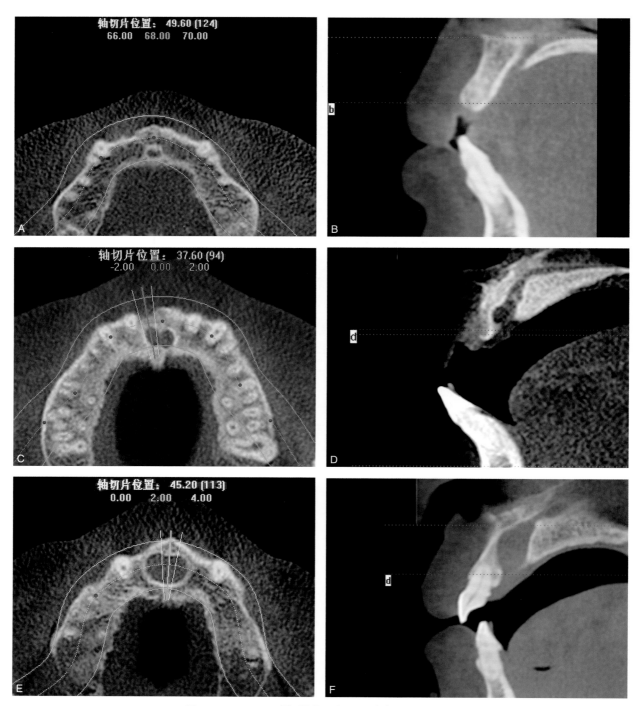

图 5-3-10　CBCT 横、纵截面视图观察鼻腭管处影像

A. 正常鼻腭管形态（横截面视图）　B. 正常鼻腭管形态（纵截面视图）　C. 膨大且偏斜的鼻腭管（横截面视图）　D. 膨大且偏斜的鼻腭管（纵截面视图）　E. 鼻腭管囊肿（横截面视图）　F. 鼻腭管囊肿（纵截面视图）

（二）种植位点骨内病变及异常

CBCT 能显示种植位点的骨内病变及异常，如埋伏牙、残根、慢性根尖周炎症以及囊肿等（图 5-3-11）。需要指出的是，由于 CBCT 分辨率的局限，有时可能会忽略一些灰度值较低的慢性感染灶和残根，在手术中仍需仔细甄别。当种植位点内影像密度明显异常时，应协同影像科、口腔颌面外科专家会诊以进一步明确诊断。

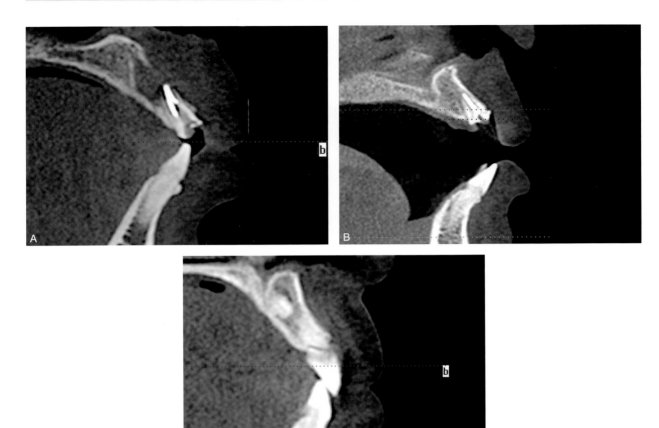

图 5-3-11　CBCT 显示种植位点的骨内病变及异常（纵截面视图）
A. 病变牙下方的根尖周囊肿　B. 种植位点处的残根　C. 拟种植位点下方的阻生牙

（三）邻牙病变及牙根位置异常

通过 CBCT，医生可全面评估邻牙的病变（如龋病、根尖周病、牙周病、根折、囊肿等）和牙根位置异常（图 5-3-12）。当邻牙有病变或者牙根向缺隙侧倾斜明显时，会侵犯种植位点，导致手术失败或并发症的发生。

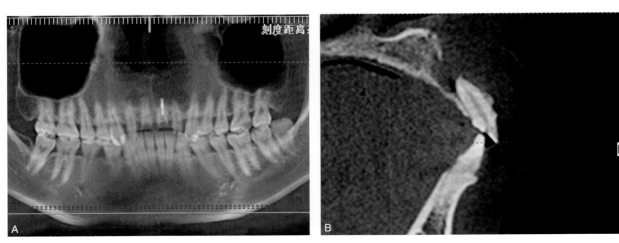

图 5-3-12　CBCT 评估邻牙及牙根位置病变
A. 拟种植位点 11、21 的邻牙 22 根尖周囊肿（全景视图）　B. 22 根尖周囊肿（纵截面视图）

【CBCT 的拍摄要求】

1. 为了防止出现金属伪影,患者在拍摄 CBCT 之前需取下活动义齿,摘掉金属发饰、耳环及项链等配饰。

2. 扫描时嘱患者于双侧尖牙区各咬住一个纱球,以打开咬合并保持稳定,以便清晰地获得牙齿的殆面形态。

3. 扫描范围应包括上下颌骨及牙列,必要时建议采用中视野或大视野的 CBCT 扫描设备,以便于收集患者颞下颌关节的信息。

4. CBCT 扫描的体积分辨率越高(即体素越小),对骨组织的评估误差值就越小。

5. 为避免出现运动伪影,扫描时应嘱患者保持头部及下颌静止。

第四节　数字化外科方案设计

近年来,数字化口腔种植技术的发展方兴未艾。利用 CBCT 和光学印模数据,口腔种植医生依靠专业评估设计软件,不但可在术前进行软硬组织解剖结构的评估、种植外科方案和美学修复的设计,还可以对骨缺损病例进行骨增量手术的规划和外科导板的设计。对于以美学修复为导向的美学区种植来说,这是一种非常关键且必要的术前评估和设计手段。本节主要阐述种植外科方案和骨增量方案的数字化设计。

一、数字化种植外科方案设计

(一)导入 CBCT 数据

1. 在种植外科设计软件中导入患者的 CBCT 数据文件(DICOM 格式)(图 5-4-1A)。

2. 选取种植设计所需的上下颌骨图层(图 5-4-1B)。

3. 调整 CT 阈值排除软组织影像(图 5-4-1C)。

(二)牙列虚拟模型的导入及配准

1. STL 文件导入　通过口内光学扫描或者口内取模制作石膏模型,然后仓扫石膏模型获得牙列虚拟数据(STL 格式)(图 5-4-2A、B),导入种植外科设计软件(图 5-4-2C)。若制作了蜡型修复预告(图 5-4-2D),也需对此进行光学扫描并将其一并导入(图 5-4-2E)。

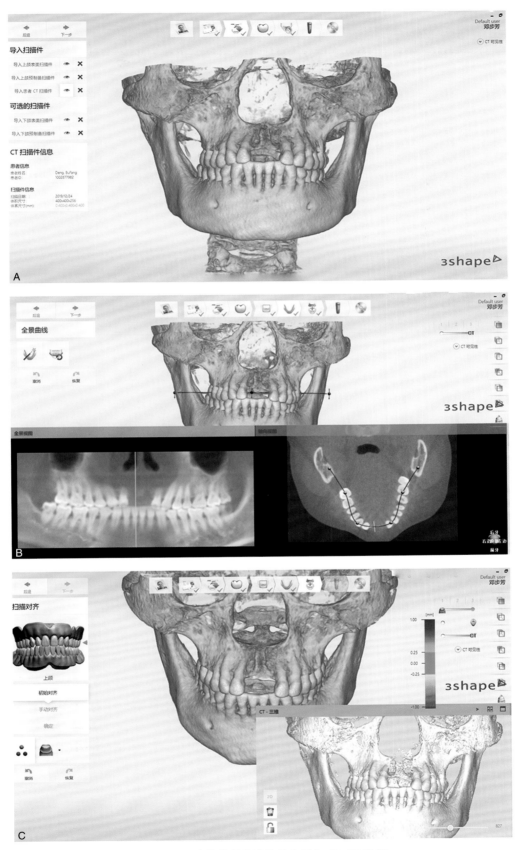

图 5-4-1　种植外科设计软件中导入 CBCT 数据

A. 设计软件导入 DICOM 数据　B. 选择需要的上下颌骨图层　C. 调整 CT 阈值后排除软组织影像

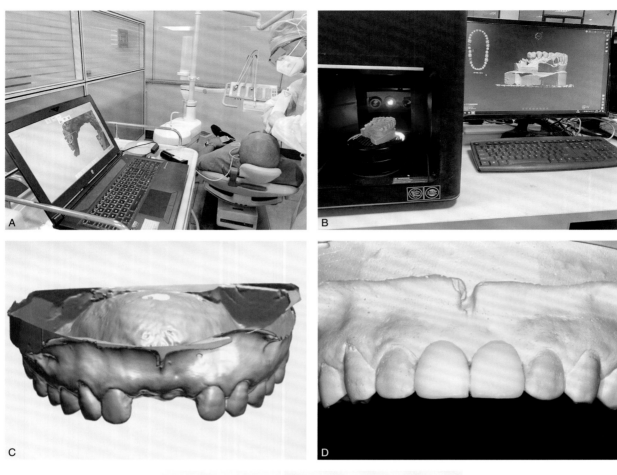

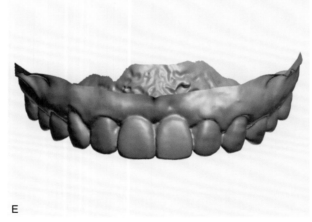

图 5-4-2　STL 文件导入种植外科设计软件

A. 口内牙列光学扫描场景　B. 石膏模型的仓内扫描场景　C. 不含蜡型的上颌牙列虚拟模型　D. 蜡型修复预告
E. 含蜡型修复预告的光学扫描虚拟模型

2. 数据的配准　通过软件中的手动配准程序将虚拟牙列模型数据与 CBCT 模型数据进行配准
（matching）和对齐（alignment）（图 5-4-3A~C）。配准完成后，可通过牙列虚拟模型轮廓线与 CBCT 重建
影像之间的吻合程度来评估对齐的精准度（图 5-4-3D）。如存在较大误差，可启用精细调整方式进行人
工对齐。

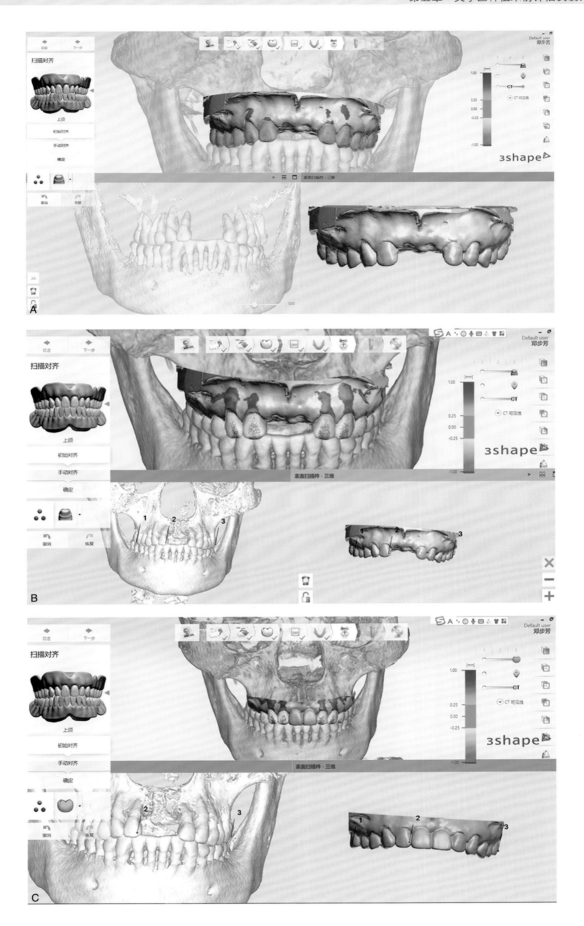

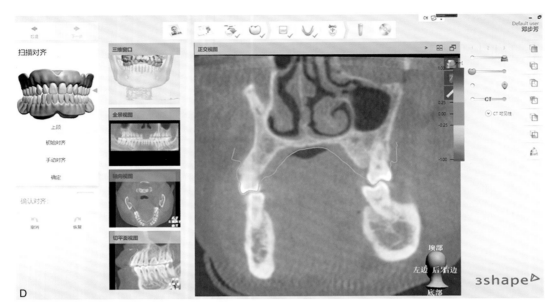

图 5-4-3　将 STL 数据与 CBCT 数据配准
A. 在 CBCT 及虚拟牙列石膏模型上分别选取手动配准所需的参考点　B. 不含蜡型预告的虚拟牙列石膏模型与 CBCT 模型进行配准　C. 含蜡型预告的虚拟牙列石膏模型与 CBCT 模型进行配准　D. STL 格式模型的轮廓线

（三）虚拟修复体设计

按美观及功能的要求设计合理的虚拟修复体，具体方法如下。

1. 按照缺牙位置从数据库中选取对应的虚拟牙冠（图 5-4-4A）。

2. 将其插入缺牙位置，并对其进行大小、位置及轴向的精细调整（图 5-4-4B）。

3. 参照对𬌗牙列完成美学区虚拟修复体设计（图 5-4-4C）。

（四）种植体的虚拟植入

根据种植牙位，从种植体数据库中挑选种植体系统及型号（图 5-4-5A），虚拟放置种植体。依照以美学修复为导向的种植体植入原则进行位点、轴向和深度的调整（图 5-4-5B、C）。初步完成种植体的虚拟植入后，还需根据解剖因素及修复设计方案进行进一步的修改。

1. 调整种植体与邻近天然牙或种植体之间、种植体与鼻腭管之间的安全距离。在软件界面中，种植体的外围可设置轮廓线（图 5-4-5D），若与相邻种植体距离过近，系统将自动报警（轮廓线变红）。

2. 根据上部结构的连接方式（如粘接固位或螺丝固位）对种植体的植入轴向进行微调。

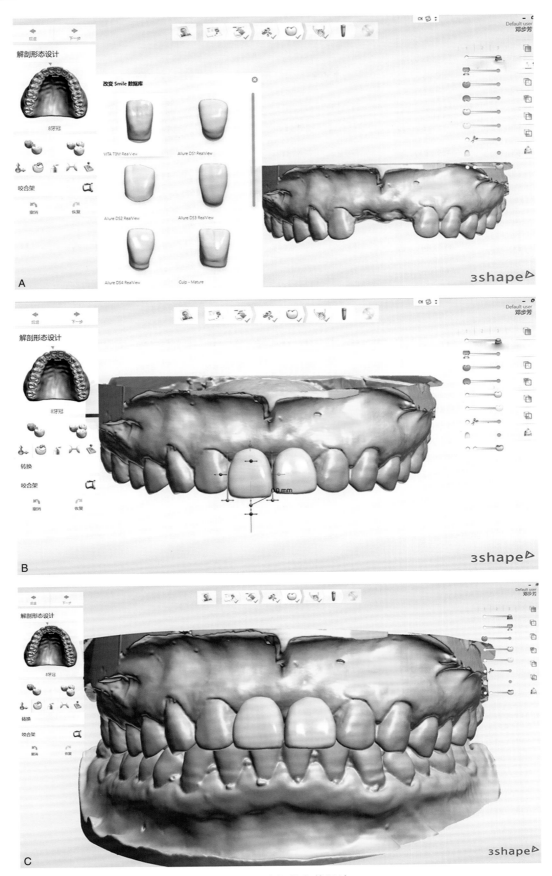

图 5-4-4 虚拟修复体设计
A. 从数据库中选取对应的虚拟牙冠 B. 大小、位置及轴向的精细调整 C. 完成虚拟修复体设计

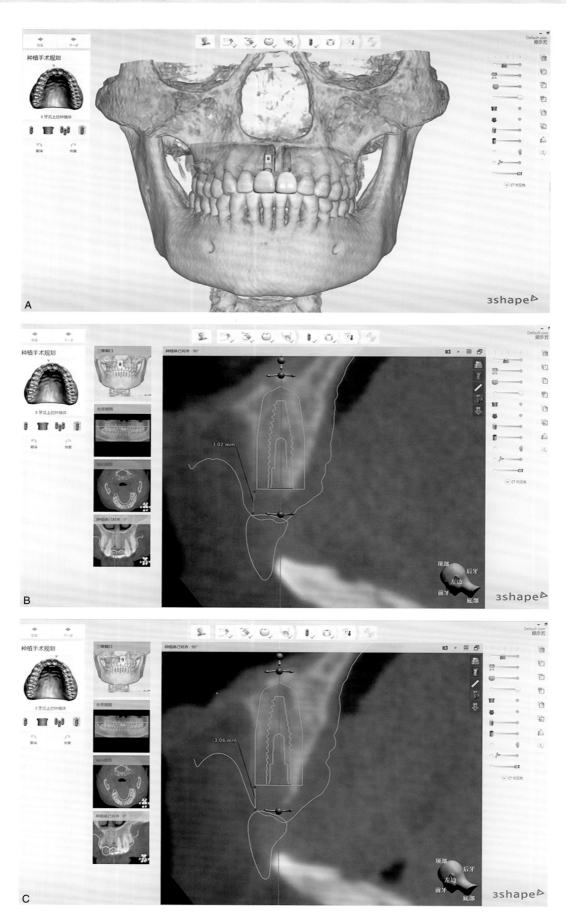

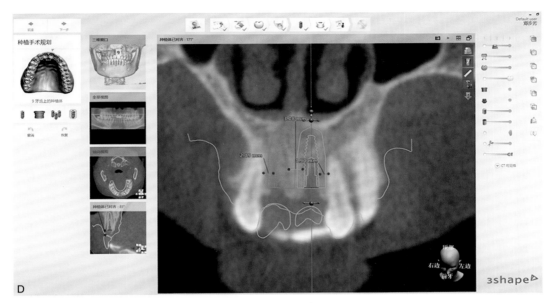

图 5-4-5 种植体的虚拟植入

A. 从种植体数据库中挑选适宜的种植体系统及型号　B. 11 牙位依照以美学修复为导向的种植体植入原则进行位点、轴向和深度的调整　C. 21 牙位依照以美学修复为导向的种植体植入原则进行位点、轴向和深度的调整　D. 调整相邻种植体之间的安全距离（≥3mm）

二、CAD/CAM 种植外科导板设计及加工

种植外科方案的虚拟设计是数字化种植的起点,要把虚拟设计的方案落实到临床操作中,通过 CAD/CAM 种植外科导板或种植导航技术方可得以实现。与自由手操作或简易外科导板相比,CAD/CAM 种植外科导板能够更安全、精准地引导术者按照设计方案完成种植体植入。因此,推荐在美学区种植时应尽可能采用 CAD/CAM 种植外科导板技术,尤其是连续多颗牙缺失、缺牙间隙异常的病例。

（一）种植导板的生成

在软件中设计种植导板需要打开相应的工作模块。首先设计套筒的位点、高度和内壁孔径,然后虚拟勾画出导板基托伸展的范围,即导板的外侧轮廓线（图 5-4-6A、B）。需要注意的是,导板的轮廓线不能进入牙体或牙槽嵴的倒凹中。对于美学区种植而言,在种植位点的近远中方向均需伸展 3~4 个牙位,一般在腭侧不需要设计基托。

（二）种植导板的加工

设计软件系统会自动生成一定厚度的种植导板模型,转化生成 STL 格式的导板打印文件,导入 3D 打印设备中进行加工（图 5-4-6C~E）。获取打印实物后酒精清洗,并进行打磨抛光,安装钛金属套环（图 5-4-6F）。对导板进行环氧乙烷消毒处理后,封闭包装送至临床门诊手术室待用。

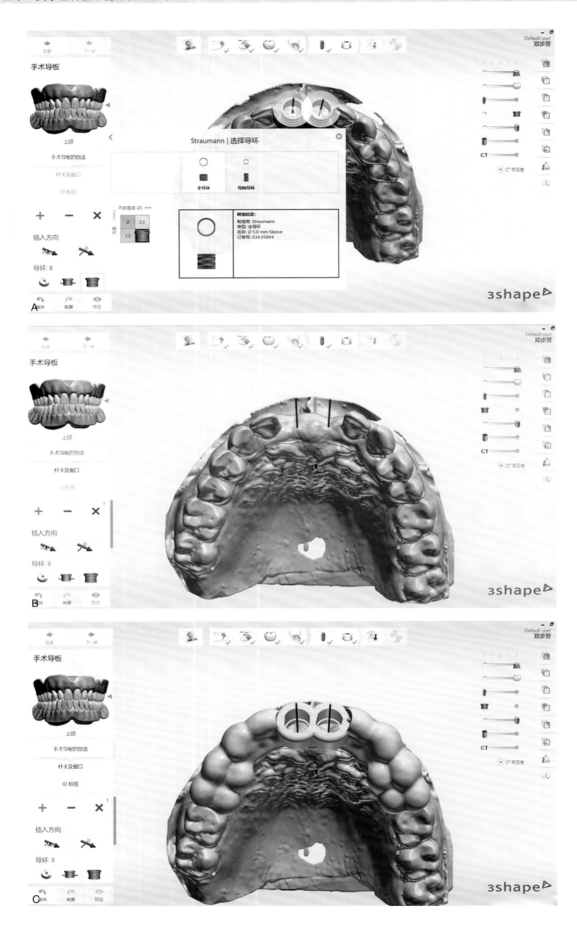

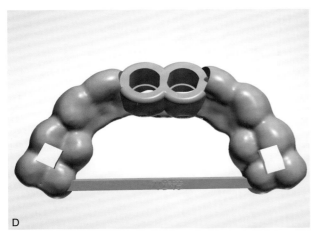
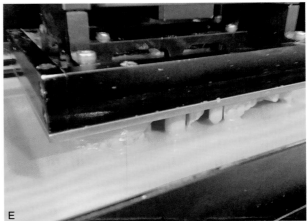

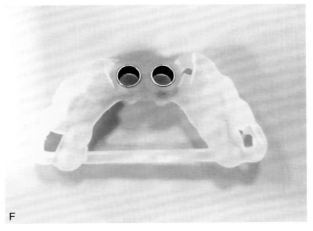

图 5-4-6　CAD/CAM 种植外科导板的生成及加工
A. 设计套筒的位点、高度和内壁孔径　B. 虚拟勾画出导板外侧轮廓线　C. 自动生成种植导板模型　D. 转化生成 STL 格式的导板打印文件　E. 导入 3D 打印设备中进行加工　F. 清洗、打磨抛光后，安装钛金属套环

三、骨缺损的 3D 数字化评估及增量设计

（一）骨缺损的 3D 评估

在以美学修复为导向的种植原则下，遵循重建理念，通过数字化手段进行美学区骨缺损的评估和骨增量方案的设计是最为精确的术前评估方式。对骨缺损的评估不应先入为主，而是要以满足最佳种植修复方案的骨量要求为前提。按照这一评估策略，在进行骨缺损的评估之前，必须先以美学区修复预告为指导进行种植体植入位点的虚拟外科方案设计。当种植虚拟外科方案确定后，评估者可从设计视图中识别出种植体周围缺损的骨量，如牙槽嵴顶垂直吸收的高度、颈部或根尖部缺损的水平骨量、骨弓轮廓的损失等。根据评估结果，即可基本确定术中所需的骨增量范围。牙槽骨缺损的 3D 评估步骤如下。

1. CBCT 常规扫描，分辨率尽量在 0.2mm 以下，导出 DICOM 数据。

2. 口内光学扫描　对患者的双颌牙列进行口内光学扫描，获得精准的 STL 数据（图 5-4-7A）。

3. 修复体的数字化建模 通过软件设计得到虚拟修复体模型(图 5-4-7B)。需注意的是,无论是否存在组织缺损,虚拟修复体的龈缘均应参照正常的天然牙位置。

4. 利用种植虚拟设计软件,按照以修复为导向的原则进行种植体植入设计(图 5-4-7C)。

5. 在 CBCT 重建图像和 3D 渲染模型中,直观地评估牙槽骨的缺损方位及程度。

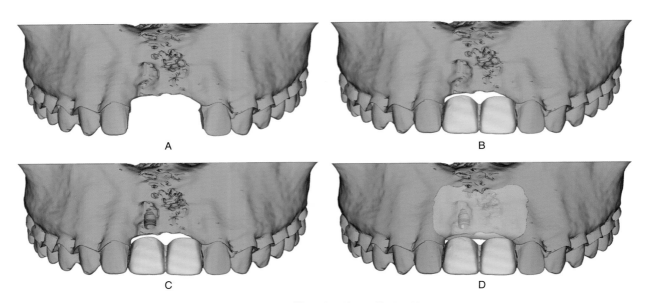

图 5-4-7 牙槽骨缺损的 3D 模型评估
A. 上颌牙槽骨缺损 B. 设计虚拟修复体模型 C. 虚拟种植体植入设计 D. 牙槽骨缺损的虚拟重建及评估

(二)骨缺损的虚拟重建

虚拟重建的目的是更进一步直观地感受骨增量的空间,并可通过 3D 图像处理技术、3D 打印技术等进一步辅助进行精准骨增量的治疗。通过常规的虚拟种植外科设计软件,即可在种植方案的参照下评估牙槽骨的缺损量。若要继续进行牙槽骨的虚拟重建,则需要其他专业的 3D 图像处理软件。

1. 牙槽骨重建的目标和原则 牙槽骨重建的目标有两个:一是满足种植体植入的硬组织需要;二是重建丰满的牙槽骨弓轮廓。因此,在进行美学区牙槽骨虚拟重建时,需参照以下三个原则。

(1)种植体唇侧骨量应不少于 2mm,腭侧骨量应大于 1mm。

(2)种植体颈部被新生骨完全包绕。

(3)种植修复区域内的牙槽骨弓轮廓应尽可能恢复到天然、完整状态。

2. 牙槽骨虚拟重建步骤

(1)在牙槽骨缺损数字化虚拟评估的基础上,将种植体虚拟模型与 CBCT 骨组织模型导入专用图像处理软件,利用"容积添加"工具进行骨缺损区域的初步虚拟重建(图 5-4-7D)。

(2)在纵截面截图上,按照牙槽骨缺损重建的三原则,对种植体唇、腭侧的骨量厚度进行测量评估,并对重建轮廓进行精细修整。

（3）在软件中对重建的虚拟骨组织模型进行观察、评估，也可将其导出为 STL 数据，通过 3D 打印生成实物以供测量和手术方案制订。

（三）数字化骨增量的应用

对于美学区复杂骨增量病例，传统的 GBR 技术难以达到可预期的临床效果。使用 Onlay 植骨或钛网 GBR 技术是针对此类病例的常用骨增量方法。然而，非数字化的传统外科手段往往难以确定精准的骨增量。因此，临床上建议在方案制订时采用骨缺损的 3D 评估及数字化骨增量手段，以尽可能实现完美的骨增量目标。例如，基于虚拟骨增量设计的结果，可进行 Onlay 植骨块的模型打印，以协助外科医生在术中进行骨块的外形调改，或通过 CAM 切削成型技术制作个性化的生物骨移植材料。此外，还可进行个性化钛网设计和 3D 打印加工（图 5-4-8）。

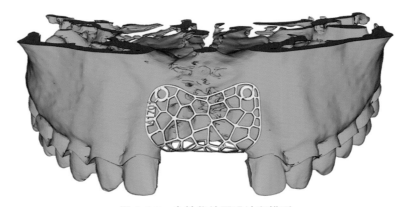

图 5-4-8　个性化钛网设计和模型

下面，通过一个美学区复杂骨缺损病例，简单介绍 3D 打印个性化钛网设计和加工过程。

首先，术前拍摄 CBCT，并进行上下颌牙列的口内光学扫描，通过配准合成一个包含牙槽骨、牙列及口内牙龈组织的虚拟患者模型（图 5-4-9A）。在虚拟 3D 模型中进行虚拟修复体设计（图 5-4-9B）。随后，按照以修复为导向的原则进行虚拟种植体植入设计（图 5-4-9C）。观察可见，在 2 枚虚拟种植体的唇侧有明显骨缺损，用专业软件进行缺损区域的数字化虚拟修复骨重建范围和体积（图 5-4-9D）。

医生对虚拟骨增量后种植体唇、腭侧的骨轮廓进行检查（图 5-4-9E），以保证种植体周缘有足够厚度的骨壁。在此基础上，通过软件逆向设计 3D 个性化钛网模型（图 5-4-9F），除了钛网的轮廓及贴附在骨面的形态外，还要设计网孔和固位钉孔的位置（图 5-4-9G）。需要注意的是，固位钉孔的位置一定要避开邻牙牙根和重要的解剖结构（如鼻腭管、鼻腔、上颌窦、下颌管等）。

最后，通过选择性激光金属粉末打印和后期的表面机械处理，得到最终需要的个性化钛网（图 5-4-9H）。手术前，需对钛网进行严格的高温高压消毒和细菌培养检测。

注意在进行钛网 GBR 骨移植的虚拟设计时，应考虑到在骨再生过程中常出现于钛网下方的 0.5~1mm 厚度的类骨膜层。

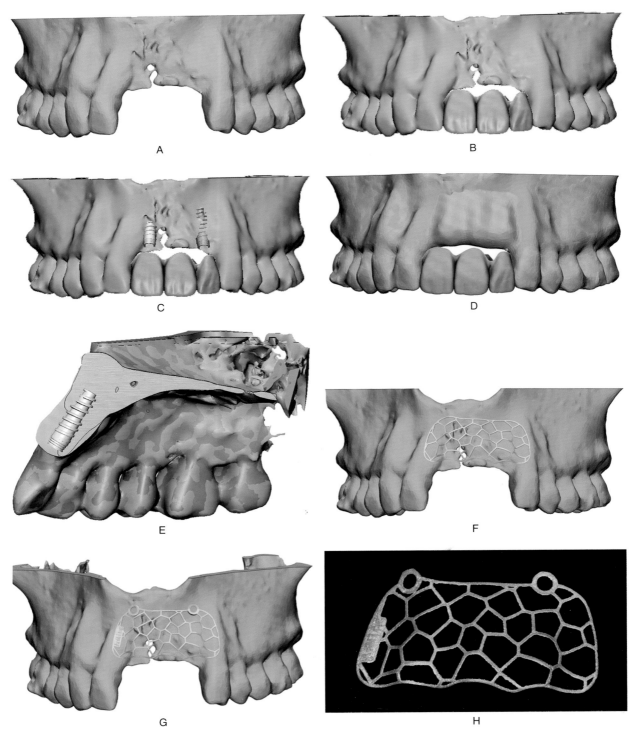

图 5-4-9　3D 个性化钛网设计和加工过程
A. 获得患者虚拟模型　B. 进行虚拟修复体设计　C. 虚拟种植体植入　D. 缺损区域的数字化虚拟修复重建　E. 检查虚拟骨增量后的种植体唇、腭侧的骨轮廓　F. 设计 3D 个性化钛网模型　G. 设计固位钉孔的位置　H. 最终打印并处理后的个性化钛网

小结

美学区种植修复的术前评估应包括美学修复预告、医疗风险评估、影像学评估和数字化种植方案设计。

（一）美学修复预告

进行美学区种植修复的术前评估，应该把美学修复预告当成一个优先步骤。它既能让患者参与种植修复方案的制订过程，又能为医生提供以修复为导向的种植手术方案设计的基础。无论美学区的软硬组织条件是否良好，都可以依靠美学修复预告对修复体的义齿形态和咬合关系进行术前的设计和评估，并通过患者的反馈进行个性化的调整。对于存在明显软硬组织缺损的美学区种植病例，美学修复预告还能协助医生对组织增量的需求进行预判。美学修复预告的方式包括：①数字化微笑设计；②基于石膏模型的修复蜡型、mock-up 口内评估；③基于数字化虚拟排牙结果的 3D 打印修复模型 +mock-up 口内评估，以及基于虚拟排牙结果制作的树脂牙 + 口内评估。对于咬合关系正常、无软硬组织缺损且缺牙数量较少的病例，DSD 可以达到较好的术前修复评估效果，但后两种方法的应用领域更广，实际沟通效果也更好。

（二）医疗风险评估

美学区种植修复具有相对较大的医疗风险，其中包括患者的临床风险（口腔局部情况、全身因素及生活习惯）、患者的主观因素，以及治疗团队技术、合作水平所带来的医源性风险。首先，对患者进行细致的术前临床检查可以获得大量有用的诊断信息，并从中发现一些与美学区种植修复成败相关的临床风险因素，这些因素包括但不仅限于缺失的牙位及数量、缺牙间隙异常、牙槽骨缺损、种植位点感染、邻牙的病理状况、牙龈生物型、唇线高度、软组织缺损、异常咬合关系及牙周疾病。其次，患者的全身系统性疾病、特殊用药史（如双膦酸盐类药物、类固醇激素等）、特殊治疗史（如放化疗）、生活习惯（如酗酒、吸烟）对种植手术的成功也有一定的影响。最后，患者对美学修复效果、时机以及临时义齿配戴的主观要求，也在一定程度上决定了美学区种植修复的风险和难度，并可能影响最终治疗方案的制订。

（三）影像学评估

CBCT 扫描是进行美学区种植术前影像学评估的重要手段。通过专业软件对 CBCT 扫描结果的重组和三维重建，医生可以获得对种植位点牙槽骨质量、邻牙的牙周 / 根尖周病理状况、骨内良恶性病变、阻生齿、颞下颌关节等全方位的硬组织评估信息。CBCT 数据可通过多种专业软件进行三维虚拟重建，医生可通过这些重建的 3D 虚拟模型进行种植数字化方案设计，也可用基于重建数据 3D 打印的颌骨模型进行模型外科的操作。

（四）数字化种植方案设计

数字化种植外科手段包括数字化种植导航（如 CAD/CAM 种植外科导板、动态种植导航）和数字化骨增量技术。要实现数字化种植外科手术，首先需要根据术前修复预告的反馈结果确定虚拟的牙列修复方案，然后按照修复为导向的原则进行数字化种植方案设计，接着设计种植外科导板并完成 3D 打印制作。如果患者有明显的复杂牙槽骨缺损，则可按照修复为导向的骨增量原则进行数字化虚拟骨增量设计，从而完成精准的术前牙槽骨缺损评估。

参 考 文 献

［1］COACHMAN C, ALAMITAC M A, SESMA N. Dynamic Documentation of the Smile and the 2D/3D Digital Smile Design Process. Int J Periodontics Restorative Dent., 2017, 37（2）: 183-193.

［2］TARNOW D P, CHO S C, WALLACE S S. The effect of inter-implant distance on the height of inter-implant bone crest. J Periodontol, 2000, 71（4）: 546-549.

［3］TARNOW D, ELIAN N, FLETCHER P, et al. Vertical distance from the crest of bone to the height of the interproximal papilla between adjacent implants. J Periodontol, 2003, 74（12）: 1785-8178.

［4］ELLEGAARD B, BAELUM V, KARRING T. Implant therapy in periodontally compromised patients. Clin Oral Implants Res., 1997, 8（3）: 180-188.

［5］KAROUSSIS I K, SALVI G E, HEITZ-MAYFIELD L J, et al. Long-term implant prognosis in patients with and without a history of chronic periodontitis: a 10-year prospective cohort study of the ITI Dental Implant System. Clin Oral Implants Res., 2003, 14（3）: 329-339.

［6］LINDEBOOM J A, TJIOOK Y, KROON F H. Immediate placement of implants in periapical infected sites: a prospective randomized study in 50 patients. Oral Surg Oral Med Oral Pathol Oral Radiol Endod., 2006, 101（6）: 705-710.

［7］OCHSENBEIN C, ROSS S A reevaluation of osseous surgery. Dent Clin North Am., 1969, 13（1）: 87-102.

［8］BELSER U, WISMEIJER D. ITI Treatment Guide, Vol 1: Implant therapy in the esthetic zone: single-tooth replacements. Berlin: Quintessenz, 2007.

［9］BUSER D, VON ARX T. Surgical procedures in partially edentulous patients with ITI implants. Clin Oral Implants Res., 2000, 11 Suppl 1: 83-100.

［10］TESTORI T, WEINSTEIN T, SCUTELLA F, et al. Implant placement in the esthetic area: criteria for positioning single and multiple implants. Periodontol 2000, 2018, 77（1）: 176-196.

［11］季平，杨生. 个性化钛网在口腔种植骨增量中的应用. 口腔医学研究，2019，35（11）: 1011-1015.

第六章　美学区种植外科治疗方案

在对美学区缺牙部位进行全面的术前检查和评估后,需要根据患者的软硬组织条件和美学修复目标,有针对性地制订个性化的种植外科治疗方案。在制订完整的外科治疗方案时,至少需要明确以下几点:种植时机、种植体的数量和位置分布、种植体的类别和型号、种植体的植入方式及软硬组织增量的时机和方式。

第一节　种植时机的选择

国际口腔种植学会(ITI)将种植手术时机分为四种类型。

Ⅰ型种植(即刻种植):即拔牙后 24 小时之内进行种植,拔牙和种植在同一次外科程序中完成。

Ⅱ型种植(软组织愈合的早期种植):是指在软组织已愈合,且牙槽窝内出现具有临床意义的新生骨之前植入种植体,即拔牙后 4~8 周进行种植。

Ⅲ型种植(部分骨愈合的早期种植):是指在牙槽窝内充满具有临床意义和/或影像学检查显示新生骨后植入种植体,即拔牙后 12~16 周进行种植。

Ⅳ型种植(延期种植):是指在牙槽窝完全愈合后植入种植体,即拔牙后半年或半年以上进行种植。

在美学区,种植时机的选择会对最终美学效果产生极大的影响。因此,医生应该严格区分各类种植时机的适应证和优缺点,并掌握相应的手术技巧。

一、即刻种植(Ⅰ型)

即刻种植符合美学区种植的维持理念。在拔牙后 24 小时内,牙槽窝的软硬组织几近于缺牙前的天然状态。若配合即刻修复,即刻种植有利于维持自然的龈缘轮廓、龈乳头高度,形成稳定的袖口,从而达到更好的美学效果。对患者而言,即刻种植创伤小、恢复快,可减少手术次数和术后反应。若种植体植入初期稳定性良好,且前牙覆𬌗覆盖关系基本正常,则可考虑即刻修复,以缩短缺牙时间(图 6-1-1)。对医生而言,尽管即刻种植在一定程度上缩短了治疗周期,减少了患者就诊次数,但也对医生的临床经验和技巧提出了更高的要求。

需要强调的是,即刻种植的适应证非常严苛,要求拔牙窝的软硬组织必须同时满足以下条件。

（1）完整的牙槽窝骨板。

（2）牙龈生物型为厚龈型。唇侧骨板厚度≥1mm。

（3）牙槽窝的根方有足够的骨量,以提供良好的种植体初期稳定性和理想的种植体轴向位置。

（4）植入位点无急性感染灶。

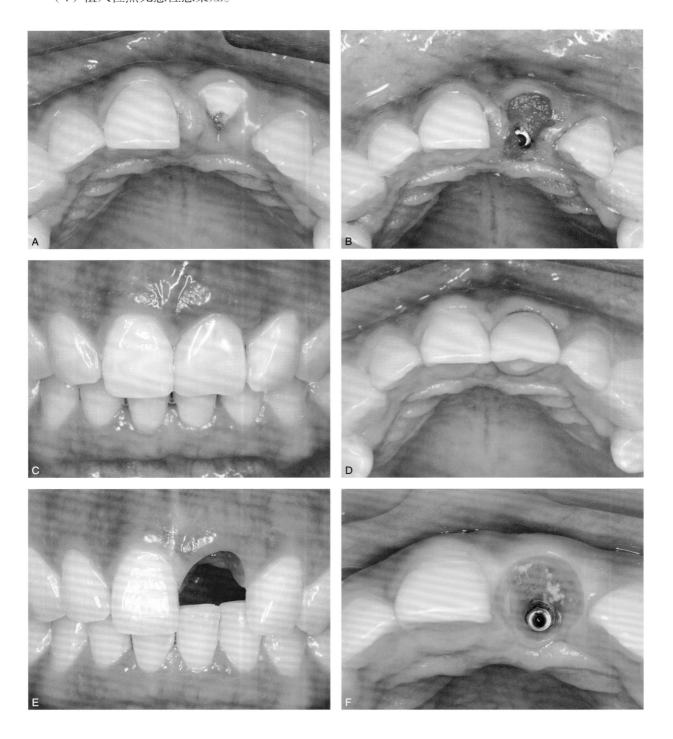

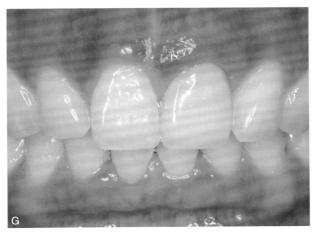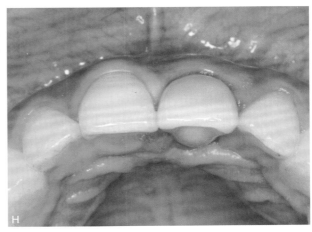

图 6-1-1　美学区即刻种植及即刻修复

A. 21 残根,牙龈无炎症　B. 微创拔除残根后偏腭侧植入种植体,种植体颊侧距唇侧骨板间距 >2mm,间隙内填充骨替代材料　C、D. 术后即刻修复,维持牙龈轮廓　E、F. 半年后复诊,取下临时修复体,可见牙龈轮廓接近天然牙　G、H. 最终氧化锆全冠修复,红白美学俱佳

二、早期种植

根据拔牙位点的愈合状态,早期种植可细分为Ⅱ型和Ⅲ型种植。与即刻种植不同,早期种植时拔牙位点的软硬组织美学解剖要素已发生改变。因此,术者需根据"重建理念"尽可能恢复接近天然牙的软硬组织状态,以达到满意的美学效果。

对于不能进行即刻种植的美学区病例,可优先考虑Ⅱ型种植。在拔牙后 4~8 周,牙龈软组织充分愈合,牙槽嵴顶将增加 3~5mm 宽度的角化龈组织,可为硬组织增量提供更好的手术条件。此外,当拔牙位点存在软硬组织炎症时,延长拔牙位点愈合时间有助于感染灶吸收和消散,降低细菌感染风险,从而获得更有利的种植成功条件。

当牙槽窝根尖部骨量不足或存在较严重的根尖周病变时,Ⅰ型与Ⅱ型种植时机均无法使种植体获得良好的初期稳定性。此时需延长拔牙位点的愈合时间(12~16 周),待牙槽窝内形成更多新骨后再进行种植手术,即选择Ⅲ型种植(图 6-1-2)。

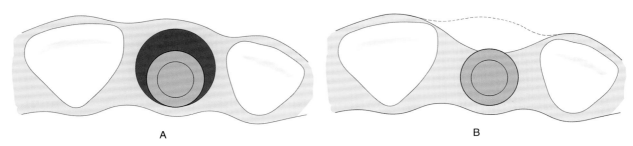

图 6-1-2　不同种植时机的拔牙位点愈合改建示意图

A. Ⅰ、Ⅱ型种植模式图,拔牙窝形态尚存,唇侧骨壁完整或发生吸收和缺损,种植体位于拔牙窝内部腭侧　B. Ⅲ、Ⅳ型种植模式图,拔牙位点软组织愈合,唇侧骨壁吸收明显塌陷

三、延期种植

在美学区种植病例中,仅在以下情况考虑Ⅳ型种植时机(延期种植):①患者的年龄,即使青少年美学区缺牙也应待颌骨发育与牙列调整完全稳定后再进行种植;②怀孕或患者其他个人原因不能手术;③局部病变影响,如根尖部位有较大的囊肿或牙源性肿瘤等。

对于因以上情况不能采用Ⅰ、Ⅱ、Ⅲ型种植的病例,基于维持理念与重建理念,建议在拔牙后即刻行牙槽窝位点保存术(socket site preservation, SSP)。该手术可阻止牙槽窝骨壁快速改建吸收,尽量维持牙槽骨的轮廓形态,降低种植位点的牙槽骨增量手术难度。

需要指出的是,长期使用固定桥或活动义齿进行替代修复的患者缺牙区的牙槽骨得不到足够的生物力学刺激,种植位点往往存在较为严重的骨量变化。尤其是拔牙后长时间使用隐形义齿的患者,其唇侧的骨壁吸收会更明显,且往往伴有局部的牙龈充血和萎缩。Ⅳ型种植时,牙槽窝经历了更长时间的愈合,一方面使得新骨更加成熟;另一方面,牙槽骨改建和软组织萎缩也会加重局部轮廓塌陷。因此,在种植位点的组织重建上,Ⅲ型种植和Ⅳ型种植存在类似之处,但后者的软硬组织缺损量往往更大,需要的组织增量技术也可能更复杂。

对于美学区种植病例,建议按图 6-1-3 进行种植时机的选择。

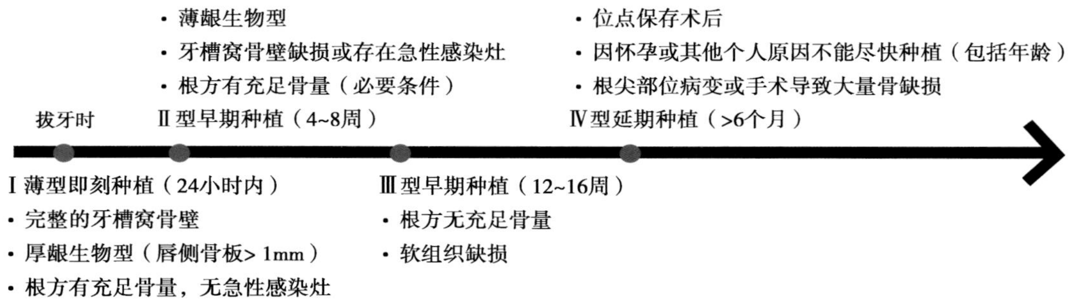

图 6-1-3　美学区种植时机的选择

第二节　种植体植入方案

在种植治疗实施之前,医生需根据缺牙区域的空间、解剖条件和缺牙数量进行考量,从而综合制订个性化的种植体植入方案,如种植体的数量和分布、种植体的选择,以及具体的植入方式(简易种植外科导板下的自由手植入、静态导板下植入或动态导航下植入)。

一、种植体的数量及分布

对于美学区单颗牙缺失的情况,通常按植入 1 枚种植体的方案进行设计。对于连续多颗牙缺失的病例,则需按照缺牙间隙的美学预告分析和虚拟种植体植入的设计结果来确定种植体的植入数目和位点。按照生物力学原理,前牙连续缺失时,种植体的数量及分布方案必须遵循以下 2 个原则:①关键种植位点,即中切牙、尖牙应作为种植位点的首要选择;②修复体的应力分布合理,尽量避免悬臂出现在尖牙、中切牙位置。

（一）连续 2 颗前牙缺失

1. 双侧中切牙　缺牙间隙宽度正常时,需在 2 个位点分别植入适当直径的种植体(图 6-2-1A),不建议采用单端悬臂桥的修复方式(即只植入 1 枚种植体)。

2. 中切牙 - 侧切牙,尖牙 - 侧切牙　对于包含侧切牙在内的两单位连续缺失病例,根据种植体 - 邻牙及种植体 - 种植体间骨量要求,并结合美学排牙预告,如满足条件则可考虑同时植入 2 枚种植体。否则,可单独于中切牙或尖牙位置植入 1 枚种植体,并行单端悬臂桥修复(图 6-2-1B)。

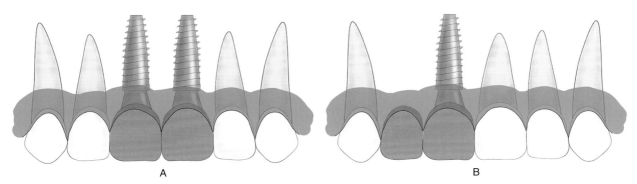

图 6-2-1　连续 2 颗前牙缺失

A. 2 颗中切牙连续缺失,在这 2 个牙位分别植入适当直径的种植体　B. 中切牙、侧切牙连续缺失,侧切牙处可设计为悬端

（二）连续 3 颗前牙缺失

1. 双侧中切牙 - 侧切牙　需要植入 2~3 枚种植体,具体的分布除参照上述基本原则外,还需考虑植入位点的牙槽骨条件、患者的经济条件及全身情况(图 6-2-2)。

（1）方案 1:在中切牙、对侧侧切牙牙位各植入 1 枚种植体。采用该方案可同时满足负载、美观和经济要求。

（2）方案 2:在双侧中切牙牙位各植入 1 枚种植体。该方案多用于侧切牙间隙不足,或因侧切牙骨量严重不足而放弃骨增量的病例。

（3）方案 3:植入 3 枚种植体。当患者为深覆𬌗时,出于咬合应力分散的考虑可优先选择该方案。

2. 尖牙、侧切牙、中切牙　需植入 2~3 枚种植体(图 6-2-3)。

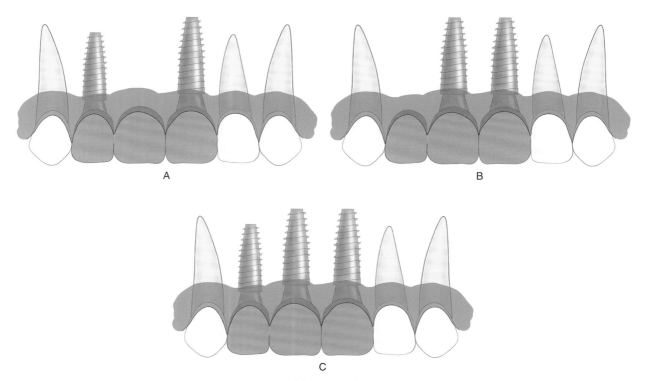

图 6-2-2　双侧中切牙、侧切牙连续缺失
A. 在中切牙、对侧侧切牙牙位各植入 1 枚种植体　B. 在双侧中切牙牙位各植入 1 枚种植体　C. 植入 3 枚种植体

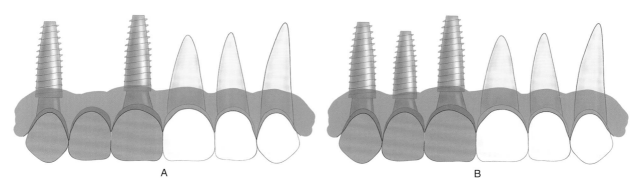

图 6-2-3　尖牙、侧切牙、中切牙连续缺失
A. 在缺牙区近远中各植入 1 枚种植体　B. 植入 3 枚种植体

（1）方案 1：在缺牙区近远中各植入 1 枚种植体。这是该类缺牙病例的首选方案。

（2）方案 2：植入 3 枚种植体。出于咬合应力分散的考虑可选择该方案。

（三）连续 4 颗前牙缺失

1. 双侧中切牙、双侧侧切牙　植入 2~4 枚种植体，植入位点分布方案如图 6-2-4 所示，在具体方案选择时需结合以下因素进行考量。

（1）牙槽骨量：当缺牙部位存在局部位点严重牙槽骨缺损时，可考虑减少种植体数量。

（2）缺隙宽度：若侧切牙间隙没有足够近远中宽度与中切牙并列植入种植体，可作为悬臂。

（3）咬合应力分布：当患者前驱咬合应力较大时，若侧切牙间隙宽度充足且骨量尚可应考虑将种植体增加至 3~4 枚。

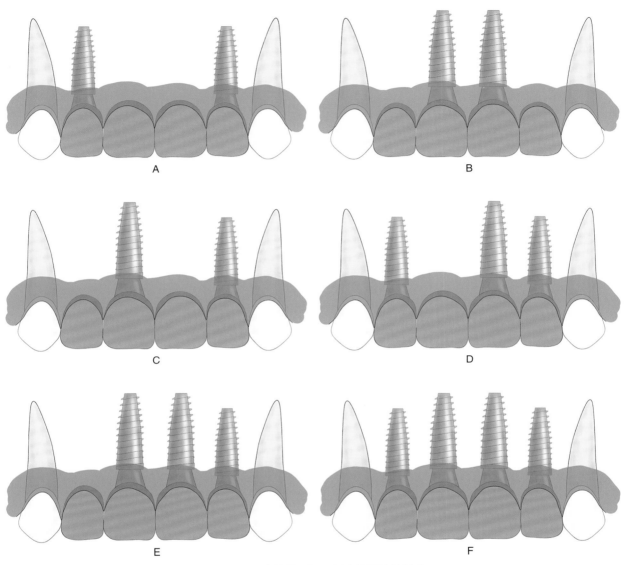

图 6-2-4　双侧侧切牙、双侧中切牙连续缺失
A~C. 植入 2 枚种植体　　D、E. 植入 3 枚种植体　　F. 植入 4 枚种植体

2. 尖牙 - 侧切牙 - 双侧中切牙

（1）方案 1：植入 3 枚种植体，植入位点分布方案如图 6-2-5A、B 所示，在具体方案选择时需结合以下因素进行考量。

1）牙槽骨量：相邻的中切牙或侧切牙是否存在较为严重的牙槽骨缺损。

2）侧切牙是否存在缺隙宽度不足，无法与尖牙并列植入。

3）尖牙或中切牙均不可作为悬臂端。

（2）方案 2：当咬合应力较大时，若侧切牙间隙及骨量均充足，种植体数目可增加至 4 枚（图 6-2-5C）。

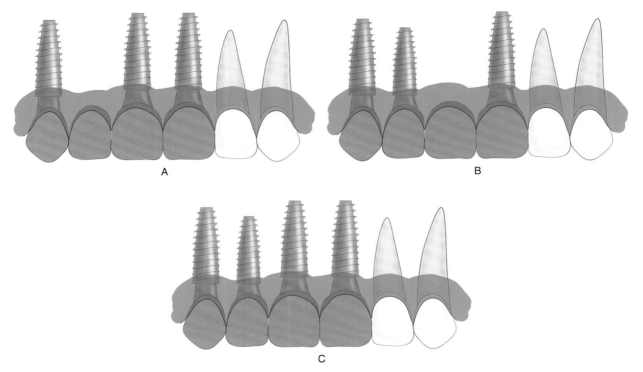

图 6-2-5　尖牙、侧切牙、双侧中切牙连续缺失
A、B. 植入 3 枚种植体　C. 植入 4 枚种植体

（四）5 颗或 6 颗前牙连续缺失

尖牙必须分布种植体（图 6-2-6），其余位点的种植体数量及分布参考图 6-2-4。

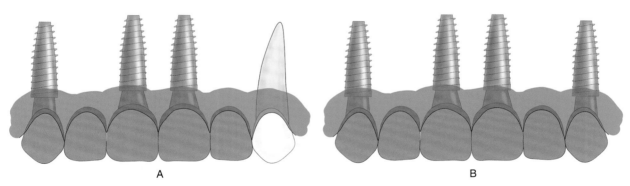

图 6-2-6　5 颗或 6 颗前牙连续缺失
A. 植入 3 枚种植体　B. 植入 4 枚种植体

二、种植体选择

（一）种植体直径的选择

选择种植体直径的主要考量因素包括缺失牙位、植入位点的牙槽骨唇腭向宽度、近远中缺隙宽度、种植体材料强度等。

1. 缺失牙位 在美学区，中切牙与尖牙往往选择中等直径的种植体（直径 3.3~4.1mm）；侧切牙则常选择较细的种植体（直径 3.0mm 左右）。以上建议的考量依据主要包括正常的牙冠宽度、殆力大小等。但针对具体病例，还应考虑患者的实际牙槽骨解剖条件与修复空间大小。

2. 牙槽骨唇腭向宽度 对于牙槽窝已愈合的美学区病例而言，牙槽骨的唇腭向宽度与种植体直径将共同决定植入后唇、腭侧骨板的剩余厚度。为保证种植体周牙槽骨长期稳定，唇侧骨板的剩余厚度应保持在 2mm 以上，腭侧骨板至少为 0.5~1mm。

对于牙槽窝未愈合的病例（如Ⅰ、Ⅱ型种植），种植体直径的选择还应考虑唇侧束状骨的剩余厚度及种植体的唇腭向植入位点。当唇侧束状骨较为菲薄时（<1mm），其往往会迅速发生吸收甚至完全消失。因此，为保证种植体唇侧在牙槽窝愈合改建后仍有充足的骨量，应选择恰当的种植体直径，使其与束状骨之间保持 2mm 以上的间隙（图 6-2-7）。

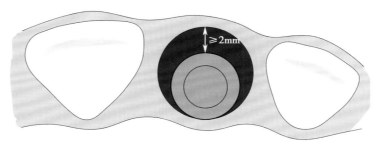

图 6-2-7 保证种植体与唇侧束状骨之间至少有 ≥2mm 的间隙

3. 缺隙近远中宽度 为了保证种植体与天然牙根及相邻种植体间的安全距离，在选择种植体直径时，应考虑该种植修复位点的缺隙近远中宽度。当患者由于长期缺牙导致间隙不足时，往往需要选择直径较小的种植体。

4. 种植体材料强度 种植体的机械力学强度与种植体材料的选择、种植体的直径息息相关。若由于空间限制需选择细种植体时，建议使用强度更高的种植体材料，如钛锆合金或五级钛。

（二）种植体长度及形态

1. 种植体长度的考虑因素 在美学区选择种植体长度时，应主要考虑以下因素。

（1）种植体初期稳定性：在Ⅰ型与Ⅱ型种植病例中，为保证种植体初期稳定性，根尖部应超出拔牙窝至少 3mm。因此，种植体长度常超过 12mm。

（2）鼻嵴距：在牙槽窝愈合的病例中，剩余牙槽骨高度是种植体长度选择的主要考量，鼻嵴距相对正常时建议选择 10~12mm 长度的种植体。当牙槽嵴发生严重的垂直骨吸收时，若不能进行牙槽骨增量则种植体的长度将受到局限。

2. 种植体形态的考虑因素 种植体一般包括柱形与锥形两种基本形态。相比柱形种植体，锥形种植体的自攻性较强，更易获得较好的初期稳定性。当牙槽骨根方的近远中宽度不足时，选择锥形种植体可降低损伤邻牙根尖部的概率。此外，当唇侧根尖区骨量不足时（如唇侧有明显倒凹），选择锥形种植体也可减少根尖区的穿孔概率。

三、种植体植入方式

目前,美学区种植体的植入方式包括以下三种:简易种植外科导板下的自由手植入、CAD/CAM 种植导板下植入和计算机辅助导航(computer assisted navigation, CAN)下植入。其中,简易种植外科导板技术是每位医生都可践行的种植体辅助植入方式。随着 CAD/CAM 种植导板技术和计算机辅助导航技术的不断完善,在前牙美学区实现可预期、可重复的高精度种植体植入在临床上逐渐成为可能,这两种技术也成为美学区种植体植入方式的最佳选择。

(一)简易种植外科导板下的自由手植入

简易种植外科导板是一种基于石膏模型预排牙制作而成的传统外科导板,大致可分为压膜式导板和活动义齿式导板。此类导板制作简易、费用低廉,能够在一定程度上指导术者对种植体植入位点及轴向的控制(图 6-2-8)。简易种植外科导板的应用原理是以预排牙修复体外形指导的种植体自由手植入。因其设计的局限性,简易种植外科导板无法与种植位点的牙槽骨轮廓、骨内解剖情况进行关联,故无法保证术者进行安全的种植窝预备。此外,该导板亦无法精准确保种植体的植入轴向和深度。然而,在缺乏数字化种植导航技术的情况下,简易种植外科导板也不失为一种践行以美学修复为导向种植原则的外科辅助工具。

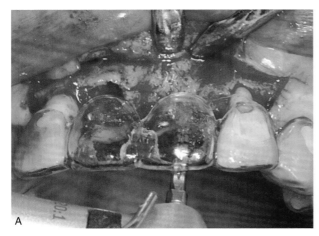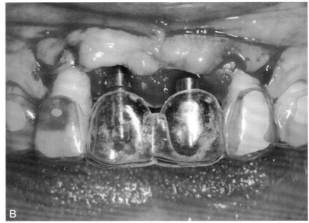

图 6-2-8　简易种植外科导板下的自由手植入
A. 简易导板辅助定位　B. 用定向杆检查植入位点与设计是否一致

(二)种植导航技术

种植导航技术可分为 CAD-CAM 种植导板技术和计算机辅助导航技术两类。

1. CAD/CAM 种植导板技术　又称为静态导航技术,是指采用 CAD/CAM 种植外科导板和配套的外科手术器械,限制并引导器械在牙槽骨内进行精确预备和种植体植入的技术。该技术可按手术流程分为全程引导、半程引导和先锋钻引导三类。其中,全程引导的精度最高,先锋钻引导的精度最低。半程引导和先锋钻引导需要术者在后期进行自由手预备和种植体植入,因此出现误差的范围较大。相比简易种植外科导板下的自由手植入,CAD/CAM 种植导板技术可提高手术精度,减少外科手术并发症,提高美学区种植修复效果。同时,后者在骨量充分的条件下还可用于不翻瓣的种植手术,从而减小手术创伤和患者术后反应,提高患者的舒适度和满意度(图 6-2-9)。

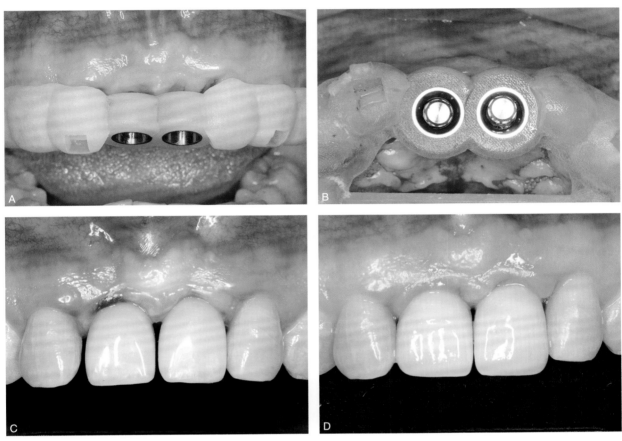

图 6-2-9　上颌前牙 CAD/CAM 种植导板辅助下不翻瓣植入
A. CAD/CAM 种植导板口内试戴检查密合性　B. CAD/CAM 种植导板辅助下完成种植体植入,检查植入位点与轴向
C. 术前制作 CAD/CAM 临时义齿,手术后完成即刻修复　D. 全瓷冠最终修复效果

2. 计算机辅助导航技术　又称动态导航技术,其主要原理是通过对 CBCT 颌骨模型的可视化重建,使用红外(可见光)定位技术,实现精确的手术实时导航。种植导航仪由红外(可见光)导航装置、导航电脑控制系统、导航软件三部分构成。术前需导入患者的颌骨 CBCT 数据,通过导航软件进行种植体植入方案的数字化设计。术中再借助红外(可见光)空间立体定位设备,将手术器械的空间坐标投射到虚拟 CBCT 颌骨重建模型图像中,实时指导术者在预计的解剖空间内完成种植窝洞预备及种植体植入,从而达到提高手术精度和效率、优化手术质量、降低手术风险的目的。

第三节　骨增量外科方案

　　充足的牙槽骨量是美学区种植修复成功的重要解剖基础之一。在临床上常遇到各种原因造成的骨量不足,难以满足以美学修复为导向的种植体植入要求,从而影响最终的美学效果,并降低种植体的成功率和远期存留率。种植外科手术前,医生应基于理想美学修复的种植体植入方案进行骨缺损评估,并根据骨缺损的不同类型在重建理念下制订出个性化骨增量外科方案。骨增量手术的外科方案所涉及的内容包括骨增量手术的时机、术式选择、植骨材料选择等。

一、牙槽骨缺损的分类

　　Hämmerle 等根据种植体能否同期植入及植入后种植体的暴露量,将牙槽骨缺损分为 0~5 级(图 6-3-1)。

　　0 级:牙槽骨在牙槽窝愈合后存在轻微的水平向吸收,尽管满足以修复为导向的种植体植入条件,但在美学区往往需要软组织增量手术恢复骨弓轮廓的凹陷。

　　1 级:在牙槽窝骨壁完整的 I 型或 II 型种植病例中,种植体与牙槽窝内壁间存在 4 壁骨缺损间隙。

　　2 级:种植体植入后唇侧存在一定的骨开裂,但骨缺损区近远中的自体骨可为骨移植材料提供良好的空间稳定性(即有利型骨缺损)。

　　3 级:种植体植入后唇侧存在较大的骨开裂,但骨缺损区近远中的自体骨无法为骨移植材料提供良好的空间稳定性(即不利型骨缺损)。

　　4 级:牙槽骨存在更为严重的水平向吸收,在以修复为导向的外科设计下无法保证种植体植入后的初期稳定性,种植体不能同期植入。

　　5 级:牙槽骨存在明显的垂直向吸收,在以修复为导向的外科设计下无法保证种植体植入后的初期稳定性,种植体不能同期植入。

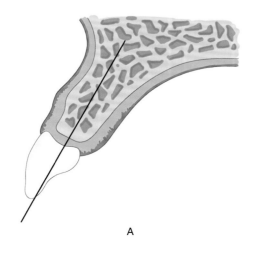

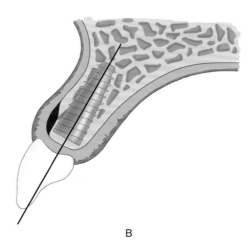

A　　　　　　　　　　　　　　　　B

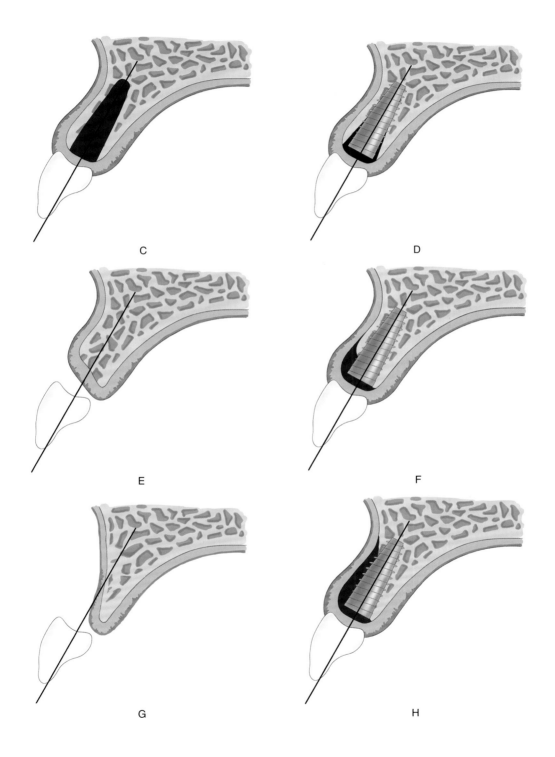

C

D

E

F

G

H

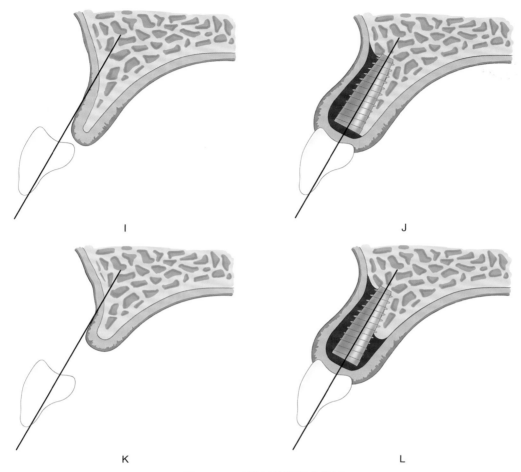

图 6-3-1 牙槽骨缺损的分类图

A. 0 级骨缺损 B. 0 级骨缺损植骨范围 C. 1 级骨缺损 D. 1 级骨缺损植骨范围 E. 2 级骨缺损 F. 2 级骨缺损植骨范围 G. 3 级骨缺损 H. 3 级骨缺损植骨范围 I. 4 级骨缺损 J. 4 级骨缺损植骨范围 K. 5 级骨缺损 L. 5 级骨缺损植骨范围

二、骨增量的手术时机

按照种植体是否能够同期植入,骨增量的手术时机大致分为两类。

(一)种植前期骨增量

种植前期骨增量是指在种植体植入手术前进行的骨增量手术。其目的是对种植位点(以及潜在的种植修复桥体部位)进行牙槽骨量的重建或扩增,使其能够在新骨生成后满足对种植体植入初期稳定性及理想植入空间的要求。

(二)种植同期骨增量

种植同期骨增量是指在种植体植入手术同期进行的骨增量手术。其目的是在种植体植入时,对种植体的暴露区域及牙槽骨高度、宽度不足的部位进行骨量的补充。

在进行美学区种植的骨增量手术计划时,根据 Goran I. Benic 等的建议,0~3 级骨缺损病例可在种植体植入同期进行骨增量,4、5 级骨缺损病例则需进行种植体前期骨增量。

此外,对于 3 级骨缺损病例,若由于术者认为采取种植同期骨增量恐无法获得稳定可靠的骨再生效果时,也可考虑种植前骨增量方案。对于 4、5 级骨缺损病例,若前期骨增量手术效果不理想,但仍满足种植体植入条件时,应考虑在种植体植入时再次行骨增量手术。

三、骨增量的主要技术及选择

随着牙槽骨缺损的严重程度逐渐递增,常规骨增量方法的预期效果会有所下降,所推荐的适合骨增量技术逐渐变得复杂,技术的敏感性逐渐增强,外科风险逐渐增大。

(一)引导骨再生技术(GBR)

GBR 是临床上最常用的骨增量方法,技术相对简单且外科并发症较少,常适用于轻到中度的水平骨缺损病例。对于"有利型"骨缺损(如 0~2 级)的病例,使用颗粒状骨移植材料联合可吸收胶原膜即可达到较好的效果。对于"不利型"骨缺损、严重水平骨吸收或复合型骨缺损病例(3~5 级),在使用 GBR 时必须配合膜钉(例如 GBR 香肠技术)、钛加强型 PTFE 膜或钛网等材料,以稳定骨移植材料的成骨空间。

(二)外置法(Onlay)骨移植术

Onlay 骨移植术常用于解决严重的牙槽骨缺损修复(4~5 级),技术敏感性较高且存在一定的外科并发症风险。采用该技术需要使用自体或同种异体的块状(或环状)骨组织,根据骨缺损形态进行修整,并采用钛固位钉或种植体进行坚强固定。该技术的优点在于,自体或同种异体骨块具有良好的空间维持和骨再生能力,能有效抵御外界压力,并获得良好的再血管化效果。

(三)牙槽嵴劈开术

由于美学区牙槽骨的解剖生理特性,在中到重度的水平骨吸收病例(3~4 级)中,可采用牙槽嵴劈开术进行前期或同期骨增量。牙槽嵴劈开术利用骨劈开器械将牙槽骨从嵴顶中央劈开,形成完整的唇侧骨瓣并使其向外发生旋转或移位,从而扩大牙槽嵴顶部位的宽度。该技术对术者的临床经验要求较高,若适应证选择不当或操作失误则可能导致术中骨板断裂等外科并发症。此外,研究表明唇侧骨板在牙槽嵴劈开术后常发生不同程度的吸收,从而增加美学修复风险。本书将在第八章对上述美学区常用的骨增量技术进行具体介绍。

四、骨增量的常用生物材料

（一）骨移植材料

关于骨移植材料的选择已有大量的文献报道。其选择的关键在于单独或联合使用具有骨生成作用、骨诱导作用或骨传导作用的骨移植材料。目前临床常用的颗粒状骨移植材料大致可分为自体骨、同种异体骨、异种骨、异质骨（羟基磷灰石、β-磷酸三钙、生物活性玻璃等）。自体骨因其优异的骨引导、骨传导及骨生成特性被认为是骨移植的"金标准"。其缺点是，当需要大量骨移植材料时，常需要开辟第二术区，增加了外科并发症的发生概率和患者的精神负担。由于上述因素，临床术者常选择其他三种材料（同种异体骨、异种骨、异质骨）作为自体骨的补充或替代。

（二）屏障膜

目前临床常用的屏障膜分为可吸收膜和不可吸收膜两大类。可吸收膜主要有胶原膜、聚乳酸膜等，可以在体内降解吸收，无需二次手术取出，但其机械性能较差。不可吸收膜主要有膨体聚四氟乙烯膜（expanded-polytetrafluoroethylene，e-PTFE）、钛膜等，具有良好的空间维持能力，但不能在体内吸收，需二次手术取出，发生伤口裂开等手术并发症的概率较高。

（三）血浆基质和生物制剂

目前大量文献已经明确，富血小板纤维蛋白（platelet-rich fibrin，RPF）、富血小板血浆（platelet-rich plasma，PRP）、骨形成蛋白（bone morphogenetic protein，BMP）、浓缩生长因子（concentrate growth factor，CGF）等血浆基质材料和生长因子与骨再生有密切的关系。当有较大骨组织缺损时，局部来源生长因子将会大大减少，从而影响骨再生效果。血浆基质材料能释放大量生长因子，其与BMP都具有促进组织修复和诱导骨再生的能力，因此常与骨移植材料配合用于大量美学区骨缺失病例的治疗。

第四节　软组织缺损的治疗方案

健康充足的软组织是保证美学区种植修复效果的必要条件之一。然而，由于各种病理及生理因素可能会造成美学区软组织缺损，主要包括附着龈宽度不足、软组织厚度不足等。其可能导致以下临床问题，如袖口封闭能力下降、种植体周围炎风险增高、龈缘退缩、颊侧轮廓塌陷、牙龈透出基台颜色等。因此，在制订种植外科治疗方案时，必须对种植位点的软组织状况进行评估，并制订相应的软组织外科干预计划。

一、软组织增量的时机

根据硬组织增量及种植体植入的时间节点,软组织增量的时机选择有以下几点。

（一）Ⅰ期软组织增量

Ⅰ期软组织增量即骨增量手术之前先行软组织增量。通常适用于软硬组织大量缺损的复杂病例。该类病例常伴有角化龈严重不足、前庭沟变浅、黏膜下瘢痕及组织粘连等病理状况,这可能使得软组织瓣在骨增量手术时难以达到无张力复位,从而影响创口愈合和骨增量的最终效果。因此,软组织增量需在骨增量手术之前完成。

（二）Ⅱ期软组织增量

Ⅱ期软组织增量即在种植或骨增量手术时同期进行。其可适用于以下情况的美学区病例:①骨缺损 0 级的前牙美学区种植;②软组织不足的中度骨缺损病例(2~3 级)。需要注意的是,在骨增量手术同期进行软组织移植会存在血管化困难、创口复位难度增加等问题,因此可考虑将软组织增量推迟到二期修复前进行。

（三）Ⅲ期软组织增量

Ⅲ期软组织增量即在种植和 / 或骨增量术后择期进行,这是软组织增量的又一重要临床时机。若患者在种植手术前未行角化龈增宽,或在种植术后出现继发性轮廓塌陷,则可考虑在二期牙龈成形时同期行软组织增量术。若患者在骨增量术后出现膜龈联合线降低、前庭沟变浅等情况,可考虑在术后 4~6 个月进行软组织增量。

（四）Ⅳ期软组织增量

Ⅳ期软组织增量即在修复完成后进行。对于一些在修复完成后发现唇侧轮廓塌陷、龈缘退缩、牙龈透基台颜色等软组织美学缺陷的病例,也可以在这一时期行软组织增量手术进行弥补。

二、软组织增量的主要技术及选择

（一）游离软组织瓣移植技术

1. 游离龈移植术(free gingival graft, FGG)　该技术常用于增宽天然牙或种植修复体周围的附着龈组织,以弥补该位点角化牙龈宽度缺失或不足。游离龈移植瓣通常以腭侧软组织作为供区,结合根向复位瓣技术(apically positioned flap, APF),先将颊侧的半厚龈瓣推向根方并用缝线固位,再把从上腭取的 FGG 固定在颊侧的骨膜上方。通过 APF+FGG 联合使用,角化组织的宽度可以增加 3.35~8.93mm,但由于 FGG 愈合后的组织颜色与美学区牙龈存在色差,故在美学区域应用需要谨慎。然而,对于存在大量软硬组织缺损的美学区种植位点,也可应用厚的结缔组织瓣进行水平及垂直向软组织增量。在这种情况下,术者应考虑在种植体植入前 8~12 周进行游离龈瓣移植,从而改善位点的软组织条件,为骨增量及种植体植入手术创造条件。

此外,FGG 还可用于美学区位点保存时拔牙创口封闭。其具有以下两点优势。

(1)带上皮的结缔组织瓣较强韧,不易发生塌陷或坏死,且更易缝合在角化龈边缘。

(2)FGG 可有效避免拔牙位点软组织退缩及颊侧骨壁吸收。

2. 上皮下结缔组织移植术(subepithelial connective tissue graft,SCTG) 该技术常用于增加种植体颊侧软组织厚度,改善美学区轮廓。其临床适应证较为广泛,包括以下几方面。

(1)种植位点存在软组织缺损。

(2)种植位点需行骨增量手术,但软组织的质量较差(如创伤、病变或多次手术造成的瘢痕)。

(3)种植体植入后出现软组织缺损。

(4)最终修复完成后,复诊期间发现软组织退缩缺损。SCTG 存在多种植入方式,如将获取的去上皮结缔组织瓣固定于翻瓣后的骨膜上方(即开放法)或固定于受区预备隧道内的唇侧瓣下方(即封闭法)。若 SCTG 联合冠向移位瓣技术,不仅可以增加移植瓣的存活率和成功率,还能增加受植区的软组织厚度。

相较于 FGG,SCTG 的双面血供支持移植组织再血管化,因此具有愈合快、增量效果可预期,以及与受区软组织色泽更匹配等优势,使得其成为种植及牙周手术中应用最为广泛的自体软组织移植技术。

以上软组织增量手术的技术细节详见第九章。

(二)改良腭侧结缔组织旋转瓣(modified palatal roll technique,MPRT)

该技术是在 Abrams(1980)报道的"去上皮腭侧结缔组织旋转瓣"基础上提出的改良版本,即在保留腭侧上皮的前提下,将腭侧带蒂结缔组织瓣翻转并卷入唇侧黏骨膜下方并固定,从而达到再造唇侧美学轮廓和软组织嵴顶高度的目的。该技术对纠正上颌前牙区少量软组织缺损及平整牙龈表面形态具有良好的临床效果,通常在二期手术(潜入式种植)及植入时(非潜入式种植)应用。与游离结缔组织移植术相比,该术式创口小,术后反应轻,患者更易接受,且组织瓣自带血供,存活率较高。然而,由于该区域鼻腭神经血管束的存在及结缔组织量的限制,往往会妨碍腭侧旋转瓣制备的长度及厚度,并增加神经血管受损的危险。

参 考 文 献

[1] HAMMERLE C H, CHEN S T, WILSON T G J R. Consensus statements and recommended clinical procedures regarding the placement of implants in extraction sockets. Int J Oral Maxillofac Implants, 2004, 19 Suppl: 26-28.

[2] BUSER D, CHAPPUIS V, BELSER U C, et al. Implant placement post extraction in esthetic single tooth sites: when immediate, when early, when late? Periodontol 2000, 2017, 73 (1): 84-102.

[3] CHEN S T, WILSON T G J R, HAMMMERLE C H. Immediate or early placement of implants following tooth extraction: review of biologic basis, clinical procedures, and outcomes. Int J Oral Maxillofac Implants, 2004, 19 Suppl: 12-25.

[4] LE B, NIELSEN B. Esthetic implant site development. Oral Maxillofac Surg Clin North Am., 2015, 27 (2): 283-311.

[5] FORTIN T, BOSSON J L, ISIDORI M, et al. Effect of flapless surgery on pain experienced in implant placement using an image-guided system. Int J Oral Maxillofac Implants, 2006, 21 (2): 298-304.

[6] BECKER W, WIKESJO U M, SENNERBY L, et al. Histologic evaluation of implants following flapless and flapped surgery: a study in canines. J Periodontol, 2006, 77 (10): 1717-1722.

[7] BENIC G I, HAMMERLE C H. Horizontal bone augmentation by means of guided bone regeneration. Periodontol 2000, 2014, 66 (1): 13-40.

[8] THOMA D S, NAENNI N, FIGUERO E, et al. Effects of soft tissue augmentation procedures on peri-implant health or disease: a systematic review and meta-analysis. Clin Oral Implants Res., 2018, 9 Suppl 15: 32-49.

[9] SCHMITT C M, TUDOR C, KIENER K, et al. Vestibuloplasty: porcine collagen matrix versus free gingival graft: a clinical and histologic study. J Periodontol, 2013, 84 (7): 914-923.

[10] STIMMELMAYR M, STANGL M, EDELHOFF D, et al. Clinical prospective study of a modified technique to extend the keratinized gingiva around implants in combination with ridge augmentation: one-year results. Int J Oral Maxillofac Implants, 2011, 26 (5): 1094-1101.

[11] SCHMITT C M, MOEST T, LUTZ R, et al. Long-term outcomes after vestibuloplasty with a porcine collagen matrix (Mucograft®) versus the free gingival graft: a comparative prospective clinical trial. Clin Oral Implants Res., 2016, 27 (11): e125-e133.

[12] ARAUJO M G, LINDHE J. Dimensional ridge alterations following tooth extraction. An experimental study in the dog. J Clin Periodontol, 2005, 32 (2): 212-218.

［13］FICKL S，SCHNEIDER D，ZUHR O，et al. Dimensional changes of the ridge contour after socket preservation and buccal overbuilding：an animal study. J Clin Periodontol，2009，36（5）：442-448.

［14］GOASLIND G D，ROBERTSON P B，Mahan C J，et al. Thickness of facial gingiva. J Periodontol，1977，48（12）：768-771.

［15］LANGER B，CALAGNA L J. The subepithelial connective tissue graft. A new approach to the enhancement of anterior cosmetics. Int J Periodontics Restorative Dent.，1982，2（2）：22-33.

［16］BASSETTI R G，STAHLI A，BASSETTI M A，et al. Soft tissue augmentation procedures at second-stage surgery：a systematic review. Clin Oral Investig.，2016，20（7）：1369-1387.

第七章　　维持理念下的美学区种植外科技术

维持理念是美学区种植重要的治疗原则之一，即尽量维持种植位点原有天然牙软硬组织的正常形态和轮廓。即刻种植术和牙槽窝位点保存术都体现了维持理念的原则。两种术式之所以符合维持理念，是因为其手术时机均在拔牙后同期，这为美学区种植位点天然牙槽嵴、牙龈组织的维持及保存提供了可能性。在这一理念的指导下，即刻种植术和牙槽窝位点保存术一直在被不断改良。本章介绍目前临床上常用的即刻种植术和牙槽窝位点保存术。

第一节　　即刻种植术

在由于外伤、固定修复失败、根尖周炎症等各种原因造成的拔牙病例中，如果满足牙槽嵴唇侧骨板完整性、厚度及拔牙窝根方骨量、骨质等基本要求，通常可考虑在牙拔除术同期行即刻种植。需要强调的是，在经典的美学区即刻种植适应证中，对于牙龈生物型与唇侧骨板厚度往往有十分严苛的要求，临床上需进行严格把控。本节将通过两例具体的美学区种植病例，重点讨论简易导板和数字化导板引导下即刻种植的一般原则与常规术式。

一、简易导板下即刻种植

（一）术前评估与设计

在制订即刻种植方案前，医生通过 CBCT、临床检查、病史询问等方式确定外科手术的适应证和美学风险。然后，根据术前美学修复预告和虚拟种植手术设计，制订个性化即刻种植手术方案。最后，在此方案指导下制作简易种植外科导板。

【基本信息及检查】

患者，男，38 岁，因外伤导致左侧上颌中切牙根折。临床检查：21 牙位残冠，Ⅱ度松动，唇侧龈缘红肿，BOP（－），探诊深度 1mm，牙龈生物型为厚龈型，覆𬌗、覆盖基本正常（图 7-1-1A），中位笑线（图 7-1-1B）。CBCT 检查：21 唇侧骨板完整，厚度约 1.5mm，根方骨量充足，骨密度无异常，根尖无明显暗影（图 7-1-1C）。综上所述，该位点满足美学区即刻种植适应证。

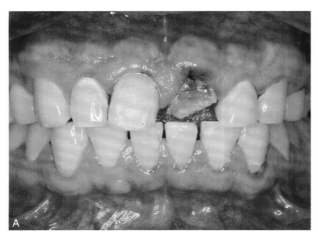
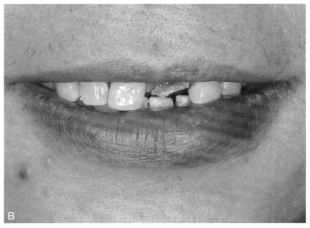
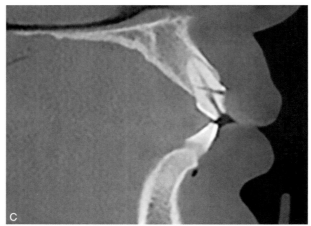

图 7-1-1　术前检查

A. 口内照　B. 正面微笑照　C. 21 牙位 CBCT 纵截面

【美学风险评估】

　　根据术前临床与影像学检查,结合患者全身状况及生活习惯,参照 ITI 共识美学风险评估表进行评估。评估结果如表 7-1-1 所示。

表 7-1-1　美学风险评估结果

美学风险因素	患者情况	风险评估
患者期望	期望值高	美学风险升高
缺牙位置	中切牙,位置接近中线	处于视野中心,美学风险升高
缺牙间隙	11 牙冠近中缺损且轻微扭转,导致 21 牙位缺牙间隙增大	种植修复后可能出现左右不对称的美学问题
感染情况	无	术后感染风险降低
牙冠形态	方圆形	美学修复风险相对降低
邻牙状态	邻牙牙周健康,龈乳头形态良好,无修复体	有利于术后龈乳头维持
邻面牙槽嵴高度	到接触点小于 5mm	龈乳头退缩风险降低
牙龈生物型	厚龈生物型,中弧线形	术后束状骨吸收、牙龈退缩及牙弓轮廓发生坍塌的风险降低
笑线	中位	微笑时牙冠暴露量较大,美学风险升高

续表

美学风险因素	患者情况	风险评估
软组织状况	软组织完整,附着龈宽度大于 5mm,唇侧正中龈缘位置轻微红肿	唇侧龈缘退缩的风险升高
牙槽骨量	牙槽窝骨板完整,属于 SRP 第一类 1 亚类	种植预备时根尖唇侧穿孔的风险较高
咬合关系	浅覆𬌗、浅覆盖	有利于开孔位置设计;咬合力较小且𬌗干扰较少,有利于即刻修复
牙周健康状况	口腔卫生及牙周状态良好	术后感染风险降低
吸烟习惯	患者无吸烟史	骨整合失败及术后感染风险降低
健康状态	全身状态良好	骨整合失败及术后感染风险降低

【种植术前修复预告】

利用患者术前的口内照,通过 DSD 专业设计软件对 11、21 牙位进行平面美学修复设计,并在此基础上制作石膏模型的诊断蜡型。凭借以上美学修复预告与患者进行充分沟通,最终达成医患双方共识(图 7-1-2),并以此为种植修复的理想目标,指导虚拟种植外科方案的制订,以及外科简易导板、即刻修复和/或最终修复义齿的设计制作。

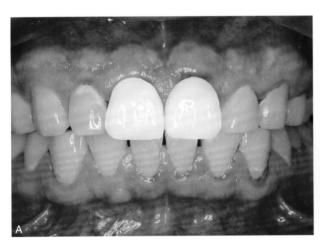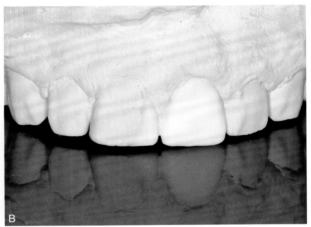

图 7-1-2　DSD 与排牙
A. DSD　B. 诊断蜡型

【制订个性化外科手术方案】

根据 CBCT 分析结合美学修复预告效果,利用种植虚拟设计软件按照以下步骤和原则制订外科手术方案。

1. 种植体选择　根据即刻种植的特点,选择锥形种植体以获得良好的初期稳定性。在该病例中牙槽窝深度为 10mm,其根方骨量为 12mm,嵴顶骨宽度为 8mm,属于骨量充足的种植位点。因此,初步选择直径 4.0mm、长度 14mm 的种植体。

2. 种植体植入轴向的设计　根据牙根与牙槽骨相对空间关系的分类,该病例可归为 SRP 第一类。在此类病例中,种植体在牙槽骨内的植入轴向应首先参考天然牙长轴(图 7-1-3A),并适当向腭侧平移

（图 7-1-3B），在满足种植体骨结合要求的前提下，种植体冠方可向唇侧少量旋转。按以上设计方法虚拟放置 1 枚种植体（直径 4.0mm，长度 12mm），可见其表面与唇侧骨板之间至少保留 2mm 间隙，且基台开孔位置位于切端与舌隆突之间。种植体根方有足够的骨量，未发生根尖唇侧穿孔。同时，找到种植体长轴与牙槽窝腭侧固有牙槽骨的交点，即腭侧骨壁入路点（图 7-1-3C），并测量其到腭侧牙槽嵴顶的距离为 5mm，此为前牙即刻种植时窝洞预备的起始点。此外，术者可通过观察虚拟种植体腭侧的空间，清楚地判断窝洞预备后应剩余的腭侧骨壁厚度。

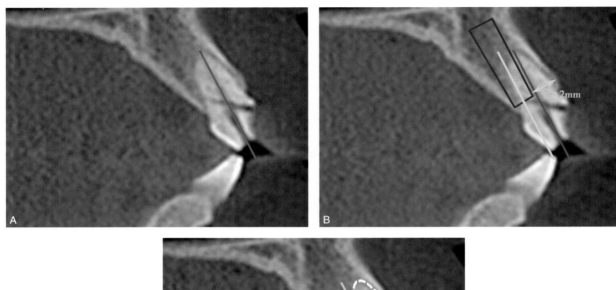

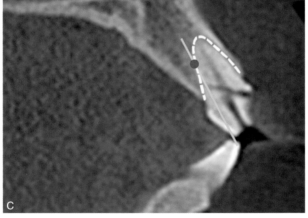

图 7-1-3 确定腭侧壁定点的位置（红色线示修复体长轴；黄色线示种植体长轴；红点示腭侧骨壁入路点）
A. 修复体长轴 B. 修复体长轴向腭侧平移 C. 种植体长轴与牙槽窝腭侧骨板的交点

3. 种植体植入位点的设计 调整种植体颈部平台在近远中向、唇腭向及冠根向的空间位置关系。在近远中向上，该患者缺牙间隙与理想修复体宽度一致，种植体位点在缺牙间隙的中轴线上，且与邻牙牙根有 1.5mm 以上的安全距离。在唇腭向上，种植体颈部平台位于"安全区"内。在冠根向上，调整种植体颈部平台使其位于理想修复体龈缘顶点的根方 3mm 处（图 7-1-4）。

【导板准备】

利用美学预告蜡型压制外科简易导板，并根据种植体虚拟植入方案，在外科简易导板 21 牙位舌隆突上方开孔，以便术中引导钻针进行预备，并验证种植窝洞的轴向和位点（图 7-1-5）。

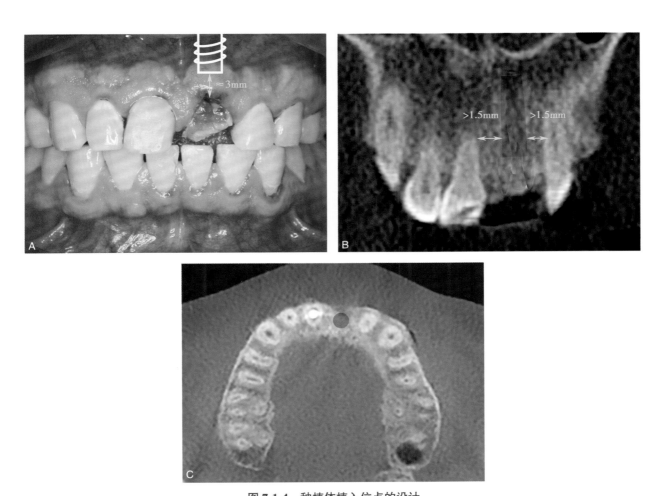

图 7-1-4　种植体植入位点的设计

A. 近远中向，与邻牙保持安全距离　B. 唇腭向，种植体颈部平台位于安全区　C. 冠根向，种植体颈部平台位于理想修复体龈缘顶点的根方 3mm 处

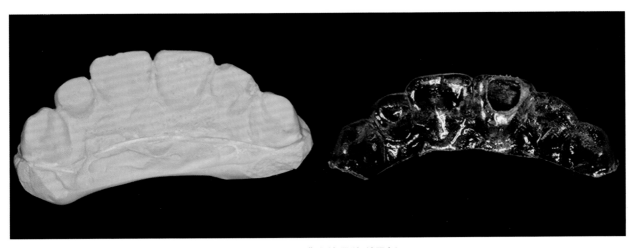

图 7-1-5　压膜式简易外科导板

（二）即刻种植的外科原则及技术要点

【微创拔牙】

美学区即刻种植的美学效果很大程度上取决于拔牙后软硬组织的完整性。拔牙时须采用微创拔牙术，最大限度保留软硬组织结构与形态。为了避免拔牙时的损伤，严格的术前检查（临床及影像学检查）以及术中微创器械的使用（如牙龈分离器、牙周膜刀、微创拔牙挺、无创拔牙钳等）是十分必要的。具体操作步骤如下。

1. 阿替卡因肾上腺素注射液局部浸润麻醉。

2. 用带有刻度的牙周探针仔细探查牙槽窝各面骨壁的高度。一般牙槽嵴顶至唇侧龈缘的距离在 4mm 之内（图 7-1-6）。

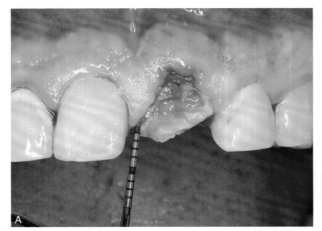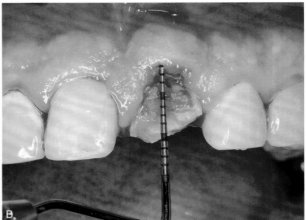

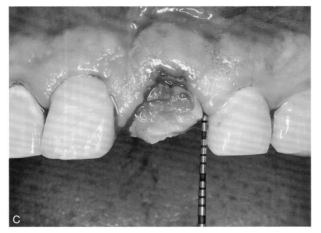

图 7-1-6　牙周探针探查牙槽嵴顶各面骨壁完整性及高度
A. 检查近中　B. 检查唇侧正中　C. 检查远中

3. 采用15C#手术刀片制备龈沟内切口,刀刃触及牙槽嵴顶,离断附着在上面的牙周纤维(图7-1-7)。

4. 将牙周膜刀由浅入深地插入牙周间隙内,切断牙周膜纤维(图7-1-8)。

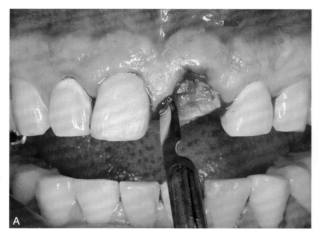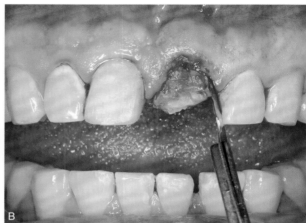

图7-1-7　用15C#手术刀片做龈沟内切口

A. 做近中龈沟内切口　B. 做远中龈沟内切口

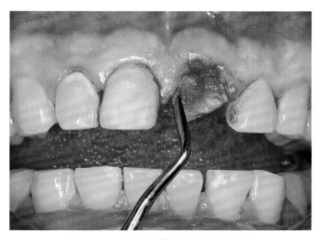

图7-1-8　用牙周膜刀切断牙周纤维

5. 用高速长裂钻行近远中向分根,将微创拔牙挺插入腭侧间隙内,轻柔挺出腭侧根片(图7-1-9)。使用微创牙挺在腭侧根片周围增隙,待其松动后取出。随后使用微创残根钳夹持唇侧根片将其旋转并向殆方脱位,检查牙根完整性。注意,在使用牙挺增隙时应以腭侧或邻面作为支点,而非唇侧骨板。同时,在拔除根片时不可向唇侧脱位,以免唇侧骨板发生折裂。

6. 用刮匙仔细清理牙槽窝壁的纤维结缔组织(图7-1-10),并用生理盐水反复冲洗。使用牙周探针探查唇侧骨壁完整性,并测量牙槽嵴顶到唇侧龈缘的垂直距离(该病例约为3.2mm)(图7-1-11)。

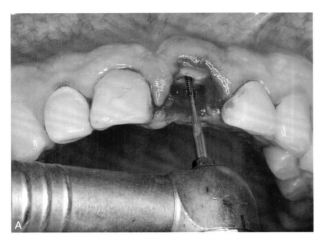
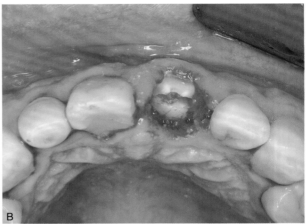
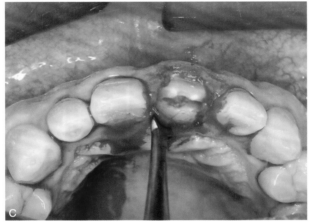

图 7-1-9　近远中向分根，挺出腭侧根片

A. 用高速长裂钻分根　B. 分根后殆面观　C. 挺出腭侧根片

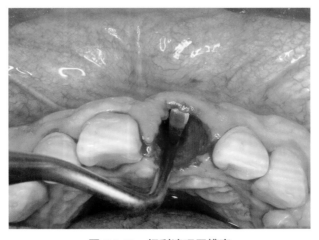

图 7-1-10　搔刮清理牙槽窝

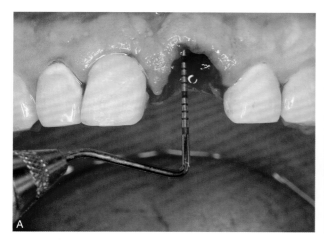
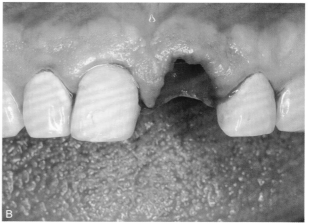
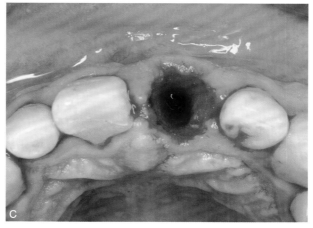

图 7-1-11　用牙周探针探查骨壁完整性,测量牙槽嵴顶到唇侧龈缘的距离

A. 用牙周探针探查骨壁完整性,测量牙槽嵴顶到唇侧龈缘的距离　B. 牙槽窝正面观　C. 牙槽窝𬌗面观

【种植窝洞预备】

1. 腭侧骨壁入路预备。

2. 根据术前设计,将枪钻的工作尖置于腭侧骨板的入路点(腭侧嵴顶根方 5mm 处),高速预备穿通腭侧骨板内壁。为保证位点预备的稳定性,枪钻长轴应尽可能偏向唇侧(图 7-1-12)。

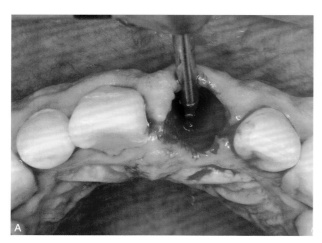
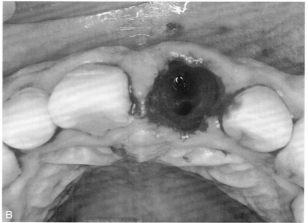

图 7-1-12　21 种植窝洞预备的顶点

A. 在拔牙窝的腭侧壁中 1/3 定点　B. 穿通腭侧固有牙槽骨

此外,为防止后续扩孔钻受到腭侧骨板阻力被推向唇方,造成种植窝洞轴向偏唇,需磨除腭侧入路点冠方的致密骨板,以建立有利于窝洞预备的直行通道。将侧切钻置于入路点,偏向腭侧并向骨板施加压力,通过上下提拉及近远中摆动修整出入路点冠方的直行通道平面(图 7-1-13)。

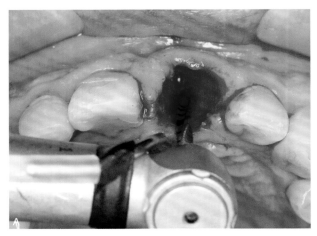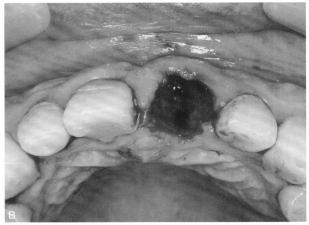

图 7-1-13 窝洞直行通道的预备
A. 用侧切钻去除腭侧骨壁阻力 B. 建立直行通道

3. 逐级备洞,建立直行通道后,先用先锋钻进行种植窝洞预备,初步确定其轴向与深度。放入测量杆,戴入简易外科导板,按以下步骤进行轴向检查。

(1)正面观测量杆应位于缺牙间隙的近远中中线上(图 7-1-14A)。

(2)殆面观测量杆顶部应位于导板舌侧开窗内,即近远中邻牙切嵴连线上或其内侧(图 7-1-14B)。若不符合以上要求,则需使用侧切钻进行轴向精细调整。

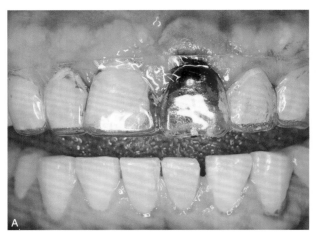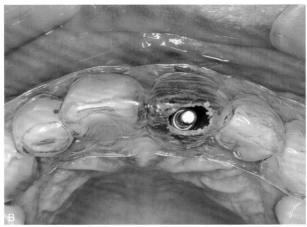

图 7-1-14 建立直行通道后,检查种植体轴向和位点
A. 近远中向 B. 唇舌向

该病例选择的种植体型号为直径 4.0mm、长度 12mm。在逐级备洞过程中,应持续控制扩孔钻的预备轴向,并最终确定窝洞预备深度,即从正面观察唇侧龈缘顶点与扩孔钻的 15mm 处平齐(生物学宽度为 3mm)(图 7-1-15)。完成每一级预备后,都应将直径对应的测量杆插入窝洞中,并戴入简易外科导板验证窝洞的轴向及深度（图 7-1-16）。为形成根尖部的级差效果，采用直径 3.0mm 的扩孔钻行种植窝洞的最终预备。为防止种植体颈部受到腭侧骨壁挤压而向唇侧发生偏移，使用直径 3.4mm 的扩孔钻，在种植窝洞颈部进行充分提拉，以进一步减小其与种植体颈部之间的级差。

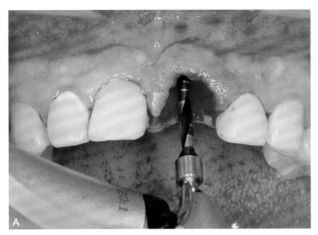
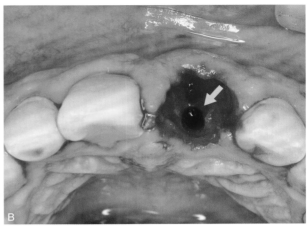

图 7-1-15 逐级扩大，预备种植窝洞（箭头示种植窝洞）
A. 扩孔钻备洞　B. 偏腭侧的种植窝洞

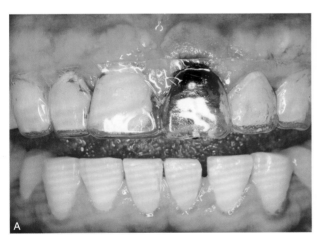
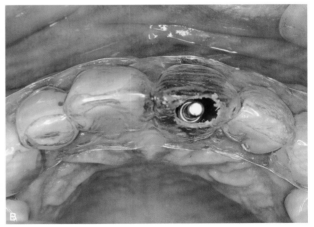

图 7-1-16 备洞后，利用简易导板检查种植体轴向和位点
A. 近远中向　B. 唇舌向

【植入种植体】

窝洞预备完成后，仔细探查唇侧根方骨壁有无侧穿。用生理盐水反复冲洗窝洞，清除骨屑。使用长型种植体携带器在 25r/min 转速下植入直径 4.0mm、长度 12mm 的种植体。在植入深度达到种植体长度的 2/3 时，在各个方向上仔细检查种植体轴向。检查无误后，继续将种植体植入到预定深度，通过扭矩扳手确定最终扭力大于 35N·cm（图 7-1-17）。若植入期间发现种植体的唇腭轴向不理想，则可部分退出种植体，并在重新植入的过程中向理想方向适当调整以进行纠正。大多数情况下，种植体容易向唇侧偏斜，若通过上述处理仍无法获得满意的轴向，则提示存在腭侧骨壁干扰，需对其进行重新修整后再行种植体植入。若调整轴向后种植体初期稳定性不足，应选择更长的种植体。

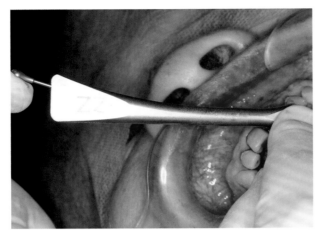

图 7-1-17　初期稳定性达到 35N·cm

【植入骨移植材料】

在种植体唇侧与牙槽窝骨壁之间可见 3mm 左右的间隙,在该间隙内以及种植体冠方龈缘下 1mm 以内的软组织袖口内严密充填骨移植材料,以便协同修复体颈部支撑拔牙窝的软组织轮廓（图 7-1-18）。

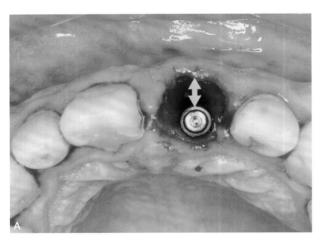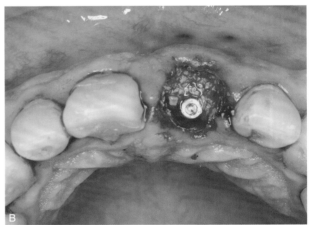

图 7-1-18　植入骨移植材料（箭头示植体唇侧与牙槽窝骨壁间的间隙）
A. 骨跳跃间隙　B. 间隙内严密充填骨粉

【上部修复体制作】

1. 临时修复体　使用无菌薄膜隔离术区,放入开窗式转移杆制取口内硅橡胶印模,并灌制石膏模型。选用临时基台于石膏模型上制作临时树脂冠,并戴入患者口内,调整咬合至牙尖交错𬌗、前伸𬌗以及侧方𬌗均无咬合接触（图 7-1-19）。

2. 最终修复体　术后 6 个月制取个性化印模,完成最终修复（图 7-1-20,图 7-1-21）（相关操作详见第十章）。

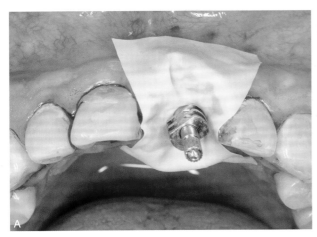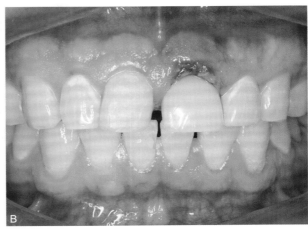

图 7-1-19　间接法制作 21 牙位临时冠
A. 安装转移杆取模　B. 21 牙位戴入树脂临时冠

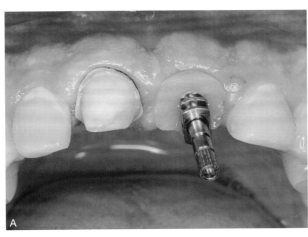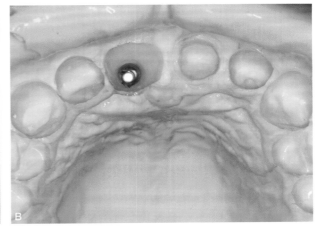

图 7-1-20　制取个性化印模
A. 21 牙位安装个性化转移杆　B. 硅橡胶个性化印模

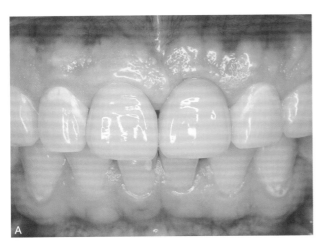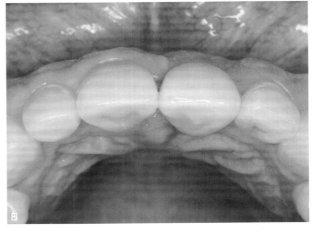

图 7-1-21　最终修复效果
A. 正面照　B. 𬌗面照

二、数字化导板引导下即刻种植

（一）术前评估与设计

首先，医生通过 CBCT、临床检查、病史询问等方式确定外科手术的适应证和美学风险。然后，通过数字化虚拟种植手术设计制订个性化即刻种植手术方案。最后，在此方案指导下制作 CAD/CAM 种植外科导板。

【基本信息及检查】

患者，女，36 岁，因外伤导致右侧上颌中切牙根折前来就诊。临床检查：11 牙冠唇侧可见冠根向裂纹，叩（+），松动Ⅰ度，牙龈未见明显红肿，BOP（−），探诊深度约 1mm，牙龈生物型为厚龈型，覆𬌗、覆盖基本正常（图 7-1-22A），中位笑线（图 7-1-22B）。CBCT 检查：11 牙位唇侧骨板完整，厚度约 1.5mm，根方骨量充足，骨密度无异常，根尖少许暗影（图 7-1-22C）。综上所述，该位点满足美学区即刻种植适应证。

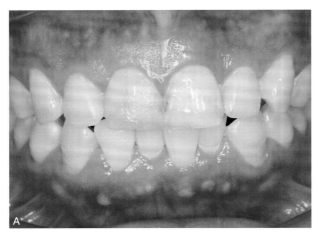
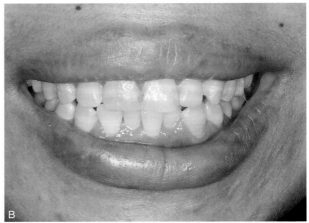
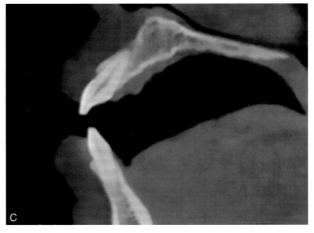

图 7-1-22 术前检查
A. 口内照 B. 正面微笑照 C. 11 牙位 CBCT

【美学风险评估】

根据术前临床与影像学检查,结合患者全身状况及生活习惯,参照 ITI 共识美学风险评估表进行评估。评估结果如表 7-1-2 所示。

表 7-1-2　美学风险评估结果

美学风险因素	患者情况	风险评估
患者期望	期望值高	美学风险升高
缺牙位置	中切牙,位置接近中线	处于视野中心,美学风险升高
缺牙间隙	正常,左右对称	美学修复风险相对降低
感染情况	轻微	术后感染风险增大
牙冠形态	方圆形	美学修复风险相对降低
邻牙状态	邻牙牙周健康,龈乳头形态良好,无修复体	有利于术后龈乳头维持
邻面牙槽嵴高度	到接触点小于 5mm	龈乳头退缩风险降低
牙龈生物型	薄龈生物型,中弧线形	术后束状骨吸收、牙龈退缩及牙弓轮廓发生坍塌的风险降低
笑线	中位	微笑时牙冠暴露量较大,美学风险增高
牙槽骨量	牙槽窝骨板完整,属于 SRP 第一类 1 亚类	种植预备时根尖唇侧穿孔的风险较高
咬合关系	浅覆𬌗、浅覆盖	有利于开孔位置的设计;咬合力较小且咬合干扰较小,有利于即刻修复
牙周健康状况	口腔卫生及牙状态良好	术后感染风险降低
吸烟习惯	患者无吸烟史	骨整合失败及术后感染风险降低
健康状态	全身状态良好	骨整合失败及术后感染风险降低

【用数字化手段设计个性化修复及种植外科手术方案】

1. 通过口扫获取患者口内牙列及黏膜软硬组织的数字化影像信息(图 7-1-23)。

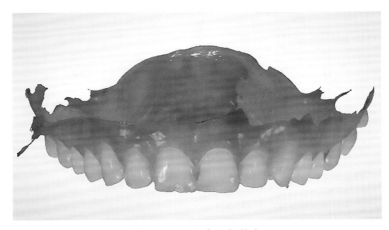

图 7-1-23　患者口扫信息

2. 通过数字化种植导板设计软件将牙列黏膜的口扫数据和 CBCT 数据进行重叠整合,以获取修复体(牙齿)及其下方软硬组织在可视化状态下的位置关系。按美学种植的外科植入设计原则,综合考虑天然牙长轴、种植体初期稳定性、腭侧骨量、唇侧跳跃间隙及植入深度,在数字化模型界面上精准设计种植体的理想三维空间位置。在此病例中,平衡上述各方面原则和客观条件后,选择14mm,直径3.3mm的锥形种植体。种植体长轴延伸至牙冠的开孔位置,设计在修复体切缘。种植体根尖部进入牙槽窝根方有5mm左右。种植体与牙槽窝唇侧骨板间保留2mm以上的跳跃间隙,腭侧保留骨板厚度约1mm,颈部平台位于天然牙龈缘下方3mm(图7-1-24)。

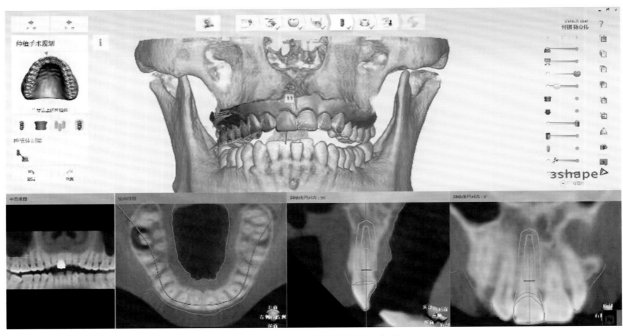

图 7-1-24　虚拟设计种植体轴向与位点

3. 根据与种植体系统相配套的外科导板工具盒参数,在数字化种植导板设计软件中选择适当高度的金属导筒模型,确定导筒与骨面间的补偿距离,划定种植导板覆盖的牙列范围。

4. 将设计好的导板文件(一般为STL格式)输出并导入树脂3D打印机,完成CAD/CAM种植导板的制作,并通过CAD/CAM切削方法制作出依照天然牙冠外形设计的临时修复体(图7-1-25)。

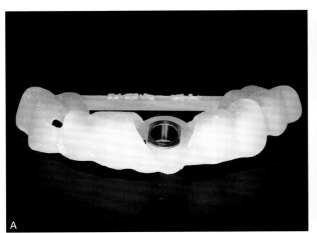 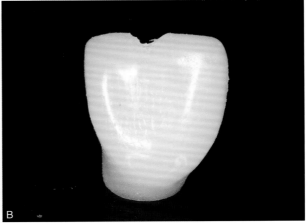

图 7-1-25　3D 打印制作的 CAD/CAM 种植导板及 CAD/CAM 切削的修复体
A. 3D 打印的 CAD/CAM 种植导板　B. CAD/CAM 切削制作的临时修复体

（二）数字化导板引导下即刻种植的外科原则及要点

【口内导板试戴】

CAD/CAM 种植导板的就位精确程度直接影响种植体的植入精度,因此种植术前必须在患者的口内进行导板试戴（图 7-1-26）。导板的就位精度主要从以下三个方面进行检查。

（1）戴入后的导板是否能顺利就位。

（2）用手指按压导板观察是否发生翘动现象。

（3）通过导板上预留的观察窗检测导板内侧是否和牙面紧密贴合。

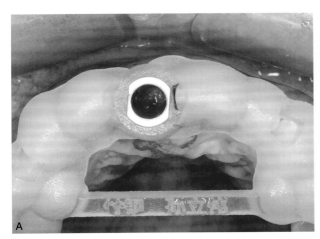
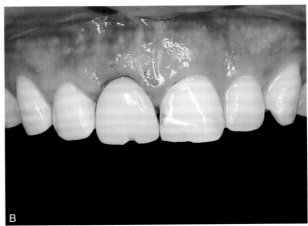

图 7-1-26　口内试戴
A. 试戴导板　　B. 试戴修复体

【微创拔牙】

微创拔牙具体操作方法同简易导板下即刻种植。

【种植窝洞预备】

按 CAD/CAM 种植导板报告提供的详细信息,在 CAD/CAM 种植导板、金属导筒及配套压板的共同引导下,按术前虚拟设计的种植体三维空间位置,逐级预备形成种植窝洞（图 7-1-27）。

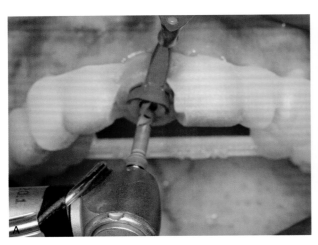
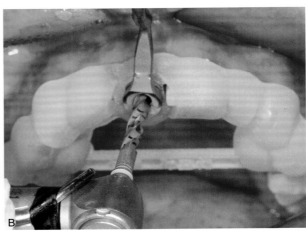

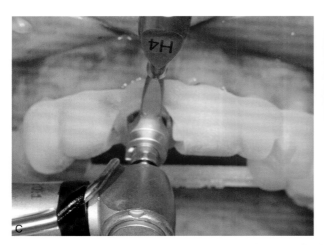
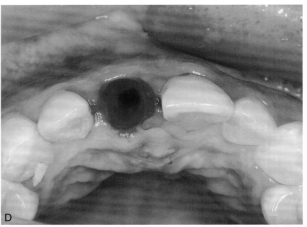

图 7-1-27 数字化导板引导下逐级预备种植窝洞

A、B、C. 逐级备洞   D. 预备成形的种植体窝洞

【植入种植体】

在导板的引导及约束下将种植体植入预备好的种植窝洞中（图 7-1-28）。如果使用的是全程导板，那么种植外科备洞和植体植入都在导板引导和约束下完成。同时，全程导板工具盒中专用的种植体携

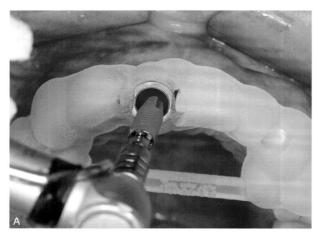
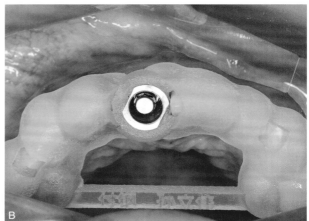

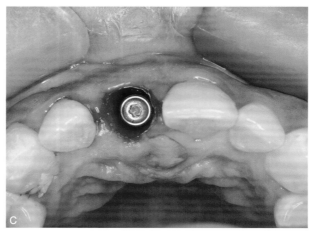

图 7-1-28 数字化导板引导下完成种植体植入

A. 导板引导下种植体植入   B. 种植体植入后𬌗面观   C. 去除导板后𬌗面观

带器还可精确控制植入深度。半程导板则不能在种植体植入过程中提供轴向上的严格约束作用。并且，在植入深度的控制上也不够精确。

【在跳跃间隙植入骨移植材料】

在跳跃间隙及软组织袖口根方分层填压颗粒状骨移植材料（图 7-1-29）。

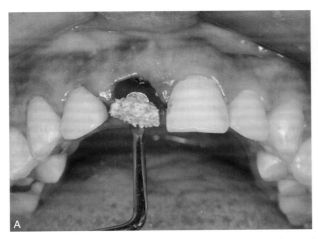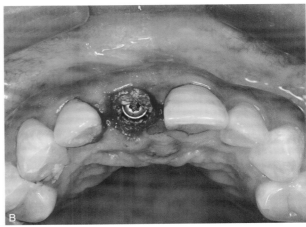

图 7-1-29　在跳跃间隙植入骨移植材料

A. 植入骨移植材料　B. 骨移植材料植入后殆面观

【上部修复体制作】

1. 临时修复体　临时冠及临时基台均在术前根据虚拟修复设计提前制作完成。临时冠使用树脂材料通过 CAD/CAM 切削制作。临时基台需在椅旁进行个性化调整。将二者消毒后备用，口内连接临时基台，填塞胶带后用粘接剂连接临时冠。从螺丝孔取出胶带，松解中央螺丝孔，取出临时冠基台复合体，清理粘接剂后再次戴入口内，用胶带和光固化树脂封洞（图 7-1-30）。

2. 最终修复体　术后 4 个月取出临时牙冠及基台，利用临时牙冠制作个性化印模杆并制取个性化印模，完成全瓷基台及全瓷冠的最终修复（图 7-1-31）（相关操作详见第十章）。

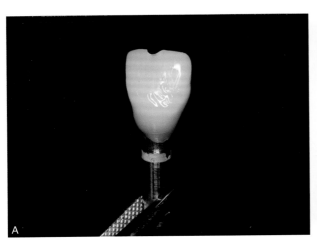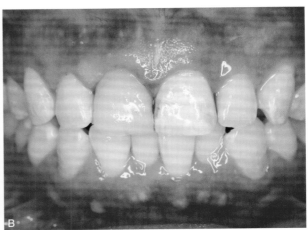

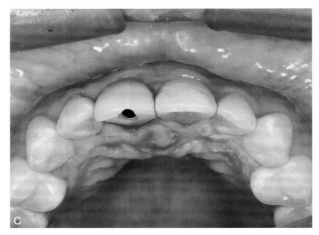

图 7-1-30 即刻在椅旁完成临时冠戴入
A. 临时冠及临时基台口外照　B. 临时冠戴入后唇面观　C. 临时冠戴入后𬌗面观

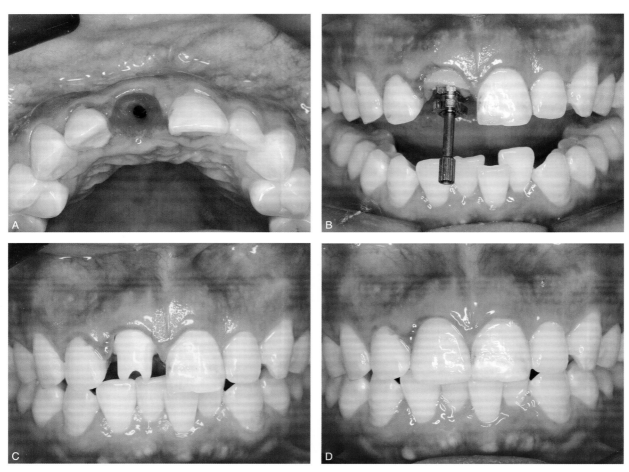

图 7-1-31 完成最终修复
A. 牙龈袖口形态　B. 个性化取模　C. 戴入个性化全瓷基台　D. 戴入最终修复体

小结

通过以上病例,我们大体了解了即刻种植的术前评估、方案设计、导板制作及临床操作要点。此外,关于美学区即刻种植仍有以下临床技术问题需要讨论。

(一)美学区即刻种植是否需要翻瓣

有学者认为,在即刻种植中翻瓣有利于提供清晰的术野。然而,翻瓣术会改变膜龈联合的位置与穿龈袖口的天然形态。同时,由于破坏了骨膜的血供滋养,可能会加剧唇侧骨板的吸收改建。因此,根据临床经验,为维持唇侧骨板的完整及袖口软组织的形态,应按照维持理念的外科要求,尽量采取不翻瓣的术式。

(二)美学区即刻种植的种植体型号选择

在即刻种植时,种植体的初期稳定性与以下几个方面密切相关:拔牙窝的根尖骨量、牙槽骨的Zarb骨密度类型、种植窝洞的精准预备和级差控制、种植体型号的适当选择等。因此,为获得良好的初期稳定性,有如下建议。

(1)选择具有自攻性能的锥形种植体,并保证其根部3mm以上位于拔牙窝根方的骨组织内。

(2)适当加大种植体与窝洞之间的级差。

(3)选择更长或更大直径的种植体。

(三)美学区即刻种植唇侧间隙的处理

在满足即刻种植适应证的前提下,唇侧骨板仍会在术后发生不同程度的吸收改建。因此,为防止种植体颈部螺纹暴露,需在种植体与唇侧骨板之间保留一定宽度的骨再生间隙,即跳跃间隙(jumping gap)。考虑到唇侧骨板存在完全吸收的可能,大多数学者建议应将该间隙保持在2mm以上,并植入低替代率的骨移植材料,以确保骨整合后种植体唇侧仍有2mm以上的骨板,进而保证长期的美学效果和生物学稳定。

(四)美学区即刻种植后即刻修复的条件

美学区即刻种植后,同期行即刻修复对于龈乳头及穿龈轮廓的维持至关重要。然而,要进行即刻修复必须满足以下条件。

(1)种植体的最终植入扭矩应≥35N·cm或ISQ值≥70。

(2)前牙区咬合关系不存在深覆𬌗。

(3)患者口腔卫生及依从性良好。

如果不能同时满足以上三个条件,则可考虑采用个性化愈合帽(牙龈成形器)维持穿龈轮廓。

（五）美学区即刻种植同期软组织增量

采用即刻种植即刻修复的治疗方案,可最大限度地保持龈缘位置及软组织形态,但唇侧骨板的吸收改建仍可能会造成不同程度的美学轮廓塌陷。因此,有学者提出在种植手术同期行唇侧游离结缔组织瓣移植,通过软组织增量技术来弥补硬组织的吸收,以维持丰满的唇侧美学轮廓。

综上所述,在适应证选择正确、操作流程规范的前提下,美学区即刻种植即刻修复可最大限度地保存软硬组织的解剖结构。然而,要获得可预期的美学修复效果,术者的种植外科技巧和修复体的制作水平也至关重要,否则仍可能会造成一系列的美学并发症,如龈缘退缩、龈乳头萎缩、美学轮廓塌陷及牙龈透色等。

对于维持理念而言,即刻种植是保留天然软硬组织形态的最佳时机。然而值得注意的是,临床上完全满足美学区即刻种植适应证的患者极少。因此,为进一步拓宽手术指征,提高美学区种植修复效果的可预期性,有学者在常规即刻种植术的基础上提出了一些改良的手术方式(如 Socket-Shield 技术、IDR技术)。

第二节　改良 Socket-Shield 技术

唇侧骨板厚度不足 1.5mm 的薄龈生物型患者,不符合美学区常规即刻种植的适应证。究其原因主要有两点:①拔牙之后唇侧骨板将丧失源于牙周膜的血供,这是导致唇侧骨板发生吸收改建的重要原因。菲薄的唇侧骨板快速吸收将造成跳跃间隙内的骨移植材料缺乏必要的空间屏障,从而无法保证种植体唇侧新骨形成的厚度。②菲薄的唇侧骨板更易在拔牙时出现破损或折裂,甚至与牙根一起被拔除,这将破坏即刻种植的关键解剖条件。如果能够克服以上两个因素的影响,美学区即刻种植的适应证将可能得到更大的拓展。

基于这种理念,德国种植医生 Hürzeler 在 2010 年提出了 Socket-Shield 技术(简称 SS 技术)(图 7-2-1)。

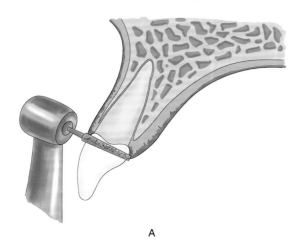

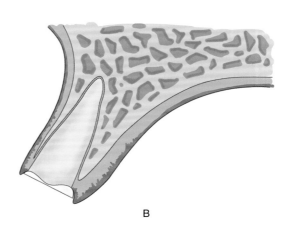

A　　　　　　　　　　　　B

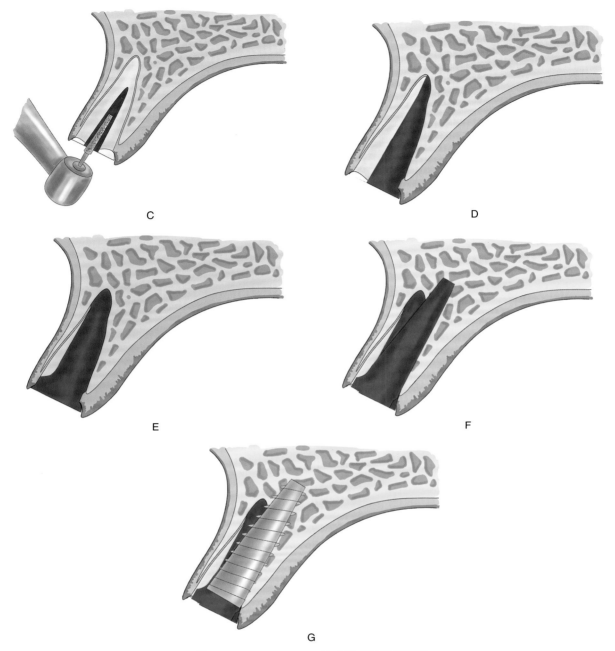

C

D

E

F

G

图 7-2-1　Socket-Shield 技术手术过程示意图
A. 平龈缘磨除牙冠　B. 磨除牙冠后　C. 近远中向分牙根　D. 保留唇侧根片,拔除腭侧牙片　E. 修整唇侧根片
F. 预备种植窝　G. 植入种植体

该技术的特点是在保留部分唇侧根片的基础上行即刻种植,从而达到拔牙后保留唇侧部分牙周膜血供,维持骨板及软组织轮廓稳定的目的。此外,由于拔牙时采取了特殊步骤,可避免拔牙操作对唇侧骨板的创伤。Hürzeler 通过前期的动物实验和长期的临床研究,证明该技术可有效维持唇侧骨板,并可在负荷后明显避免唇侧骨板吸收。

　　在 Hürzeler 提出的 SS 技术中,并未要求留出种植体唇侧的跳跃间隙,因此种植体往往会与留置根片密切接触。在动物实验的组织学切片中发现,唇侧根片与种植体接触部位有成牙骨质样组织再生,但不能证实骨整合发生。临床上,按 Hürzeler 的 SS 术式进行操作时,常发现唇侧根片与种植体的接触会带来诸多不确定风险,如种植体对唇侧根片的挤压导致根片松动或折断、种植体唇侧骨整合面积不足等。以上问题均可能导致即刻种植手术或骨整合失败,因此该术式有极高的技术敏感性。

基于上述问题,我们在经典的 SS 术式基础上进行了如下改良:在种植体与唇侧根片之间保留 1~2mm 以上的跳跃间隙,并在该间隙内严密充填低替代率的骨移植材料(图 7-2-2)。

在改良 SS 术式的动物实验标本中,可见在唇侧根片与种植体之间的跳跃间隙内有明显的新骨形成,且骨组织与种植体表面有广泛的紧密接触(图 7-2-3)。通过以上改良术式可有效避免种植体对根片的不利挤压,增加唇侧的骨整合面积,并在一定程度上降低外科操作的技术敏感性,提高种植成功率,同时也保留了经典 SS 术式的主要优点。

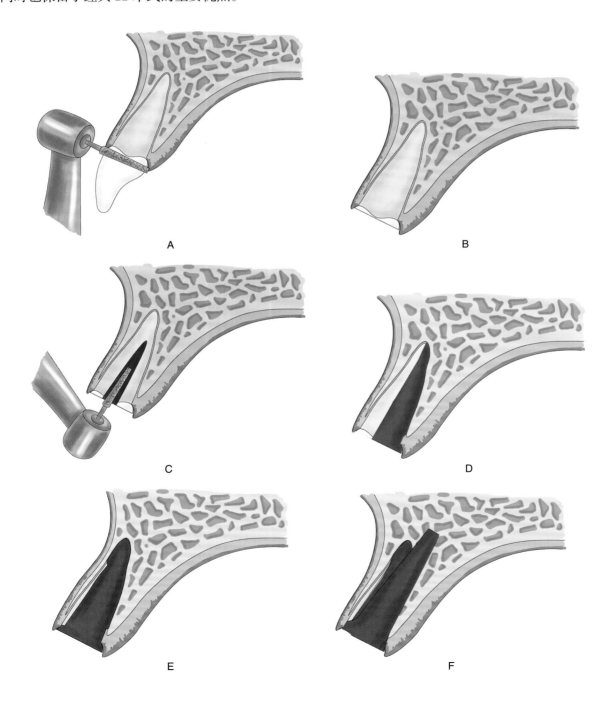

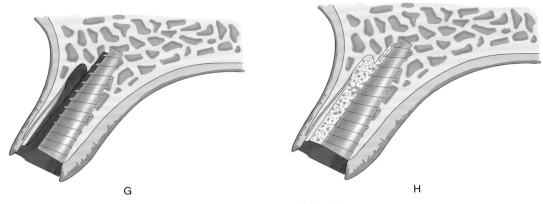

图 7-2-2 改良 SS 技术示意图

A. 平龈缘磨除牙冠　B. 磨除牙冠后　C. 近远中向分牙根　D. 保留唇侧根片,拔除腭侧牙片　E. 修整唇侧根片　F. 预备种植窝　G. 植入种植体　H. 植入骨替代材料

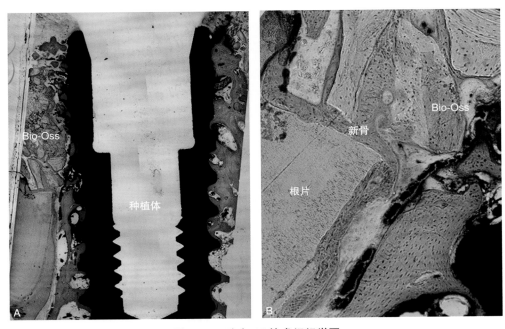

图 7-2-3 改良 SS 技术组织学图

A. 在根片和种植体的间隙内充填骨粉(Bio-Oss)　B. 根片与骨粉(Bio-Oss)之间有新骨形成

　　该技术在美学区主要适用于唇侧骨板厚度小于1.5mm的薄龈型病例,同时也可考虑符合常规即刻种植适应证,尤其是牙根发生骨性粘连的病例。为保证SS技术的成功,还必须满足以下条件:①牙根完整无松动;②牙周膜间隙无病理性增宽;③无急性牙周及根尖周炎症。

　　另外,该技术对唇侧保留的剩余根片也有要求:①从殆面观察前牙颈部,唇侧根片保留的范围可看成一个1/3圆弧,从近中龈乳头的最高点到远中龈乳头的最高点做连线,将牙根分为唇、舌两部分,顺牙根长轴方向(即根管方向)将牙根进行纵分,拔除舌侧部分,剩余的唇侧部分在近远中向稍作调整即SS技术需要保留唇侧根片的范围。②鉴于前牙牙根和牙槽骨的轴向位置关系多为SRP一型。如果临床操作条件允许调磨,原则上应将根片的根尖1/3~1/2部分磨除,仅保留根片冠方1/2~2/3部分。然而,为防止在盲视状态下磨除根片末端时造成根尖部唇侧骨板穿孔,笔者建议可以将唇侧根片全长保留。

③唇侧根片在唇舌向的厚度应均匀地控制在 1~1.5mm,一方面是保证剩余根片的强度,另一方面是为了减少剩余根片对种植位点和种植体植入的干扰。④唇侧根片的冠方颈部高度和位置从外形上应与牙槽嵴顶的外形弧度一致,根片冠方的位置应位于唇侧牙槽嵴顶冠方 0.5~1.0mm。

下面,我们通过一个美学区病例详细介绍改良 SS 术式的临床技术要点。

一、术前评估与设计

(一)基本信息及检查

患者,男,30 岁,因外伤致右侧上颌前牙折断前来就诊。临床检查:11 残冠,可见冠折断面位于腭侧龈下约 2mm,无牙周急、慢性炎症,Ⅰ度松动,BOP(−),探诊深度 1mm,牙龈生物型为薄龈型,覆𬌗、覆盖基本正常(图 7-2-4A、B)。CBCT 检查:11 牙位唇侧骨板完整,厚度 1mm;牙根完整,无根折迹象,牙周膜间隙正常,根方骨量充足;嵴顶骨宽度 8mm;骨密度无异常,根尖无明显暗影(图 7-2-4C)。综上所述,11 位点满足美学区改良 SS 术式的即刻种植适应证要求。在本病例中 12 为冠根折,采用的是美学区即刻种植技术,故仅以 11 为例展示 SS 手术过程。

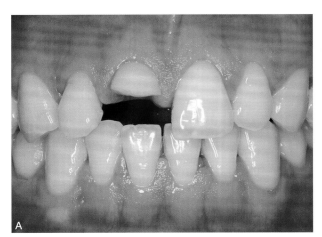
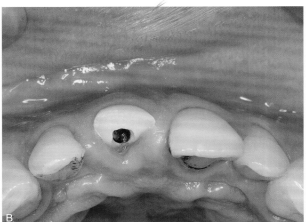
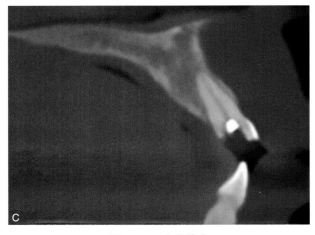

图 7-2-4 术前检查
A. 唇面观 B. 𬌗面观 C. 11 牙位 CBCT 纵截面

（二）美学风险评估

根据术前临床与影像学检查，结合患者全身状况及生活习惯，参照 ITI 共识美学风险评估表进行评估（表 7-2-1）。

表 7-2-1　美学风险评估结果

评估因素	患者情况	风险提示
缺牙位置	中切牙、侧切牙	暴露率高，美学风险高
缺牙间隙	由于邻牙近中缺损且轻微扭转，导致缺牙间隙增大	修复后左右侧对称性不理想
感染情况	无	无
邻牙状态	邻牙根折，同为种植位点	术后龈乳头退缩风险大
牙龈生物型	患者为薄龈生物型	术后束状骨吸收、牙龈退缩及牙弓轮廓发生坍塌的概率和程度较大
笑线	中位笑线	中位笑线由于微笑时组织暴露量较大，美学风险相对升高
软组织状况	附着龈宽度大于 5mm，牙龈无明显红肿与退缩	唇侧龈缘退缩的风险降低
牙槽骨量	牙槽窝骨板完整，无明显垂直向与水平向吸收，属于 SRP 第一类 1 亚类	种植预备时根尖侧穿的风险升高
咬合关系	浅覆𬌗、浅覆盖	可行即刻修复，承受不良负载的负载风险较小
牙周健康状况	口腔卫生良好，无活动期牙周病	无
其他	患者无吸烟史，全身状态良好	无

（三）种植术前修复预告

利用患者的术前口内照片，通过 DSD 专业设计软件对 11 牙位进行平面美学修复设计（图 7-2-5），并在此基础上制作石膏模型的诊断蜡型。凭借以上美学修复预告，与患者进行充分沟通，最终达成医患双方共识，并以此为种植修复的理想目标，指导即刻修复和 / 或最终修复义齿的设计制作。

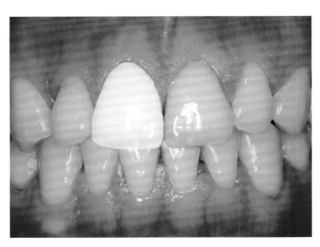

图 7-2-5　DSD 平面美学预告

（四）制订个性化外科手术方案

根据 CBCT 分析结合美学修复预告效果,利用种植虚拟设计软件按照以下步骤和原则制订外科手术方案。该患者为 SRP 第一类病例,手术方案设计原则同本章第一节常规即刻种植。

1. 种植体选择　根据即刻种植的特点,选择锥形种植体以获得良好的初期稳定性。在该病例中牙槽窝深度为 10mm,其根方骨量为 12mm,嵴顶骨宽度 8mm,属于骨量充足的种植位点。因此,初步选择直径 4.0mm,长度 14mm 的种植体。

2. 种植体植入轴向的设计　根据第三章中牙根与牙槽骨相对空间关系的分类,该病例可归为 SRP 第一类。在此类病例中,种植体在牙槽骨内的植入轴向应首先参考修复体长轴,并适当向腭侧平移,在满足种植体骨结合要求的前提下,种植体冠方可向唇侧少量旋转。按以上设计方法虚拟放置 1 枚直径 4.0mm、长度 12mm 的种植体,可见其表面与唇侧骨板之间至少保留 2mm 间隙,且种植体开孔位置位于切端与舌隆突之间。种植体根方有足够骨量,未发生根尖唇侧穿孔。同时,找到种植体长轴与牙槽窝腭侧骨板的交点,即腭侧骨壁入路点,并测量其到腭侧牙槽嵴顶的距离为 5mm,此为前牙即刻种植时窝洞预备的起始点。此外,术者可通过观察虚拟种植体腭侧的空间,清楚地判断窝洞预备后应剩余的腭侧骨壁厚度。

3. 种植体植入位点的设计　进一步调整种植体颈部平台在近远中向、唇腭向及冠根向的空间位置关系。在近远中向上,该患者缺牙间隙与理想修复体宽度一致,种植体位点位于缺牙间隙的中轴线上,且与邻牙牙根有 1.5mm 以上的安全距离。在唇腭向上,种植体颈部平台位于"安全区"内。在冠根向上,调整种植体颈部平台使其位于理想修复体龈缘顶点的根方 3mm 处。

二、临床操作要点

（一）保留部分唇侧根片的微创拔牙术

改良 SS 术式的拔牙操作在总体上与常规即刻种植的微创拔牙术较为相似,如不翻瓣拔牙、分根微创拔牙等。不同的是,在改良 SS 术式的拔牙过程中需保留唇侧根片,并使用特殊的临床操作技巧对其形态、厚度进行修整,从而在维持唇侧束状骨牙周膜血供的基础上,满足种植体即刻植入和上部修复的空间要求。具体操作步骤如下。

1. 阿替卡因肾上腺素注射液局部浸润麻醉。

2. 用安装金刚砂车针的高速涡轮手机磨除 11 残冠,直至龈缘水平处（图 7-2-6）。

3. 使用牙周刀插入腭侧及近远中牙周间隙中,切断牙周膜纤维。

4. 在生理盐水冷却下使用高速长裂钻自根管开口处顺牙根长轴方向行近远中向分根,直至根尖孔处（图 7-2-7）。为保证唇、腭侧根片彻底分离,长裂钻在切割时可适当侵入根尖及近远中向的拔牙窝硬骨板。由于该操作基本在盲视下进行,故术者必须参考术前 CBCT 评估所得到的牙根长度和轴向,做到对牙根的解剖形态了如指掌,并在操作中做到耐心细致。

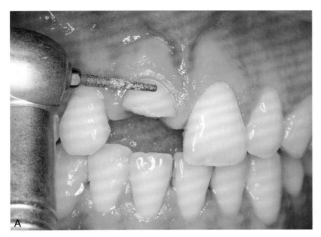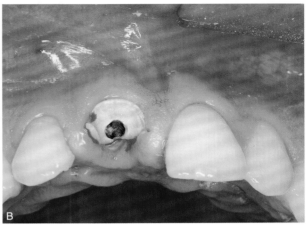

图 7-2-6　用金刚砂车针磨除上部牙冠
A. 磨除 11 残冠　B. 磨除残冠后𬌗面观

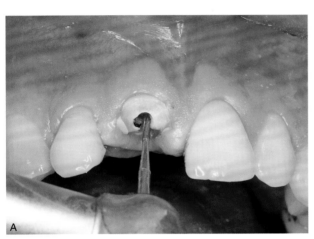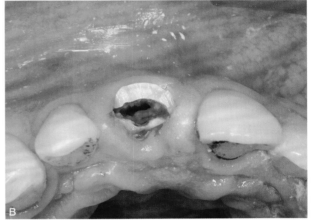

图 7-2-7　用高速长裂钻近远中向分离牙根
A. 近远中向分离牙根　B. 分根后𬌗面观

5. 在长裂钻彻底分割开牙根后,将微创牙挺插入腭侧牙周间隙内,挺松腭侧根片,并用止血钳将其完整拔除(图 7-2-8)。

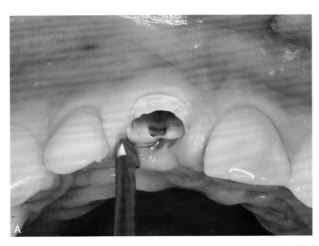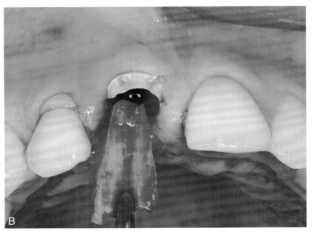

图 7-2-8　微创拔除腭侧牙根
A. 用微创挺以腭侧骨板为支点,挺松腭侧根片　B. 用止血钳拔除腭侧牙根

（二）修整保留的唇侧根片

1. 根片唇舌向厚度的修整 使用安装专用金刚砂车针（长度 15mm 左右）的高速涡轮手机，对唇侧根片的组织面进行调磨。为防止根尖骨板发生穿孔，应控制金刚砂车针的切削深度，同时保证其长轴方向与唇侧骨板平行。此外，要随时对剩余根片颈部 1/3 的厚度进行观察，最终使其厚度平均为 1mm 左右（图 7-2-9）。若保留的唇侧根片过厚，则可能会造成拔牙窝腭侧间隙不足，无法确保种植体植入后唇侧 2mm 以上的跳跃间隙。若根片预备厚度过小，则可能在调磨时破坏其完整性，并降低其对抗压应力的机械强度，造成唇侧束状骨的轮廓坍塌。

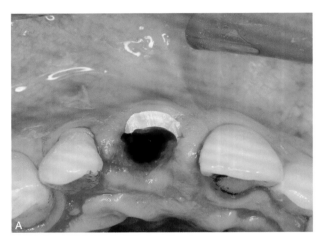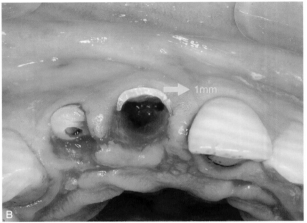

图 7-2-9　唇侧根片修整

A. 唇侧根片宽度止于近远中龈乳头　B. 厚度约 1mm

2. 根片冠方位置的修整 使用牙周膜刀切断与唇侧根片相连的牙周组织附着，用小剥离子翻开嵴顶冠方的牙龈，暴露根片的颈缘部。使用高速手机金刚砂小球钻自唇侧根片的龈缘平面调磨其高度，将其冠方边缘降至唇侧牙槽嵴顶水平，并确保其与牙槽嵴骨缘的弧形保持一致（图 7-2-10）。

完成根片修整后，应仔细、彻底搔刮拔牙窝内的牙根碎屑及肉芽组织，用生理盐水冲洗拔牙窝。

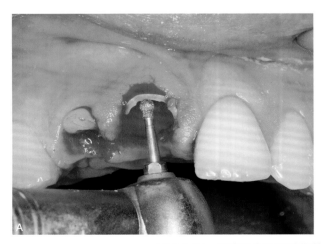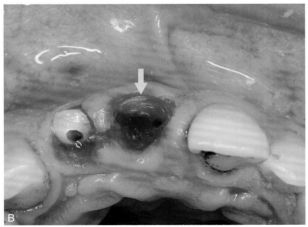

图 7-2-10　根片冠方位置的修整（箭头示唇侧根片的冠方边缘）

A. 用金刚砂小球钻修整唇侧根片高度　B. 与牙槽嵴顶平齐

（三）即刻种植及即刻修复

该临床步骤和操作要点与常规即刻种植一致，包括种植窝洞预备、种植体植入和跳跃间隙内植骨（图 7-2-11）三个常规步骤。

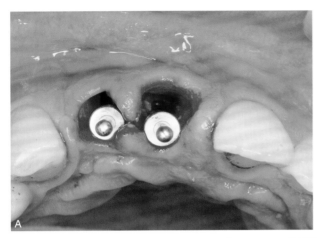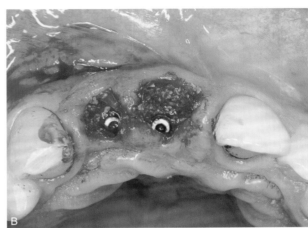

图 7-2-11　跳跃间隙植入骨替代材料
A. 植骨前　B. 植骨后

安装临时基台，采用直接法制作临时修复体行即刻修复，以达到封闭创口和维持袖口形态的目的（图 7-2-12）。

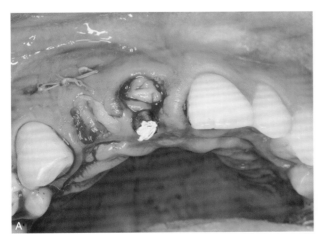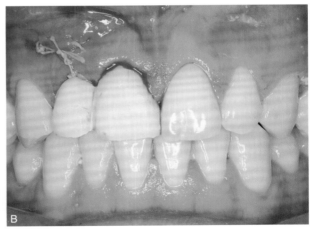

图 7-2-12　临时修复体行即刻修复
A. 戴入临时基台　B. 用直接法制作临时冠

（四）最终修复

术后 6 个月制取个性化印模，完成最终修复（图 7-2-13）。

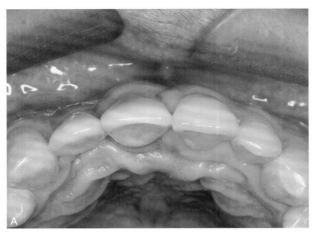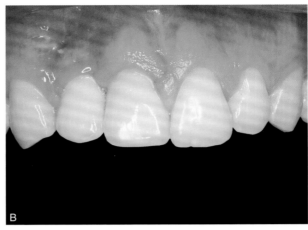

图 7-2-13 完成最终修复
A. 殆面观 B. 唇面观

小结

Socket-Shield 技术在一定程度上扩大了美学区即刻种植的适应证范围,通过本团队大量的临床病例实践和远期观察,证明其可以维持唇侧的天然轮廓,并保持临床效果的长期稳定。然而需要强调的是,SS 技术不但需要术者具有丰富的常规即刻种植经验,还对根片预备的手术器械和操作技巧有特殊要求,因此有较高的技术敏感性。此外,由于该技术的特殊性,临床上可能会出现一些与根片相关的外科及修复并发症。下面将针对这些并发症展开讨论。

1. 术中唇侧骨板侧穿 在微创拔牙的分根操作中,术者处于盲视状态,不易把控高速钻针的轴向和深度,因此在术前影像学评估时应注意牙根长轴与唇侧骨板之间的位置关系,并测量牙根长度。否则,可能发生以下两种情况:①分根不彻底或偏离牙根长轴方向;②钻针侵犯根尖部唇侧骨板,造成唇侧骨板侧穿。对于牙根长轴 - 牙槽骨关系属 SRP 第一类的病例,由于其根尖偏向唇侧,更容易发生上述第二种情况。通过种植窝深度测量尺探诊结合唇侧触诊,即可探查出穿孔位置及大小。一般情况下,根尖穿孔并不会影响种植体的初期稳定性及远期骨结合效果。因此,当穿孔直径小于 1mm 时不必进行唇侧翻瓣植骨,仅在拔牙窝间隙内植入骨粉即可。当穿孔范围较大需要进行翻瓣时,建议在穿孔处根方3mm 平面做水平切口,向冠方翻开黏骨膜瓣,暴露穿孔部位并行 GBR 处理。

2. 术中根片松动、脱落或折断 根片的完整和稳定是决定 SS 技术能否成功的关键因素。然而,若操作不当则可能出现术中根片松动、脱落或折断,主要原因包括:①在微创拔牙的分根操作中,近远中向分根不彻底,采用牙挺或牙钳拔除腭侧根片时,累及相连的唇侧根片,导致唇侧根片发生松动或脱落;②在修整根片的过程中,术者选择了不当的预备器械(如采用低速直机或较粗的钨钢钻),且未采取适当的保护措施,则可能由于强烈的震动引发根片 - 牙周膜界面破坏,从而导致根片松脱;③窝洞预备或种植体植入时,扩孔钻或种植体对根片造成直接挤压,造成根片松脱或折断。若在术中出现以上情况,需要将根片小心取出。此时,若唇侧骨板完整且大于 1mm,可以行常规即刻种植;若唇侧骨板菲薄或不完整,建议行位点保存术或早期种植。

3. 根片的后期暴露 若手术中术者未及时发现根片松动或折裂,根片则可能在机体排异反应下出现后期暴露。此时,根片常发生唇侧或冠方移位,在修复后暴露于唇侧的龈缘上方。如果根片仅部分暴露但无松动,可考虑使用高速涡轮手机调磨暴露的根片,并使其冠方颈缘位置位于牙龈下方,无需取出根片。如果整个根片出现松动,则需取出根片(图 7-2-14)。取出根片后种植体周围组织若无明显炎症则进行观察随访,否则可考虑按种植体周围炎的相关原则进行处理。此外,术者在根片预备过程中若未将其冠方颈缘高度调磨到位,也可能导致根片在二期修复时暴露于穿龈袖口的软组织壁表面。此时,需及时磨除暴露的根片,以防止修复基台或修复体穿龈部分对其挤压,导致根片发生松动或折裂。

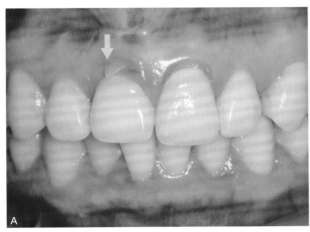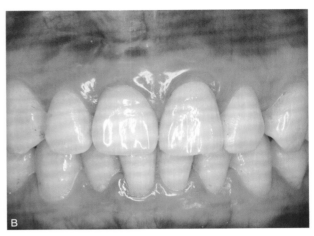

图 7-2-14 根片的后期暴露(箭头示暴露的根片)
A. 戴牙 1 年后根片暴露 B. 取出根片 1 年后复查

第三节 牙槽窝位点保存术

天然牙软硬组织解剖要素的维持或重建是成功获得美学治疗效果的先决条件。在牙槽窝的自然愈合过程中,牙槽嵴和牙龈会出现不同程度的吸收和改建。尽管目前存在多种软硬组织增量技术,但都难以将已发生吸收改建的软硬组织恢复到原有状态。为此,学者们提出了一种新的临床技术——牙槽窝位点保存术。该技术通过在牙槽窝内植入生物材料,最大限度维持拔牙位点的牙槽嵴骨量及软组织状态。其作用表现在以下方面:①在骨组织方面,牙槽窝内的生物材料可起到稳定血凝块、维持骨再生空间及促进骨再生的作用,以尽可能保存尚未吸收的牙槽嵴并维持骨弓轮廓;②在软组织方面,表层的生物材料或牙龈移植物可隔绝外界干扰因素、促进拔牙窝创口愈合、提高附着龈质量,并通过对牙槽嵴高度的维持稳定龈乳头高度。因此,在临床上凡不满足即刻种植及早期种植适应证的美学区病例,均可采用牙槽窝位点保存术。

在美学区种植治疗时,使用牙槽窝位点保存术常常可以降低在拔牙窝愈合之后再采用额外增量手术的可能性或降低增量手术的难度。本节将以具体病例详细介绍该技术。

一、术前评估

患者,女,50岁,因"左侧上颌前牙松动"就诊。临床检查:21伸长约2mm,松动度Ⅱ度,牙体已变色,牙周探诊有脓液溢出,覆𬌗、覆盖基本正常(图7-3-1A)。CBCT检查:21根管内可见高密度阻射影,唇侧骨板缺损,根尖可见明显暗影(图7-3-1B)。上述检查提示,该病例不满足即刻种植适应证且早期种植感染风险较大,拟采用位点保存术。

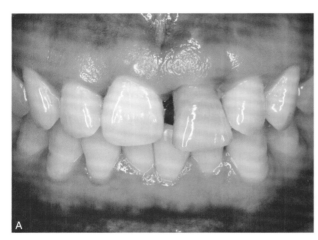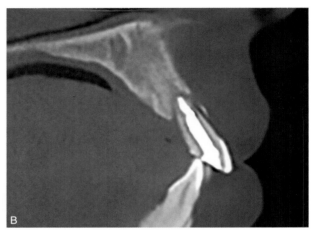

图7-3-1 术前检查
A. 唇面观 B. 21牙位 CBCT纵截面

二、临床操作要点

(一)微创拔牙

拔牙时应尽量保护牙槽骨骨壁和周围软组织,避免发生不必要的损伤(图7-3-2)。

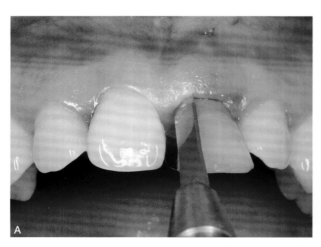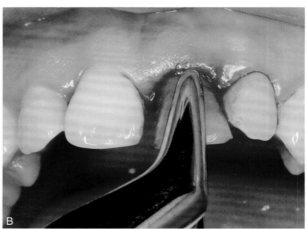

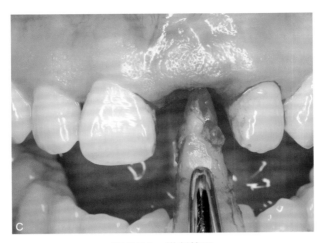

图 7-3-2 微创拔牙
A. 使用牙周膜刀离断牙周膜纤维　B. 用拔牙钳使患牙脱位　C. 完整拔除患牙

（二）清理牙槽窝

彻底搔刮清理牙槽窝,并使用1%氯己定或生理盐水反复冲洗,去除牙槽窝内残留的病理性组织（图7-3-3）。

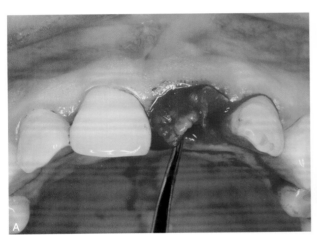

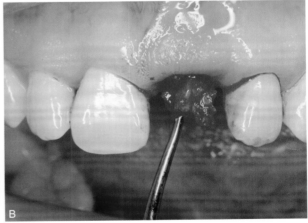

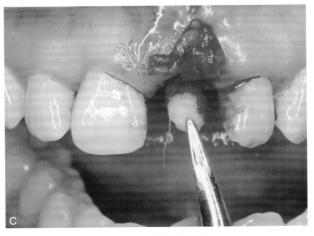

图 7-3-3 牙槽窝清理
A. 搔刮牙槽窝　B. 清理肉芽组织　C. 用氯己定棉球清洗牙槽窝

（三）在拔牙窝内植入材料

在拔牙窝内严密充填具有空间维持能力并能促进牙槽窝骨再生的骨替代材料（图7-3-4）。此时，可选择异种骨、同种异体骨等颗粒状骨替代材料或异种骨胶原材料。此外，还可使用骨替代材料和血小板衍生物（如CGF、RPF）的混合物。

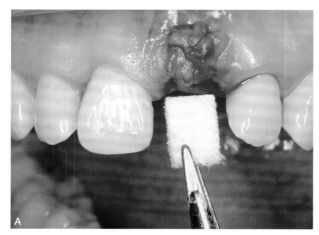
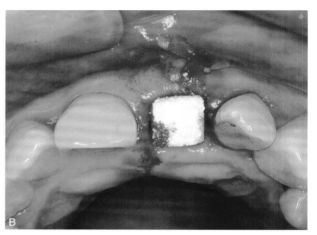
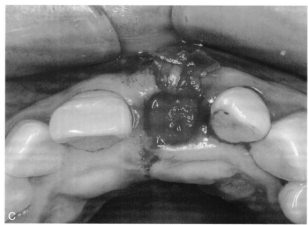

图7-3-4　在拔牙窝内植入骨替代材料
A. 准备胶原骨替代材料　　B. 植入拔牙窝　　C. 血凝块稳定植入材料

（四）封闭创口

封闭创口的目的在于隔绝上皮及纤维组织长入，将牙槽窝内的骨再生环境与口腔有菌环境隔离，并在一定程度上促进牙龈上皮组织愈合（图7-3-5）。常用的生物材料主要有腭侧上皮游离组织瓣、胶原膜及牙槽窝内的增生肉芽组织等。

（五）粘接桥修复

术后可采用树脂制作的马里兰桥临时粘接，起协助创口封闭和临时修复的作用。临时修复体颈部的形态和大小与天然牙相似，并设计为卵圆形（图7-3-6）。该方法既可稳定牙槽窝内的移植材料与血凝块，又可促进牙槽嵴顶新生牙龈组织上皮化。

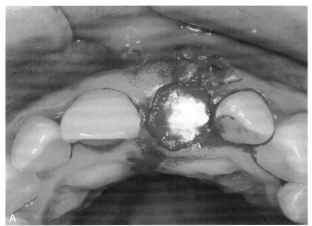
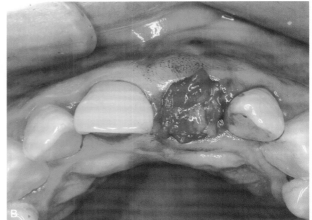
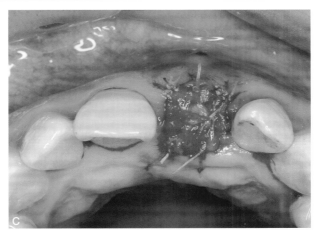

图 7-3-5　封闭拔牙窝
A. 用胶原膜覆盖拔牙窝口　B. 在胶原膜表面覆盖牙槽窝内的增生肉芽组织　C. 缝线固定

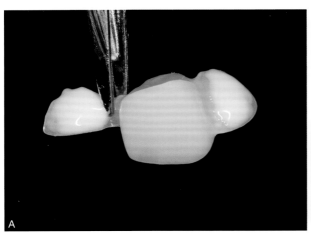
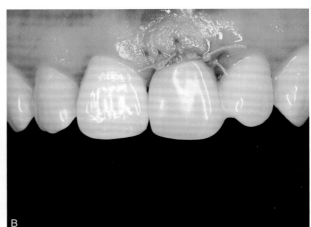

图 7-3-6　用临时修复体维持袖口形态
A. 在术前制作、粘接马里兰桥临时修复体　B. 用临时修复体封闭拔牙创

小结

从广义上讲,凡是能促进拔牙窝愈合、减少拔牙窝软硬组织吸收改建的方法都可视为位点保存术。因此,临床上常用的多种软硬组织处理技术都可纳入位点保存的范畴,例如即刻种植、拔牙后单纯软组织移植封闭、拔牙同期 GBR 等。本章节所述的手术方式包含了软组织与硬组织的同期处理,是临床上普遍认可的位点保存术式。

现有的临床证据表明,与自然愈合相比,拔牙后进行位点保存术可显著降低拔牙后的软硬组织吸收量。目前常用的位点保存材料较多,包括自体骨、同种异体骨、异种骨等骨替代材料,CGF、PRF 等血小板衍生物以及胶原类材料,在临床上可单独或混合使用。对于位点保存的临床效果而言,目前学术界尚无用于指导材料选择的共识性方案。

值得注意的是,位点保存的临床效果是由拔牙窝局部的骨再生潜力、患者的全身健康状态及医生的经验技巧等因素共同决定的。拔牙窝的创伤与感染、糖尿病等系统性疾病史,以及粗暴的外科操作均会导致位点保存效果不佳。因此,临床上只有处理好以上各层面的干扰因素,才能提高位点保存效果的可预期性。

参 考 文 献

［1］BLANCO J, NUÑEZ V, ARACIL L, et al. Ridge alterations following immediate implant placement in the dog: flap versus flapless surgery. Journal of Clinical Periodontology, 2008, 35（7）: 640-648.

［2］沈建伟,何福明,江巧红,等. 上颌前牙与前磨牙唇侧骨壁厚度的 CBCT 测量分析. 浙江大学学报（医学版）, 2012, 41（3）: 234-238.

［3］蒙萌,陶荣,夏雨凝,等. 中西部人群健康上颌前牙唇侧骨板厚度的 CBCT 测量. 牙体牙髓牙周病学杂志, 2018, 28（2）: 73-77.

［4］ARAÚJO M G, LINDHE J. Dimensional ridge alterations following tooth extraction. An experimental study in the dog. Journal of clinical periodontology, 2005, 32（2）: 212-218.

［5］SALAMA M, ISHIKAWA T, SALAMA H, et al. Advantages of the root submergence technique for pontic site development in esthetic implant therapy. International Journal of Periodontics & Restorative Dentistry, 2007, 27（6）: 521-527.

［6］HURZELER M B, ZUHR O, SCHUPBACH P, et al. The socket-shield technique: a proof-of-principle report. Journal of Clinical Periodontology, 2010, 37（9）: 855-862.

［7］SIORMPAS K D, MITSIAS M E, KONTSIOTOU-SIORMPA E, et al. Immediate implant placement in the esthetic zone utilizing the "root-membrane" technique: clinical results up to 5 years postloading. The International Journal of Oral &Maxillofacial Implants, 2014, 29 (6): 1397-1405.

[8] BAUMER D, ZUHR O, REBELE S, et al. Socket Shield Technique for immediate implant placement-clinical, radiographic and volumetric data after 5 years. Clinical Oral Implants Research, 2017, 28 (11): 1450-1458.

[9] BRAMANTI E, NORCIA A, CICCIU M, et al. Postextraction dental implant in the aesthetic zone, socket shield technique versus conventional protocol. Journal of Craniofacial Surgery, 2018, 29 (4): 1037-1041.

[10] HUANG H, SHU L, LIU Y, et al. Immediate implants combined with modified socket-shield technique: a case letter. Journal of Oral Implantology, 2017, 43 (2): 139.

[11] 许亚梅, 黄弘, 王黎, 等. 改良盾构术与传统即刻种植术的临床效果对比研究. 华西口腔医学杂志, 2019, 37 (5): 490-495.

[12] MACBETH N, TRULLENQUE-ERIKSSON A, DONOS N, et al. Hard and soft tissue changes following alveolar ridge preservation: a systematic review. Clinical oral implants research, 2017, 28 (8): 982-1004.

第八章　　重建理念下的美学区种植外科技术

美学区拔牙后会迅速发生组织吸收和改建。因此,对于不符合即刻种植或位点保存适应证的大部分美学区种植病例,均可能会面临软硬组织量不足的复杂情况。此时,在重建理念下进行的软硬组织增量手术就成为保障种植美学修复成功的必要手段。骨组织重建的理想目标是:①最大限度恢复天然牙缺失前的骨弓轮廓;②确保种植体以修复为导向的植入和初期稳定性;③确保再生骨组织的生物活性。为了达到上述目标,口腔种植医生必须充分理解骨组织工程的生物学原理,并严格遵循骨增量技术的外科基本原则。

第一节　美学区骨量不足的原因

美学区骨量不足的原因包括:解剖因素(如恒牙胚先天缺失或低位阻生、鼻腭管膨大、唇侧骨性倒凹)、病理性骨吸收、牙槽窝生理性改建、外伤及手术等。

一、解剖因素

(一)恒牙胚先天缺失或低位阻生

恒牙胚先天缺失常影响牙槽骨的正常发育。当单颗牙缺失而近远中邻牙萌出正常时,往往仅造成缺牙位点处牙槽骨宽度严重不足。若多颗牙连续缺失,则牙槽骨高度也会出现明显不足(图 8-1-1)。恒牙胚先天缺失的主要原因有:①母体因素,如内分泌失调、X线辐射、妊娠期疾病或代谢障碍、牙胚发育初期母体内营养障碍、母体感染致病微生物(风疹病毒、梅毒螺旋体等);②遗传因素及全身性疾病,如外胚叶发育不全、先天性唇腭裂等。

美学区恒牙胚发生骨内低位阻生往往位于上颌基骨部分。由于牙胚未能穿过牙槽嵴顶正常萌出,故造成该位点的牙槽骨发育停滞,这将导致种植位点骨量不足。常见的前牙区骨内阻生一般为恒尖牙,同时伴有乳牙滞留。

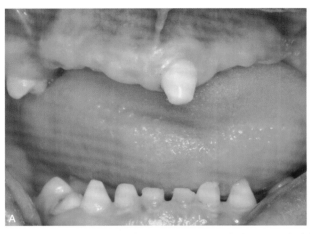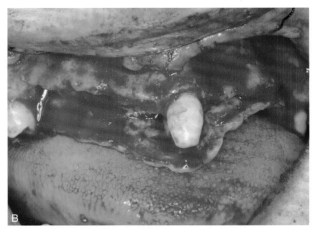

图 8-1-1 遗传性外胚叶发育不全造成上颌多个恒牙胚先天缺失伴随牙槽骨高度和宽度严重不足
A. 术前口内照 B. 翻瓣后裸露的上颌前牙区牙槽骨

(二)鼻腭管膨大

正常情况下,鼻腭管直径约为(3.41±0.87)mm,一般位于双侧上颌骨中线联合处。鼻腭管发生局部膨大时,会侵犯中切牙的种植位点,造成可用牙槽骨量宽度不足(图 8-1-2)。此时,术者往往会考虑将种植体根部偏向唇侧,并且同期植骨或通过鼻腭神经血管切除术进行植骨,从而保证种植体二期植入时的轴向和初期稳定性。

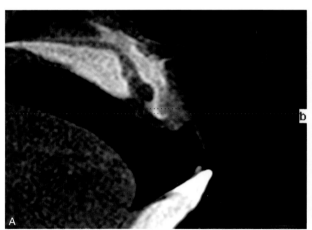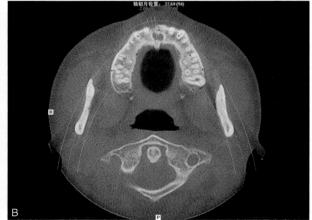

图 8-1-2 鼻腭管在中线右侧的冠方发生膨大
A. CBCT 纵截面视图(11 位点) B. CBCT 横断面视图(上颌牙根截面)

(三)唇侧骨性倒凹

个别美学区种植病例(如内倾型深覆𬌗患者)可能在根尖部出现不同程度的骨性倒凹,这将有可能造成种植体根尖部唇侧骨量严重不足。对于此类病例,在种植同期或种植前常需进行唇侧根尖部水平骨增量(图 8-1-3),否则将造成种植体根部暴露或影响初期稳定性。

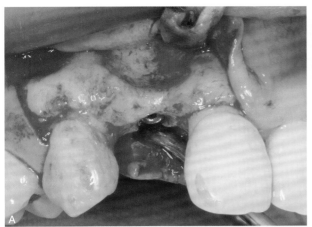
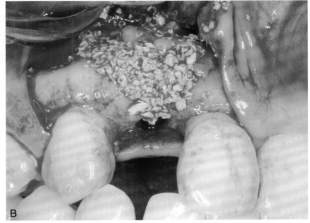
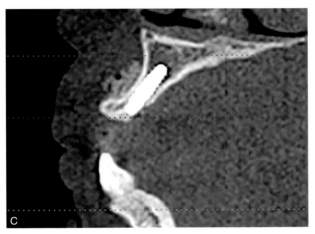

图 8-1-3　严重的美学区根尖骨性倒凹,种植体植入同期行 GBR 骨增量

A. 12 根方骨倒凹　B. 同期行 GBR 骨增量　C. 术后 CBCT 影像(矢状面)

二、其他因素

(一)病理性骨吸收

病理性骨吸收常发生在拔牙之前,主要由牙周炎、根尖周炎、𬌗创伤、含牙囊肿、鼻腭管囊肿、成釉细胞瘤、角化囊肿等原因造成(图 8-1-4)。

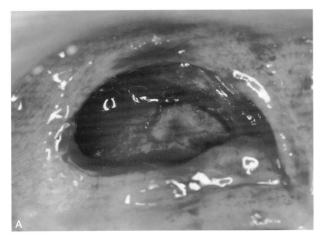
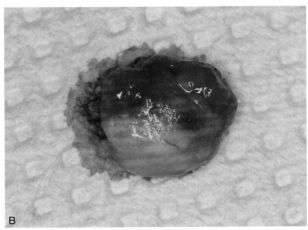

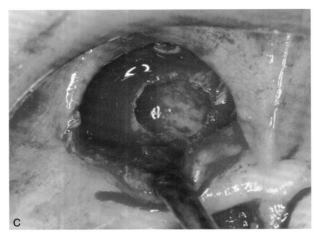

图 8-1-4 囊肿导致的美学区牙槽骨病理性骨吸收

A. 11 根方可见囊肿壁 B. 摘除的根尖囊肿标本 C. 囊肿摘除后的 11 根尖部牙槽骨缺损

（二）牙槽窝生理性改建

天然牙拔除后,牙周膜血供中断、拔牙导致牙槽骨创伤、咬合刺激丧失和/或翻瓣对血供的影响都会引起牙槽窝骨板吸收。此外,对于唇侧束状骨菲薄或牙根发生骨性粘连的病例,在拔牙术中常可能造成意外的唇侧骨板丧失（图 8-1-5）。

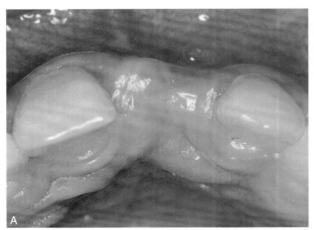
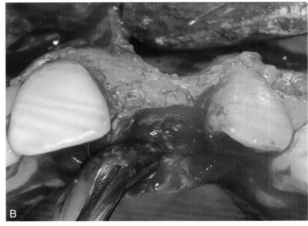
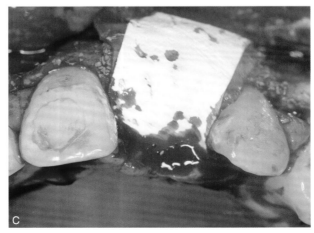

图 8-1-5 拔牙后由于牙槽窝生理性改建,导致严重的牙槽骨水平向丧失

A. 21 唇侧牙槽骨弓轮廓塌陷 B. 翻瓣后可见 21 牙槽水平向骨吸收 C. 21 行 GBR 骨增量术

（三）外伤及手术

面部撞伤可能造成美学区牙槽骨青枝（或粉碎性）骨折，甚至造成骨板丧失。此外，在对上颌骨或牙龈肿物进行外科根治性切除时，也可能导致美学区骨缺损形成。

综上所述，多种原因均可导致美学区牙缺失患者骨量不足。为了应对此类情况以扩大种植手术适应证，并获得长期稳定的临床美学修复效果，在口腔种植临床中会采用多种骨增量技术，包括引导骨再生技术、牙槽嵴劈开技术、Onlay 骨移植技术及牵张成骨技术等。为制订个性化的骨增量手术方案，必须充分理解骨再生的生物学原理，并掌握骨增量手术的各项原则和植骨效果的影响因素。

第二节 骨再生的生物学原理与外科手术原则

一、骨再生的生物学原理

在美学区牙槽骨的植骨区存在两种骨再生方式，分别为原位骨激活（in situ bone activation）与异位诱导成骨（ectopic osteoinduction）（图 8-2-1）。无论是哪一种方式，都需要充足的血供与空间支撑以保障成骨顺利进行。

1. 原位骨激活 发生于骨缺损内部及邻近区域，主要依赖于骨原细胞与一系列骨诱导生长因子，整个过程反应时间较短，一般在 1~3 天完成激活应答。骨原细胞（osteogenic cell）又称成骨源性细胞，其广泛存在于骨组织及周边（如骨髓腔、哈弗斯管及骨膜等）。在骨损伤发生后，损伤区域会释放各类骨诱导生长因子，如骨形态发生蛋白（BMP）、成纤维细胞生长因子（FGF）、胰岛素样生长因子（IGF）、血小板衍生生长因子（PDGF）。它们会与骨原细胞一起被释放到骨损伤区域的局部微环境中，继而诱导骨原细胞直接分化为成骨细胞（osteoblast，OB），并在原来的旧骨表面形成新骨层，这个过程即原位骨激活。

2. 异位诱导成骨 发生于离骨缺损区域较远的周边植骨材料区，主要依赖于间充质干细胞（mesenchymal stem cells，MSC）与成骨诱导因子。由于新生毛细血管长入及骨移植材料爬行替代的周期较长，整个过程反应时间一般需要几个月到几年甚至十年以上的时间。各种骨诱导生长因子吸引外周血中的 MSC（主要来源于皮下结缔组织，骨骼肌，脾脏、肾脏包膜等）到植骨材料区域，并在 BMP 家族（如 BMP-2、BMP-4、BMP-6、BMP-7）的特殊作用下，转换为成骨细胞。同时，在破骨细胞和巨噬细胞的协助下，骨移植材料表面被吸收产生陷窝，大量肉芽组织充填其中，肉芽组织中有毛细血管和原始的间充质组织。间充质组织的生长受毛细血管生长的影响，毛细血管的生长则受血管内皮生长因子（VEGF）、低氧诱导因子（HIF）调控。最终，肉芽组织在成骨细胞的参与下形成软骨样组织，软骨矿化被骨组织所替代，完成从骨移植材料向骨组织再生的转化过程。由此可见，异位诱导成骨的本质是间接成骨。

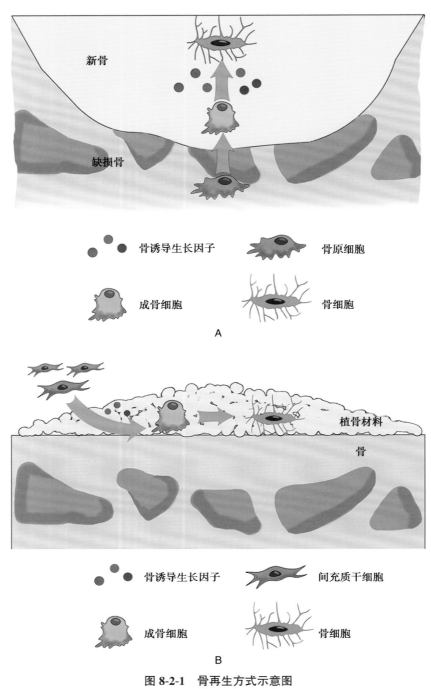

图 8-2-1　骨再生方式示意图
A. 原位骨激活　B. 异位诱导成骨

二、骨增量手术的原则及影响因素

为保障美学区骨增量手术的组织再生效果,骨增量手术必须遵循 PASS 原则。

1. 软组织瓣无张力精准对位缝合及创口一期愈合。

2. 植骨区血凝块稳定及新生毛细血管网建立。

3. 植骨材料或植入器械（如钛网、帐篷钉）对骨增量区三维空间持续稳定的支撑和维持。

4. 屏障膜或植骨材料将成纤维细胞有效阻挡和屏蔽于植骨区域以外。

凡是直接或间接影响植骨区血供、空间支撑、成骨诱导和破骨细胞活性的因素，都会影响美学区骨再生的临床效果，其包括但不限于：

1. 患者全身情况，如年龄、代谢性疾病、长时间使用大剂量类固醇激素、双膦酸盐类药物等。

2. 牙槽骨缺损的大小范围和程度，剩余骨的骨松质含量。

3. 骨缺损形态是否有利于植骨材料的留存及空间稳定（如有利型、不利型骨缺损）。

4. 骨缺损区及周围骨膜组织的血供和原位骨激活的能力。

5. 植骨材料的生物活性，包括骨生成能力、骨诱导能力、骨传导能力及骨替代率等。

6. 医源性因素，如骨增量手术的术式及适应证选择，植骨区的细菌污染和伤口暴露等。

三、美学区骨增量的临床目标

在制订骨增量手术方案之前，术者必须充分了解其在美学区种植修复病例中的临床意义。在不同的美学区病例中，由于骨缺损类型及严重程度不同，以及患者对最终美学效果要求的差异，术者应确定不同的临床目标，从而制订个性化的骨增量方案。

（一）扩大种植的适应证

当美学区缺牙位点的骨缺损超过一定限度时，种植体便无法获得良好的初期稳定性。此时，骨增量手术的主要目的之一是重建种植位点的牙槽骨量，使其在水平和 / 或垂直方向获得充足的体积，从而保证种植体植入和骨结合成功（图 8-2-2）。

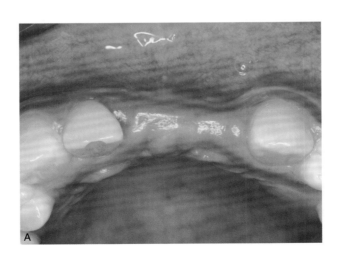

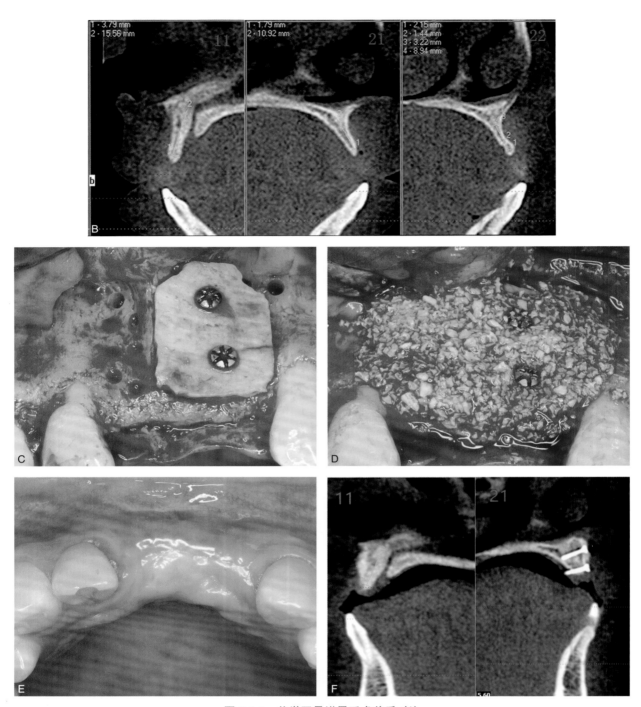

图 8-2-2　美学区骨增量手术前后对比

A. 患者术前口内照,11-22 缺失,牙槽骨外形轮廓塌陷　B. CBCT 示牙槽骨严重水平吸收,种植体无法获得初期稳定性,需先进行骨增量手术　C、D. 同种异体骨块 Onlay 移植 + 引导骨再生术　E、F. 术后 8 个月,牙龈轮廓得到明显改善,牙槽骨水平骨量明显增加

（二）确保以修复为导向的种植体植入

　　如果仅仅是遵循以外科为导向的种植体植入,即不考虑种植体的植入位点、轴向和深度,那么一部分美学区骨缺损病例即使不进行骨增量,也可以保证良好的初期稳定性及骨结合率。然而,在一些美学区病例中,牙槽骨轴向与以修复为导向的种植体最佳植入轴向并不相符。若种植体沿牙槽骨方向植入,

则无法保证种植修复获得满意效果（图 8-2-3），并可能存在一定的机械并发症隐患。对此，应严格遵循以修复为导向的原则进行植入设计，若其导致种植体空间不足，则只能通过骨增量手术进行植入位点的牙槽骨增量（同期或一期植骨），从而使其在形态上满足理想的种植外科方案对植入空间的要求。

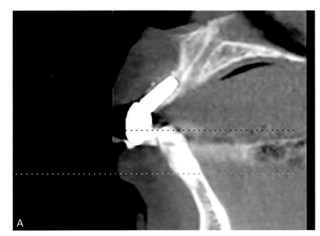
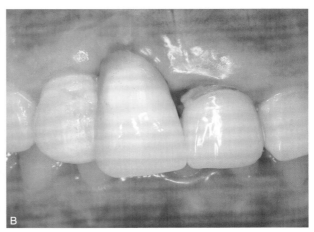
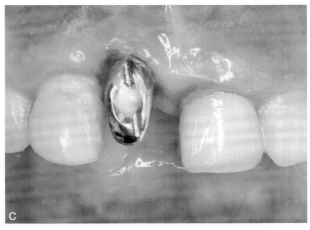

图 8-2-3　以外科为导向在 11 牙位植入种植体，牙槽骨轴向与种植体理想轴向严重不符，美学效果差
A. 11 牙位 CBCT 纵截面　B. 11 修复体长宽比例不佳　C. 种植体轴向严重偏唇侧

（三）保证种植体周软硬组织的长期稳定

在美学区，由于受到手术预备创伤和功能状态下的压应力作用，菲薄的唇侧骨板容易在种植体植入和修复完成后发生吸收改建，这可能导致种植体颈部唇侧螺纹暴露，继而造成基台颜色透出，甚至唇侧龈缘退缩，影响最终美学修复效果。此外，唇侧组织退缩也可能继发种植体周围炎症和机械并发症发生。因此，美学区骨增量手术需保持种植体颈部唇侧有 ≥ 2mm 的骨板厚度，以保证种植体周软硬组织和美学效果长期稳定（图 8-2-4）。

（四）恢复牙槽骨的唇侧外形轮廓

在美学区种植体颈部的骨量同样决定了轮廓美学的效果。当种植体按照修复为导向的原则植入时，即便唇侧骨板厚度 ≥ 2mm，有时仍需要进行唇侧骨增量或软组织增量手术，以恢复种植修复位点颈部及根方的天然唇侧轮廓美学（图 8-2-5）。

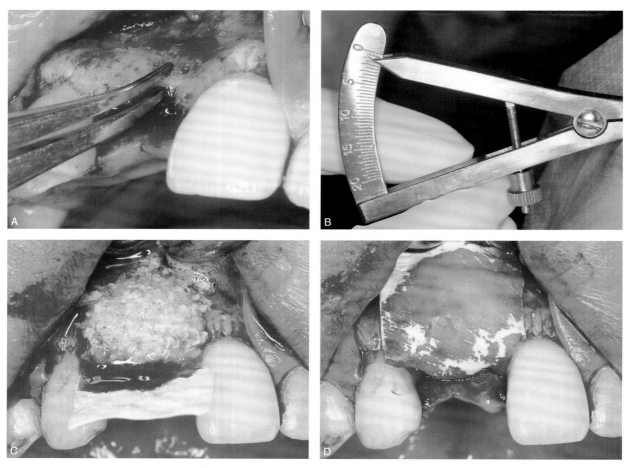

图 8-2-4　前牙美学区唇侧骨板较薄，种植修复的组织退缩风险较大
A、B. 唇侧骨板菲薄　　C、D. 唇侧行骨增量术

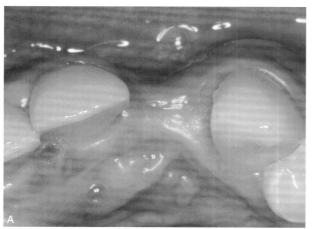
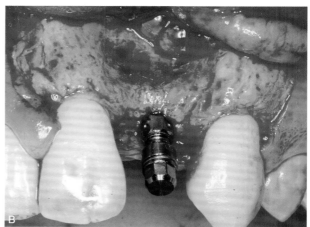

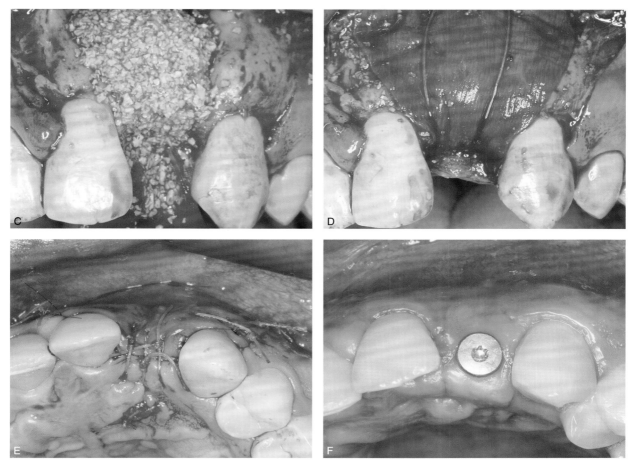

图 8-2-5 美学区缺牙位点术前外形轮廓欠佳,通过骨增量手术恢复理想的唇侧轮廓
A. 22 牙龈轮廓塌陷 B. 种植体根方可见骨轮廓塌陷 C. 在唇侧骨板放置骨粉 D. 用胶原膜覆盖、固定 E. 术区缝合(𬌗面观) F. 术区愈合(𬌗面观)

第三节 引导骨再生术

一、概述

1993 年, Buser 等提出了引导骨再生(guided bone regeneration, GBR)技术(图 8-3-1)的概念,该技术由引导组织再生(guided tissue regeneration, GTR)技术发展演变而来。在 GBR 技术出现之前,口腔种植医生主要通过牙槽骨劈开术、Onlay 植骨术等术式进行牙槽骨增量。相比这些技术, GBR 技术具有简单易掌握、手术并发症少、患者术后反应较轻等优势。经过近 30 年的发展,该技术已成为临床种植治疗中常用的骨缺损修复重建方式。

187

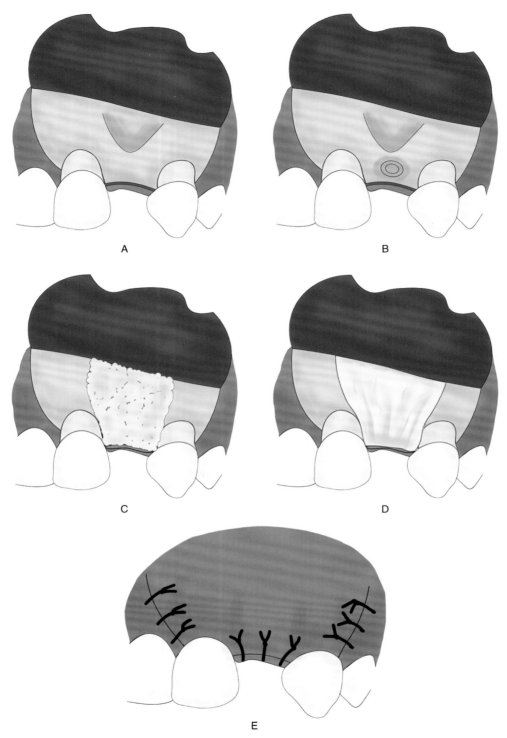

图 8-3-1　引导骨再生术操作示意图

A. 翻瓣后见唇侧骨缺损　B. 植入种植体　C. 在缺损部位填入植骨材料　D. 在材料表面覆盖生物膜　E. 缝合创口

　　在 GBR 技术中必须具备两大生物材料要素,即屏障膜和颗粒状骨移植材料。屏障膜是 GBR 技术获得成功的核心保障之一,这与该技术的生物学原理息息相关。位于软组织瓣与骨移植材料之间的屏障膜能建立起相对封闭、稳定的骨组织再生空间,其可在骨再生过程中阻止迁移增殖速度较快的成纤维细胞、上皮细胞,防止其侵入骨再生空间干扰成骨的生理过程。颗粒状骨移植材料不仅可稳定血凝块,维持成骨空间形态,还可引导骨原细胞进入材料支架内部,并在各种成骨因子的诱导下分化成熟,最终形成血管化的新生骨组织。颗粒状骨移植材料将在破骨细胞和巨噬细胞的作用下被缓慢降解吸收,其所留出的空间将逐渐被新生骨爬行替代。

二、适应证

（一）拔牙窝位点保存

牙齿脱落或拔除后,牙槽骨板会迅速发生吸收改建,为早期或延期的种植手术和最终美学修复带来挑战。通过 GBR 原理进行拔牙窝位点保存术,可在一定程度上维持牙槽骨量,减少牙槽骨轮廓吸收和牙龈组织退缩。一般情况下,位点保存术后 4~6 个月可进行二期种植手术。

（二）即刻种植

在美学区即刻种植手术中,由于拔牙窝唇腭向宽度远大于种植体直径,且一般需偏腭侧植入,故种植体和牙槽窝唇侧骨壁之间会存在一定宽度的跳跃间隙。一般认为,唇侧束状骨与种植体之间的间隙需保持 2mm 及以上,以满足同期填入颗粒状骨移植材料,维持唇侧骨板轮廓。若骨板不完整则同时需要屏障膜。此外,若拔牙窝唇侧的束状骨厚度 ≤ 1mm,即刻种植时建议跳跃间隙植骨的同时在唇侧翻瓣行 GBR 水平骨增量。

（三）牙槽嵴骨量不足

在各类型的牙槽嵴骨缺损中,经典 GBR 技术较适用于骨缺损区域空间维持能力较好的有利型骨缺损。对于不利型骨缺损,建议配合膜钉和 / 或不可吸收屏障膜(如钛加强 PTFE 膜、钛膜等),方可保障 GBR 的临床骨增量预期效果。

（四）种植体周围炎的处理

种植体周围炎可能导致种植体周围病理性骨袋。部分轻、中度种植体周围炎病例在急性炎症控制后,可配合种植体表面处理、化学消毒或物理刮治后,在炎症控制期采用 GBR 技术于骨袋内进行植骨,以促进种植体周的骨组织再生。

（五）种植体失败后的处理

美学区发生种植体破裂、骨结合失败、严重的种植体周围炎或植入位置不当等情况后,往往需要外科手术取出种植体。若通过环形骨钻或唇侧骨窗法取出,往往导致水平或垂直向的骨量缺损,故常需要通过 GBR 技术进行骨组织修复,待其愈合后再择期行种植体补种。

三、临床操作要点

（一）美学区软组织瓣设计

在美学区 GBR 技术中，为暴露牙槽骨缺损区并进行植骨操作，可进行以下经典的软组织瓣设计。

1. 一字形切口设计及改良 通常由位于牙槽嵴顶中线或偏腭侧的水平切口和邻牙区的龈沟内切口构成（图 8-3-2）。此切口设计暴露牙槽骨面与松弛黏膜瓣的效率极为有限，仅适用于在局部小范围

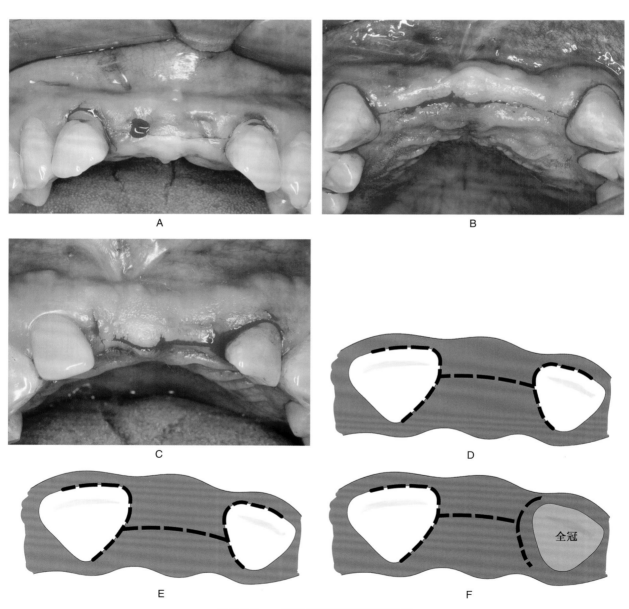

图 8-3-2 一字形切口的软组织瓣设计

A. 位于牙槽嵴顶中线水平切口和近远中邻牙龈沟的切口病例图　B. 位于牙槽嵴顶稍偏腭侧的水平切口和双侧邻牙龈沟内切口病例图　C. 位于牙槽嵴顶中线的水平切口、天然邻牙常规龈沟内切口和修复体侧的保留龈乳头切口病例图　D. 位于牙槽嵴顶中线水平切口和近远中邻牙龈沟的切口示意图　E. 位于牙槽嵴顶稍偏腭侧的水平切口和双侧邻牙龈沟内切口示意图　F. 位于牙槽嵴顶中线的水平切口、天然邻牙常规龈沟内切口和修复体侧的保留龈乳头切口示意图

进行水平向植骨的 GBR 病例。需要注意的是,当唇侧骨组织发生凹陷时,嵴顶水平切口应位于中线腭侧 1~2mm 处,以便在对位缝合时有足量的唇侧嵴顶角化牙龈。此外,当切牙孔位置接近牙槽嵴顶甚至偏向嵴顶中线时,水平切口过于偏向腭侧可能会损伤鼻腭神经血管束,造成术区的感觉异常。需要引起重视的是,当邻牙为人造全冠或桩核冠修复体时,可考虑采用改良的一字形设计方案,即在修复体侧制备保留龈乳头的位点内垂直嵴顶切口,以防止术后发生邻牙龈乳头、龈缘退缩,导致邻牙修复体颈缘暴露的美学风险。美学区的切口制备一般应用 15# 或 15C# 刀片。

2. 角形瓣　角形瓣的切口由水平切口和位于缺损区单侧的垂直减张切口构成(图 8-3-3)。由于增加了单侧垂直切口,角形瓣暴露牙槽骨面与松弛黏骨膜瓣的效率高于一字形切口,一般适用于植骨量较小的轻中度水平型骨缺损。为了尽可能减小瘢痕对美学的影响,垂直减张切口最好位于骨缺损的远中侧,一般呈直线形、弧线形或 C 形。水平切口的设计与一字形切口的嵴顶及龈沟内切口相同。当复位缝合黏骨膜瓣时,弧线形或 C 形减张切口会被拉长为直线,从而给软组织瓣提供更多的松弛度和拉伸范围。减张切口的冠方起点应位于牙齿龈缘顶点和远中龈乳头间的弧线中点,且切口应向远中略外展并与龈缘呈 60°~90°。减张切口离缺牙位点的牙位距离视骨缺损的范围而定,轻中度水平型骨缺损时切口需制备在 1~2 个牙位之外。

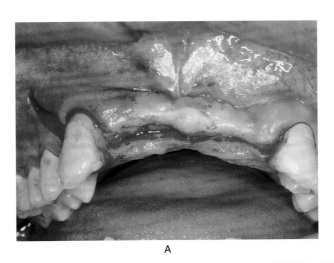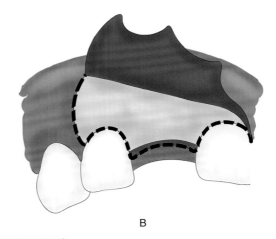

A

B

图 8-3-3　美学区角形瓣的切口设计

A. 21 种植位点的角形瓣设计(嵴顶中线切口 +22 远中的弧形减张切口)病例图　B. 美学区角形瓣切口设计示意图

3. 梯形瓣　梯形瓣由嵴顶水平切口和位于缺损区两侧的垂直减张切口构成(图 8-3-4)。由于附加了双侧垂直切口,梯形瓣暴露骨面与松弛黏骨膜瓣的效率最高,因此适用于各种类型的水平、垂直向及复合型骨缺损。与角形瓣的单侧垂直减张切口不同,梯形瓣的减张切口可能均位于骨缺损区邻牙的远中龈缘处,也可能位于种植位点相同象限内近中邻牙的近中龈缘处。为便于黏骨膜瓣伸展,减张切口可呈直线形、弧线形或 C 形。垂直切口与缺牙位点的距离视骨缺损的范围而定。轻中度水平型骨缺损时切口需制备在 1~2 个牙位之外。严重水平型或垂直型骨缺损时则需分别制备在 2~3 个牙位之外。

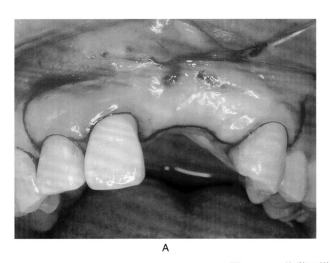
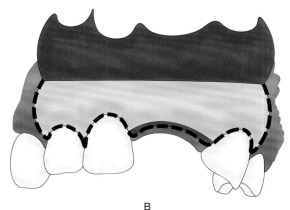

A   B

图 8-3-4 美学区梯形瓣的切口设计

A. 21、22 种植位点的梯形瓣设计（嵴顶中线切口+12、23 远中的 C 形减张切口）临床图 B. 美学区梯形瓣切口设计示意图

（二）受植骨床的处理及种植窝洞预备

1. 清理受植骨床 完整翻开黏骨膜瓣,用锋利的骨膜剥离子、刮匙或大球钻将受植骨床上残留的骨膜纤维组织彻底清除,以免骨膜中的成纤维细胞干扰新骨再生（图 8-3-5）。

2. 去皮质化处理 若是种植同期行植骨手术,一般在种植窝洞预备后,再进行植骨床的去皮质化（decortication）处理。即在植骨受区的骨皮质表面打孔,起到开放骨髓腔的作用。操作要点:将小球钻或枪钻垂直于骨面,向下钻入穿透皮质层进入髓腔,此时应有明显落空感,同时也可能会有血液从开放的孔中渗出（图 8-3-6）。需要注意的是,打孔时需避开邻牙牙根和种植体窝唇侧骨壁。

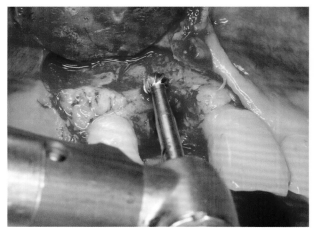
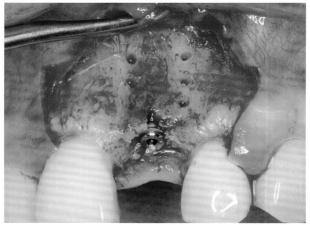

图 8-3-5 清理受植骨床表面的纤维软组织   图 8-3-6 预备后的受植骨床皮质层滋养孔

（三）骨移植材料的植入前处理

根据物理性状,骨移植材料主要可分为骨屑、颗粒状骨粉和块状骨三大类。在常规 GBR 技术中,颗粒状骨粉的使用比例最高。为了保证骨移植材料的成骨效果,提高其空间维持能力和骨诱导能力,植入

前可对骨粉材料进行如下处理。

1. 骨粉材料与自体骨进行混合 在骨粉材料（如同种异体骨、异种骨、人工合成骨）中按一定比例（推荐为 1 : 1）与自体骨屑或自体骨颗粒进行充分混合，可以在兼顾骨移植物强度（即空间维持能力）和吸收率的基础上，增加骨诱导性和骨再生能力。自体骨的获取常需要开辟第二术区，这将增加手术的复杂程度，有时甚至导致严重的术后反应和并发症风险（如下牙槽神经损伤、下颌切牙神经损伤、局部血肿等）。笔者临床上常使用微创取骨钻，在植骨区或邻近区域获得一定量的自体骨屑（图 8-3-7），一般情况下可满足小范围 GBR 的要求。在需要更多自体骨屑时，用取骨钻在下颌磨牙后区或颏部取骨，也不会造成严重的术后反应。只有在需要大量自体骨颗粒的情况下，才需要采用超声骨刀或裂钻进行口内、外的块状取骨，并采用钛制骨磨进行颗粒化处理。

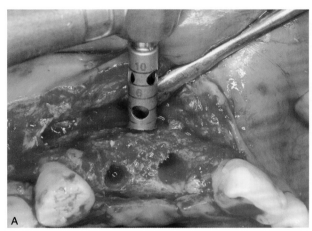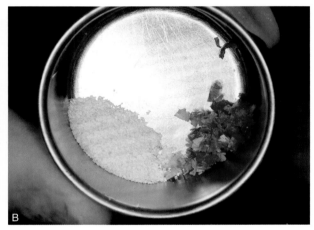

图 8-3-7 自体骨屑的获取及与骨粉材料的混合处理
A. 使用微创取骨钻在植骨区根方获取自体骨屑 B. 自体骨屑与骨粉材料大致按 1 : 1 比例混合

2. 骨粉材料与血浆基质物混合 术前抽取患者外周静脉血并通过专用的离心管和医用离心设备。根据离心机设置的参数和程序，可将其分别制备成不同的血浆基质物。在 GBR 的临床骨增量病例中，笔者团队长期使用可注射型富血小板纤维蛋白（injectable-PRF, i-PRF）、高级富血小板纤维蛋白（advanced-PRF, A-PRF）和浓缩生长因子（concentrate growth factor, CGF）三种制品（图 8-3-8）进行骨粉材料混合。i-PRF 与骨粉混合可形成具有黏性的骨粉团（sticky bone）（图 8-3-9），不但可增加植骨堆塑的操作便利性和机械抗压效果（即空间维持），还可通过 i-PRF 富含的生长 / 信号因子，如 VEGF、PDGF、转化生长因子（TGF）等，提高植骨材料促血管化、促细胞分化和骨诱导的能力。此外，还有医生将 A-PRF 或 CGF 胶原基质铰碎后与骨粉材料进行充分混合，以提供胶原基质和生长 / 信号因子，增加骨粉材料的黏性和体积（图 8-3-10）。然而，这种混合是否有利于移植物的空间维持能力，并促进 GBR 成骨尚未得到有力的临床研究证实。

3. 骨粉材料的其他处理方式 如果没有专用离心设备制作血小板浓缩物，还可将骨粉材料与植骨床或骨膜切口处获取的髓腔血液或外周静脉血进行混合，也能让骨粉产生一定的黏性效果。其中，骨髓腔因其富含骨原细胞而常被学者们所推荐。

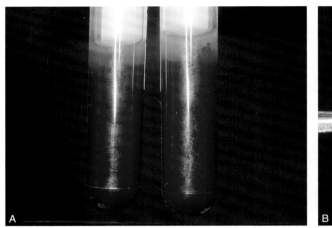
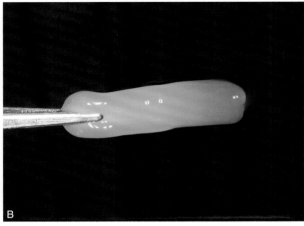

图 8-3-8　血浆基质物制品

A. 可注射型富血小板纤维蛋白 i-PRF　B. 高级富血小板纤维蛋白（A-PRF）

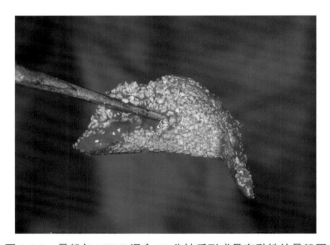

图 8-3-9　骨粉与 i-PRF 混合 10 分钟后形成具有黏性的骨粉团

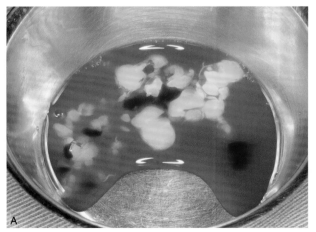
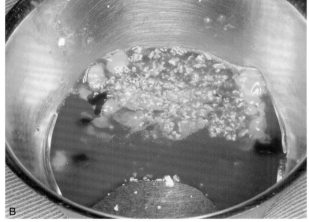

图 8-3-10　铰碎后的 CGF 与骨粉材料充分混合

A. 铰碎后的 CGF 胶原基质　B. CGF 与骨粉材料混合

（四）骨膜减张技术

在需要植入屏障膜（如胶原膜、钛加强 PTFE 膜、钛膜等）及大量骨粉材料的情况下，必须适当增加黏骨膜瓣的弹性与长度，才能实现软组织瓣完全复位和切口无张力缝合。这一操作被称为骨膜减张技术。其方法是通过软组织瓣组织面的骨膜切口和黏膜-骨膜间隙的潜行剥离（图 8-3-11）或机械性破坏骨膜内的致密纤维层，释放黏膜的弹性，从而获得软组织瓣冠向伸展的自由度。

制备骨膜切口时需更换新的 15# 或 15C# 刀片。将软组织瓣向根方斜行牵拉，刀片尖端略垂直于骨膜表面，在软组织瓣的前庭沟相应平面轻柔地扫动刀尖逐层切开骨膜纤维，保证切口线清晰和骨膜断面连续（图 8-3-12）。当骨膜纤维被逐渐切断后，冠向牵拉软组织瓣可见切口增宽后暴露的黏膜组织面，这时软组织瓣的长度已经得到部分延伸。紧接着，在锋利的骨膜剥离子或软组织张力梳的协助下，将位于断裂的骨膜沿黏膜组织面进行潜行剥离，绷紧软组织瓣使其朝冠方延伸，直至满足无张力缝合的需要（图 8-3-13）。此外，骨膜切口的两端必须和软组织瓣的边缘相接，尽量切断软组织瓣基底部两端的纤维组织条索，以求最大限度实现软组织瓣的伸展。

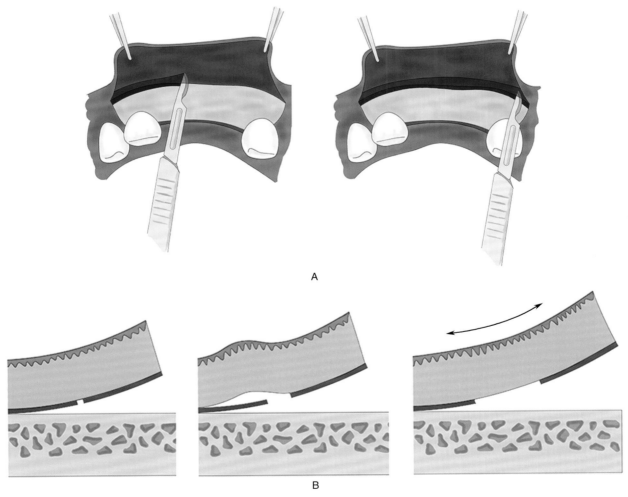

A

B

图 8-3-11　骨膜减张技术
A. 骨膜切口制备示意图　B. 黏膜-骨膜潜行剥离后软组织瓣的伸展自由度增加

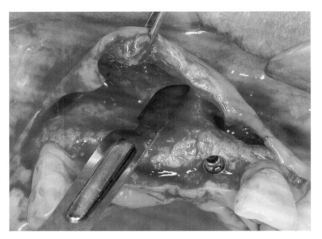

图 8-3-12　骨膜减张技术（术中口内照）

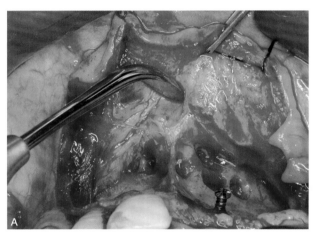
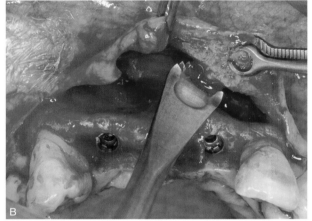

图 8-3-13　预备骨膜切口后潜行剥离骨外膜，增加软组织瓣的延伸度直至满足无张力缝合的需求

A. 用锋利的骨膜剥离子潜行剥离骨膜　B. 用软组织张力梳破坏骨膜内的纤维层

　　对于美学区而言，由于软组织瓣的基底部有鼻底（即梨状孔下缘）和表情肌（如提口角肌、切牙肌、提上唇肌、口轮匝肌等）附丽，并有丰富的血管网滋养，为减少出血和术后血肿，避免对上颌表情肌功能造成损害，在剥离黏骨膜瓣和骨膜减张切口制备时需注意以下几点：①在进行黏骨膜瓣的根方剥离时，勿捅破鼻底黏膜；②进行骨膜切开时，切口部位不宜过高、过深，以免伤及上颌附丽肌群纤维；③骨膜切开时，勿穿通软组织瓣黏膜层。

　　建议在进行植骨和覆盖屏障膜操作之前进行骨膜减张，以防止骨粉和未固定的屏障膜干扰减张操作。骨膜减张可能导致软组织瓣出血，并影响骨粉堆积和成形，在进行植骨材料和屏障膜放置前应充分控制出血量。为检验骨膜减张效果，可用组织镊夹持唇侧软组织瓣向冠方及切口腭侧牵引，若其边缘在植骨前能超过嵴顶切口 5~10mm，则基本能够保证植骨后的黏骨膜瓣复位和无张力缝合（图 8-3-14）。

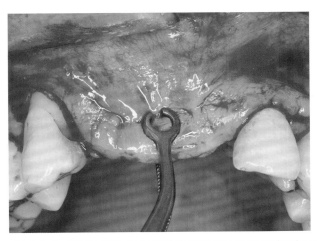

图 8-3-14 骨膜充分减张处理后,软组织瓣能需在牵拉时超出嵴顶切口 5~10mm

(五)骨移植材料植入

放置骨移植材料前,应确保种植体已准确植入到位,并将骨粉材料逐层覆盖于裸露的种植体表面和整个受植骨床区域。若获取的自体骨材料有限,建议将其先覆盖于裸露的种植体表面,再覆盖其他植骨材料(图 8-3-15)。如果同期无种植体植入,则可将混合后的骨移植材料直接覆盖于受植区骨床上(图 8-3-16)。注意,在暴露的种植体唇侧区域必须保证有 2mm 以上厚度的骨粉材料,在预计的牙槽骨再生轮廓外也需保证有 1~2mm 过量的骨移植材料。若腭侧也需植骨,建议先将修整好的生物膜塞入腭侧黏骨膜瓣下方。

在 GBR 技术中,必须确认骨粉间堆积紧实,各层间无明显间隙。i-PRF 处理后的黏骨团容易保证塑形和骨粉夯实,但仍需注意骨粉团的边缘光滑而平整,切忌在根方产生悬突样形态。这是由于黏骨膜在愈合期的挛缩和唇肌收缩时的动态压力(如说话、咀嚼运动),可能会造成骨粉团内部压缩和外形塌陷。

此外,即便采用了钛膜、钛加强 PTFE 膜这样具有较好空间支持能力的屏障膜,同样需要注意以上植骨原则。这是因为疏松堆积的骨粉容易受成纤维细胞侵入,形成骨不良的表面玷污层。此外需要注意的是,过量植骨虽可适度抵消压力和成纤维细胞对成骨空间的侵犯,但也有可能造成前庭沟处过于膨隆,产生明显的异物感,并造成患者二期修复后的不适。

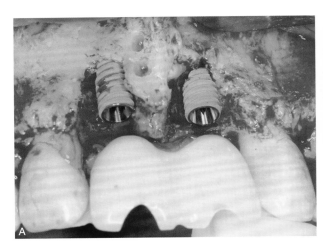

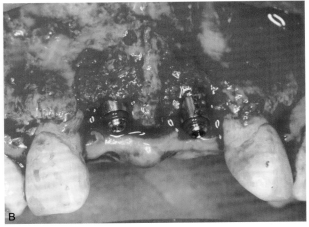

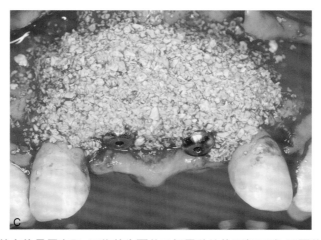

图 8-3-15　获取的自体骨屑有限,可将其先覆盖于裸露种植体颈部区域,再覆盖脱蛋白牛骨基质
(deproteinised bovine bone matrix, DBBM)骨粉
A. 11、21 种植体颈部暴露 3~5mm　B. 覆盖自体骨屑于裸露的种植体表面　C. 覆盖 DBBM 骨粉

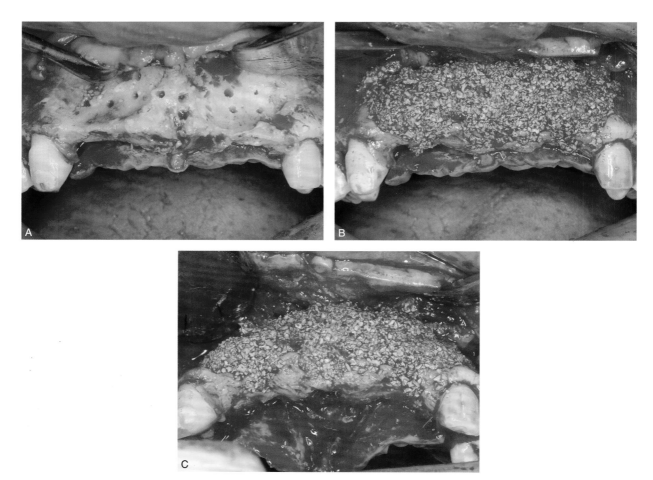

图 8-3-16　同期不植入种植体时,将与自体骨屑混合后的 DBMM 骨粉材料覆盖于受植区骨床上
A. 12—22 牙槽骨水平向骨量不足　B. 将混合后的骨粉覆盖于受植区骨床上　C. 过量植入骨粉,使其略超出设计的骨
增量轮廓线

（六）屏障膜的选择、放置与固定

1. 屏障膜的选择　屏障膜分为不可吸收膜和可吸收膜，前者包括聚四氟乙烯（poly tetra fluoroethylene，PTFE）膜、钛加强型 PTFE 膜和钛膜（网），后者包括生物胶原膜、人工合成膜。不可吸收膜在体内持续时间长、屏障效果较好，但缺点是需要二次手术取出，且生物相容性较差。可吸收膜的优点是不需要二次取出，生物相容性好，但一般较为柔软，空间维持能力较差，且持续时间在 2~6 个月。在不可吸收膜中，目前国内临床常用的是钛膜（网），欧美国家临床常用的是钛加强型 PTFE 膜（如 d-PTFE、e-PTFE）。在可吸收膜中最常使用的是胶原生物膜，多取自动物的皮肤、心包膜、肌腱等结缔组织，通过去胶原去细胞等处理手段降低其抗原性。由于钛膜（网）、钛加强型 PTEE 膜的强度高，常用于不利型骨缺损或严重水平/垂直骨缺损的 GBR 病例。在国内，临床医生常使用可吸收胶原生物膜，虽然强度较低不易维持成骨空间，但配合膜钉使用后也可用于缺损较为复杂的 GBR 水平骨增量技术（如采用 Urban 等提出的"香肠"技术）。此外，在帐篷技术（Tent GBR）和牙槽骨劈开术的辅助下，胶原生物膜也可以用于较为复杂的水平或垂直骨缺损病例。在使用钛膜（网）GBR 技术时，为了减少对黏骨膜创伤，通常也同时使用生物胶原膜进行外层覆盖。

2. 屏障膜的修剪和放置　大多数胶原生物膜通常存在正、反两面（图 8-3-17），临床医生在放置时应加以注意。一般胶原膜的正面较光滑，且会有记号标记。临床上要将正面朝向黏骨膜，将反面朝向植骨材料。如果不慎弄反，则膜的屏障功能和最终成骨效果会受到一定的影响。

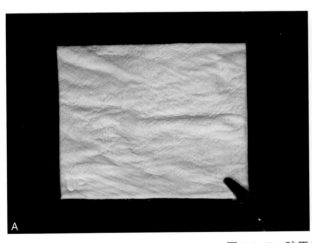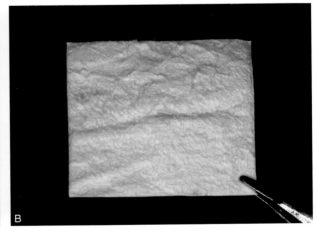

图 8-3-17　胶原生物膜的表面特征
A. 胶原生物膜的正面　B. 胶原生物膜的反面

　　放置屏障膜时，一般需要跨越牙槽嵴顶和周围邻牙之间的间隙，完全覆盖植骨材料，并超出植骨范围外侧 3~5mm。为此，需要对屏障膜的大小进行评估和选择，并对跨越牙槽嵴顶部分的边缘进行修剪。如对于单牙植骨位点，一般会将其修剪成"马鞍形"以利于其跨越牙槽嵴顶。此外，笔者有时会先将生物膜的一端塞入腭侧黏骨膜瓣下方 5mm 左右，再进行骨粉植入（图 8-3-18）。如果一张生物膜无法覆盖整个植骨区域，需要用更多的生物膜进行交叠覆盖。同时，生物膜的大小应修剪适中，在边缘不应有太多的冗余。在放置时务必保持平整，做到不卷边、不打皱。干燥的生物膜更容易进行裁剪操作，而生理盐水和血液湿润后的生物膜则更容易贴附于植骨材料区域。临床上可先对干燥的生物膜进行修剪，放置于植骨区域后再用生理盐水和外周血进行润湿，以保证其贴附在植骨术区。

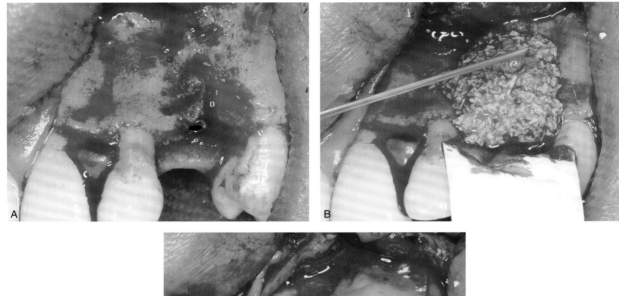

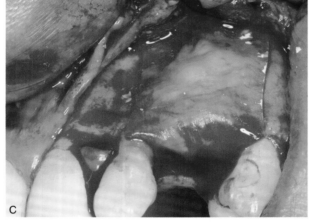

图 8-3-18　胶原屏障膜的覆盖方式

A. 种植体唇侧骨板菲薄　B. 生物膜塞入腭侧后，放置骨粉　C. 胶原膜覆盖植骨材料的区域，并超出植骨范围外侧 3~5mm

对于不可吸收膜而言，以笔者临床上使用经验最丰富的钛网为例进行介绍。钛网分为可裁剪型和定制型。较大的钛网在消毒后需要依照骨缺损移植区域的范围，用金皮剪进行修整，注意防止剪裁后出现过于锋利的边缘和锐角。为了实现钛网的个性化制备，临床医生会在术前按照 3D 打印的牙槽骨模型进行钛网预弯和剪裁（图 8-3-19A）。此外，笔者临床团队还进行了 3D 打印个性化钛网的动物和临床实验研究，这种钛网可一次打印成型，无需在术中进行剪裁（图 8-3-19B）。

3. 屏障膜的固定　在 GBR 术后的骨再生和软组织瓣愈合过程中，任何造成移植位点创伤和 / 或骨粉材料过度移动的因素，都会破坏早期黏骨膜下的纤维蛋白凝结和切口的愈合，影响微血管网向成骨区域的长入和形成，最终影响骨再生的临床效果。因此，为防止屏障膜移位导致对骨移植材料的干扰，必须采取相应措施进行良好的固定。

（1）可吸收膜：对于亲水性强，易贴附于骨粉和黏骨膜的胶原膜而言，其发生过度移动的可能性较低。为增强其在临床上的稳定性，除将屏障膜一端插入腭侧黏骨膜下方进行固定外，还会采取以下固位措施。

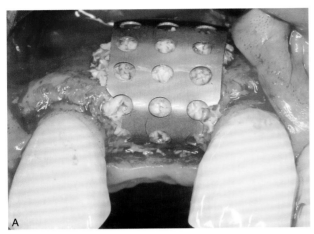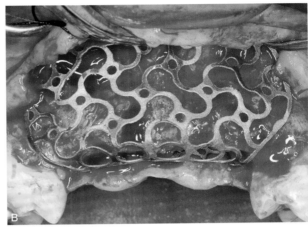

图 8-3-19　2 种类型的钛网在临床种植中的应用

A. 预弯和剪裁后的钛网　B. 3D 打印个性化钛网的放置与固定

1）膜钉法：用 2 个以上膜钉固定屏障膜唇侧根方和近远中两侧（图 8-3-20A）。这种固定方式除了可以防止膜滑动，还可增强屏障膜下方骨粉的空间稳定性。该方法的缺点是需要在二期手术时翻瓣取出膜钉。膜钉法对于亲水性较差的人工材料可吸收膜（如聚乳酸膜）尤为必要。此外，该方法对胶原膜应用于"香肠技术"时是必需的。

2）愈合帽 / 覆盖螺丝固定法：在屏障膜跨越种植体颈部平台的位置打孔，用愈合帽（非埋入式愈合）或覆盖螺丝（埋入式愈合）进行膜的固定（图 8-3-20B）。该方法虽然不能完全控制膜的后端移位，但能防止其旋转和冠根向滑动。

（2）不可吸收膜：钛加强 PTFE 膜和钛膜（网）的亲水性与柔顺性都比较差，故必须采用 2~4 颗膜钉或 3~5mm 长的固位钛钉，对其进行坚强固定（图 8-3-20C）。小型 3D 预制钛网的固定主要靠定位柱或愈合帽来完成，其缺点是只可选择种植体同期植入的病例（图 8-3-20D）。

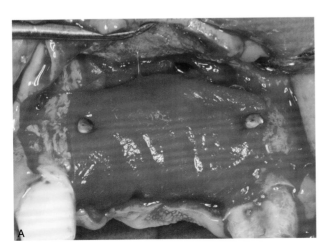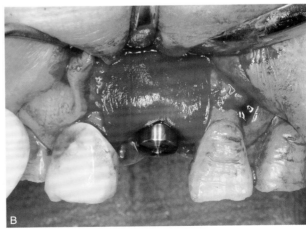

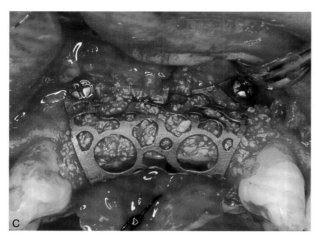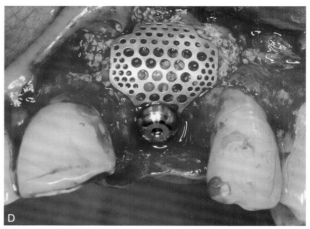

图 8-3-20 屏障膜的固定

A. 膜钉法固定可吸收胶原膜 B. 愈合帽/覆盖螺丝固定胶原膜 C. 个性化 3D 打印钛网由钛固位钉固定 D. 小型 3D 预制钛网由定位柱固定

（七）软组织瓣缝合的程序及技巧

在前牙美学区推荐使用 4-0、5-0、6-0 的微创缝线（丝线、尼龙线）进行软组织瓣缝合，缝针的弧度以 3/8，倒三角（▽）刃部外形为宜。除平行褥式减张缝合需使用有较大韧性的 4-0 微创缝线外，水平切口及减张切口的缝线均宜选择 5-0、6-0 的微创缝线。为了更灵活地使用微创缝线，特别是 5-0 以下较细的外科缝线，术者应在缝合时使用显微缝合器械，包括显微针持、显微线剪和显微组织镊。为使术野更加清晰，术者可在 2.5 倍或 4 倍的口腔放大镜下进行缝合操作。

1. 软组织瓣基底部的水平褥式减张缝合 为了实现黏骨膜瓣复位后的无张力缝合，建议先进行穿唇、腭侧软组织瓣的水平褥式减张缝合（图 8-3-21），其缝合步骤如下。

（1）选择 4-0 的微创缝合线，确认唇侧黏骨膜已充分减张。

（2）从靠近腭侧软组织瓣切缘根方外侧 5~10mm 处进针，从腭侧瓣内侧跨越屏障膜，从唇侧瓣切缘根方 10mm，即膜龈联合线上方出针，再从与出针点平行的近/远中 5~8mm 处入针，越过屏障膜从对应的腭侧瓣处出针。

（3）提拉缝线，将唇侧瓣的基底部向冠方牵拉，行外科结固定。

对于单个牙位的植骨，一组水平褥式减张缝合即可防止唇侧软组织瓣回缩，从而减轻两侧切口处进行对位或外翻式缝合的张力。如果 GBR 植骨区较宽或超出 1 个牙位，则需要再进行 1~2 组平行的褥式减张缝合。在完成水平褥式缝合后，唇腭侧瓣的组织张力几乎可以完全消失，并可使切缘有一定程度的外翻。需要注意的是，水平褥式减张缝合的缝线可以在 2~3 周后行完整拆除。

2. 缺损位点双侧龈乳头的改良垂直褥式缝合 在美学区病例中，黏骨膜瓣复位时的精准对位对牙龈软组织美学的恢复非常关键。笔者建议先对缺损位点双侧的龈乳头分别进行对位缝合，可采用改良垂直褥式缝合的方式，推荐使用 5-0 或 6-0 微创缝线。与常规垂直褥式缝合相比，改良式的优点是在造成龈乳头轻微外翻、冠方复位的基础上，用 Y 形缝线压住外翻的切缘开口，从而保证龈乳头充分愈合（图 8-3-22）。

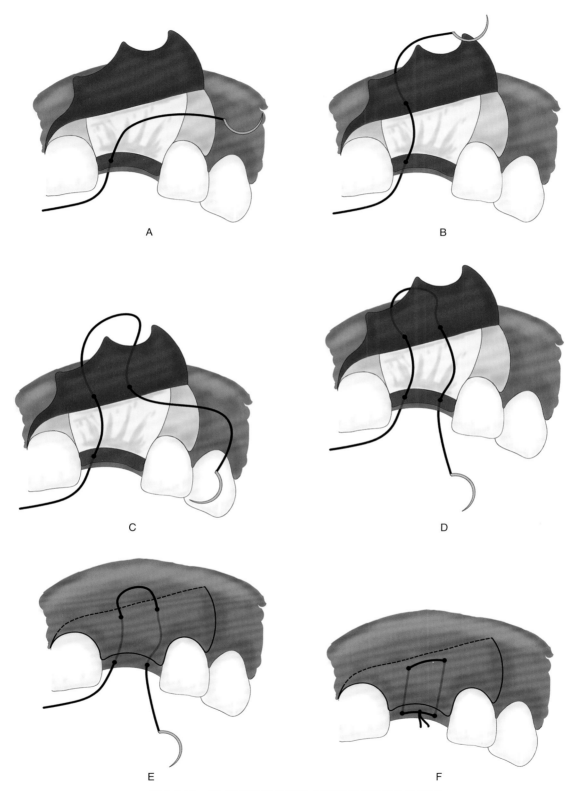

A

B

C

D

E

F

图 8-3-21　唇、腭侧软组织瓣的水平褥式减张缝合示意图

A~D. 在近腭侧软组织瓣切缘的根方 5~10mm 处进针,从腭侧瓣内侧穿越屏障膜,从对应的唇侧瓣近切缘根方(膜龈联合线上方)10mm 处出针,再从与出针点近/远中平行的 5~8mm 处入针,越过屏障膜从对应的腭侧瓣处出针　E、F. 将唇侧瓣的基底部向冠方牵拉,行外科结固定

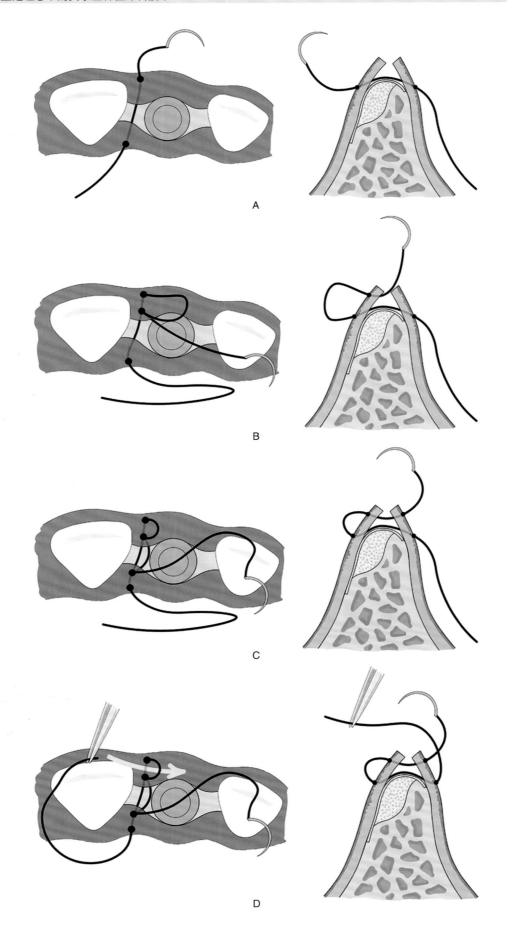

A

B

C

D

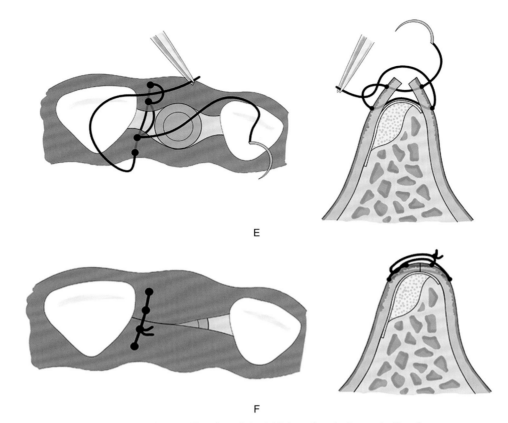

E

F

图 8-3-22　龈乳头的改良垂直褥式缝合示意图（殆面 + 矢状面）

A. 腭侧切口外表面穿入,唇侧切口外表面穿出　B. 唇侧切口外表面穿入　C. 腭侧切口内表面穿入,外表面穿出
D. 将腭侧线头提起,拉到唇侧　E. 使腭侧进针线头经过唇侧外表面缝合线下方,拉出　F. 将腭侧穿出的针线头拉到唇侧,拉紧切口,唇侧两线头打结

3. 牙槽嵴顶水平切口的缝合　有了前面两个步骤的减张缝合操作,软组织瓣的张力可基本消除,此时一般只需要进行牙槽嵴顶间断缝合即可,推荐使用 5-0 或 6-0 微创缝线。如果在某些位点仍有一定张力,可考虑局部采用平行褥式减张缝合以配合间断缝合(图 8-3-23)。牙槽嵴顶的水平切口缝线不宜过紧,如果发现缝合后黏膜发白,则需考虑软组织瓣减张不足,应拆除前面的缝线并重新进行骨膜减张。

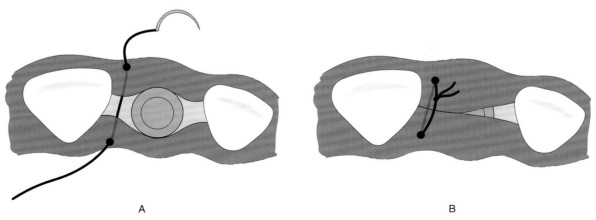

A　　　　　　　　　　　　　　　　　　B

图 8-3-23　牙槽嵴顶间端缝合

A. 腭侧切口外表面穿入,唇侧外表面穿出　B. 两线头打结

4. 垂直减张切口的缝合　采用 5-0 或 6-0 微创缝线进行垂直减张切口的缝合（图 8-3-24）。为保证龈缘处切口对齐,应从减张切口的近龈缘端开始。如果减张切口边缘的张力不大,可以从龈缘开始向根方行全程间断缝合。如发现存在一定张力,可从龈缘处开始行八字减张缝合,后续视情况改为间端缝合。

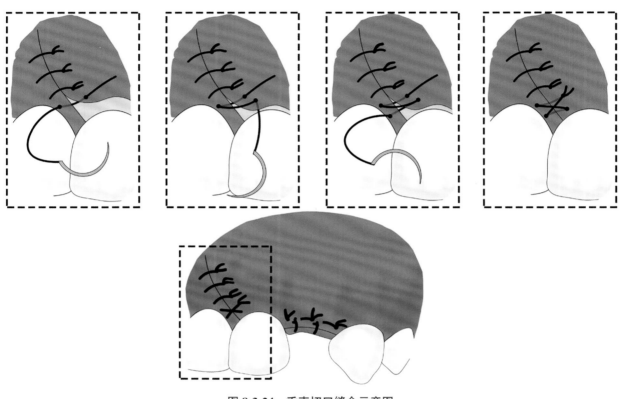

图 8-3-24　垂直切口缝合示意图

5. 缺损位点外龈乳头的垂直褥式缝合　如果垂直减张切口在缺损位点的远端邻牙上,则会涉及更多龈乳头断端的缝合。此时,需要将冠方剩余的龈乳头进行去上皮化刮除处理,采用软组织瓣冠方复位方式,将其覆盖于龈乳头断端,并进行垂直褥式缝合。这种技术可避免龈乳头斑痕,减少龈乳头退缩风险,重塑新的龈乳头。

四、并发症及注意事项

在 GBR 骨增量术后,术区软组织须保证无炎症、无感染的 I 期或 II 期愈合。植骨材料在术后 3~4 个月内不能受外力挤压,否则可能会造成伤口裂开和骨粉塌陷吸收。若术中减张效果不佳,水肿和吸收可导致缝线滑脱或软组织瓣边缘缺血坏死,从而导致软硬组织愈合不良。可吸收生物膜暴露在口腔环境后,会被细菌胶原酶迅速吸收降解,骨粉将逐步受到口腔内唾液、微生物等污染,GBR 骨增量的预期效果将会下降。不可吸收膜在口内暴露后,上皮组织很难自行爬行愈合,严重者甚至会导致美学区牙龈组织缺失和美学修复失败。

因此,医生和患者在 GBR 术后必须遵循以下术后注意事项。

1. GBR 术后 10~14 天,患者需减少非必要的口腔运动(如说话、唱歌),并避免过度张口运动。

2. 患者需防止用手指、牙刷或旧义齿(活动义齿)触碰或挤压植骨区域。

3. 患者在术后需忌烟、酒和辛辣食物。

4. 口腔含漱氯己定和浓替硝唑漱口液,一日 3 次,持续 1~2 周。

5. 术后 10~14 天可视情况进行一次或多次拆线。

6. 术后 2~3 个月,患者不得配戴可能压迫植骨区牙槽嵴和唇侧的临时活动义齿,特别是夹持力较大的临时隐形义齿,建议选择压膜式微笑保持器(图 8-3-25)。

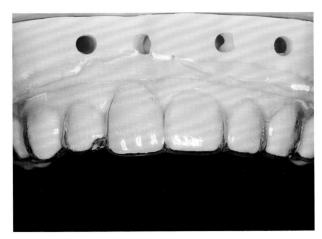

图 8-3-25 压膜式微笑保持器

第四节 牙槽骨劈开术

一、概述

牙槽骨劈开术是利用牙槽骨良好的生物弹性,通过手术制备牙槽骨裂隙,依靠专门器械从双侧骨皮质间隙楔入,并通过挤压造成唇侧骨板青枝样骨折和铰链样转动(或发生唇侧位移),最终扩大牙槽嵴顶宽度的一种水平骨增量技术(图 8-4-1)。有研究显示,牙槽骨劈开术的成功率为 98%~100%,种植成功率为 86.2%~97.5%,与非骨增量手术病例相当。在牙槽骨劈开术后两侧骨板间的骨愈合与骨折类似,文献报道,牙槽骨劈开病例中的种植体在负载 18 个月后的存活率为 95%~100%,平均负载 20.4 个月(12~36 个月),总存活率为 97.3%。另有研究提出,骨劈开后种植体的 5 年存活率为 97%。

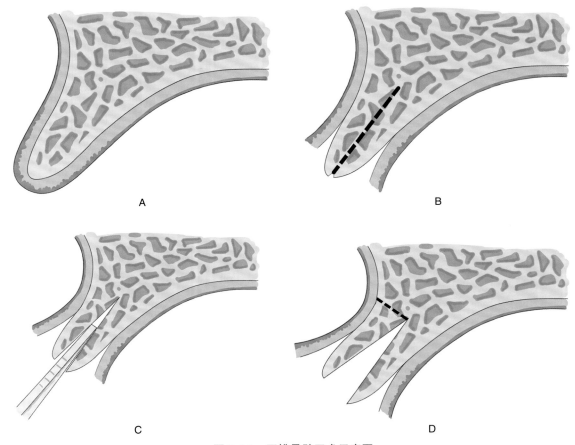

图 8-4-1 牙槽骨劈开术示意图

A. 牙槽骨矢状面 B. 牙槽骨裂缝制备 C. 楔入骨凿或骨挤压器造成唇侧骨板青枝骨折 D. 唇侧骨板铰链样转动,牙槽嵴宽度扩大

（一）临床适应证

1. 适用于拔牙窝基本愈合,存在牙槽嵴水平向宽度轻中度不足的骨缺损病例（牙槽嵴宽度在 3~5mm）,但不包括同时存在垂直骨缺损的美学区病例。

2. 种植体的理想植入轴向需与牙槽骨长轴方向基本一致。

3. 唇、腭侧骨皮质完整且厚度在 1mm 左右,骨松质厚度在 1.5~2mm 以上。

4. 缺牙区的近远中宽度不低于 9mm。

5. 骨质密度在 Ⅱ ~ Ⅳ类（上颌美学区多数属于 Ⅱ ~ Ⅲ类骨质）。

6. 唇侧无明显的骨性倒凹。

7. 患者口腔卫生和机体愈合能力良好,无吸烟、酗酒等不良嗜好。

（二）牙槽骨劈开术的分类

按照牙槽骨劈开的程序可以将其分为一次骨劈开法和二次（延期）骨劈开法。

1. 一次骨劈开法指在一次手术中劈开并扩张唇侧牙槽骨板,进行骨移植材料填塞和种植体同期植入。若植入条件不佳,也可考虑 4~6 个月后二期植入种植体。该方法多适合于骨密度Ⅲ类、Ⅳ类牙槽骨的骨劈开病例。根据翻瓣的方式,一次骨劈开法又可分为开放型全厚瓣法、局限型全厚瓣法和半厚瓣法(图 8-4-2)。在全厚瓣法中,除牙槽嵴顶可制备水平向骨切口外,还可在裸露的唇侧骨面制备垂直的近远中向骨减张切口,以避免没有骨膜附着的骨板发生折断、分离。半厚瓣法和局限型全厚瓣法则因为无法暴露唇侧骨面,因而不能制备近远中垂直骨减张切口。本节主要介绍临床常用的开放型全厚瓣法。

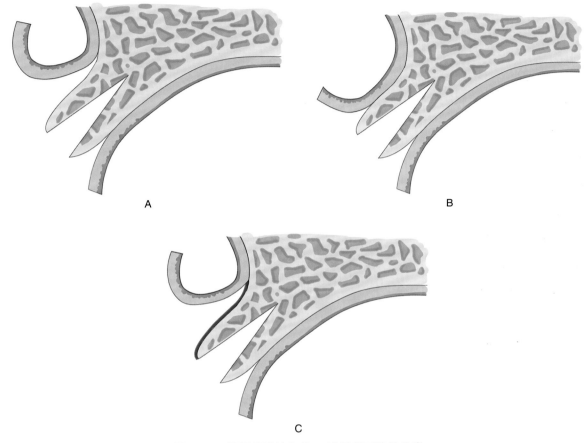

图 8-4-2　根据翻瓣的方式,一次骨劈开法的分类
A. 开放型全厚瓣法　B. 局限型全厚瓣法　C. 半厚瓣法

2. 二次(延期)骨劈开法　二次(延期)骨劈开法指通过两次手术完成牙槽骨劈开。第一次手术翻开黏骨膜全厚瓣,使用超声骨刀在骨皮质层做牙槽嵴顶切口、近远中垂直骨切口,以及连接垂直切口下端的根方水平骨切口,然后直接复位缝合。二次手术可在 1 个月后进行,先偏舌侧牙槽嵴顶切开黏骨膜瓣,适度翻开嵴顶全厚瓣,使唇腭侧的黏骨膜保持与骨面附着,再从嵴顶行骨劈开和唇侧骨瓣挤压移位,形成带有黏骨膜瓣附着的岛状骨瓣(island flap)或书状骨瓣(book flap),并同期进行种植体植入。该方法在美学区病例较少使用,多适合于下颌后牙区骨密度Ⅱ类的病例,故在本节中不详细介绍。

(三)牙槽骨劈开术与种植体的植入时机

在牙槽骨劈开后何时行种植体植入需要考虑以下几方面因素。

1. 种植体能否获得良好的初期稳定性,并保障最佳植入位点和轴向。在美学区,种植体的最佳植入轴向有时会与牙槽骨劈开的轴向（多与牙槽骨轴向一致）不甚吻合，此时行同期植入会影响最终的美学修复效果。

2. 在翻开全厚瓣的一次骨劈开术中，种植体窝预备或种植体植入时是否会发生唇侧骨板意外离断。如果存在这种风险则建议二期植入。

3. 在牙槽骨劈开术中，种植体植入位置必须在保证初期稳定性好的前提下，具有安全的可用垂直高度，以免损伤鼻底或局部的神经血管束。

（四）牙槽骨劈开与 GBR 骨增量的关系

动物实验和临床研究均表明，牙槽骨劈开术中翻开全厚瓣会暂时破坏唇侧骨板的外周血供，而牙槽骨劈开造成的骨板青枝骨折也会造成中央血供破坏，二者会造成唇侧骨板吸收改建。因此，在行全厚瓣法的牙槽骨劈开术中，必须同期在唇侧行 GBR 骨增量，以避免唇侧骨板吸收和种植体颈部暴露。此外，有学者提出可以在牙槽嵴顶处剥离全厚黏骨膜瓣，而在唇侧仅剥离黏膜瓣（半厚瓣法）或不进行唇侧翻瓣（局限型全厚瓣法），这样可保留完整的骨膜血供。对于这些特殊的牙槽骨劈开软组织处理方式，本节不进行详述。需要指出的是，以上两种术式因为不暴露骨板表面，无法在唇侧进行 GBR 骨增量。据文献报道，与全厚瓣骨劈开 +GBR 的术式相比，以上术式虽不能植骨，但在唇侧骨量的保持上却与前者没有明显的统计学差异。

二、一次牙槽骨劈开术（开放型全厚瓣法）的外科技巧

在美学区采用一次牙槽骨劈开术进行水平骨增量时，需要考虑软组织瓣切口设计、种植体植入位点、轴向和牙槽骨轮廓恢复对二期修复美学的影响。由于在全厚瓣法的一次骨劈开术中，需要辅助 GBR 技术，因此从切口设计、骨膜减张到骨粉植入和无张力缝合都与本章第三节的内容基本相同，故以下仅重点介绍牙槽骨劈开术的特殊技术要点。

（一）切口及软组织瓣设计

需要强调的是，软组织瓣的垂直减张切口必须远离缺牙位点（即 1 个牙位以上），以保证软组织瓣基底部的宽度。

（二）牙槽嵴减张截骨

采用超声骨刀或盘形钻制备牙槽嵴切口，以利于骨劈开或骨挤压器械楔入和唇侧骨板扩张。一般情况下，牙槽嵴骨切口应包括两类：牙槽嵴顶的水平骨切口、唇侧骨板的垂直减张骨切口。

1. 牙槽嵴顶的水平骨切口

（1）水平骨切口的长度应取决于所需劈开的骨板宽度，一般不得小于 7mm，且切口两端应远离邻牙颈部至少 1mm。

（2）在美学区，水平骨切口应尽量靠腭侧，以免种植体植入位点偏向唇侧，但同时也应保证腭侧骨皮质厚度≥1mm。

（3）制备该切口时，建议优先选择超声骨刀，并使用SG1工作尖，该工作尖上有明确的激光长度标记。切口应穿透骨皮质并进入骨髓腔，切口深度应比种植体长度短2~3mm。此外，对于多个牙位的骨劈开病例而言，不同直径的盘形钻也是可以考虑的工具，但同时应注意保护口腔内的黏膜组织。

（4）在美学区，骨劈开的轴向应尽量与种植体的最佳植入轴向保持一致，而水平骨切口的轴向是影响骨劈开平面的重要决定因素，因此必须重视对该切口的轴向设计。

需要注意的是，当牙槽骨轴向与种植体植入轴向存在较大的角度偏差时，过深的水平切口可能导致唇侧穿通和骨劈开失败，因此需要慎重考虑骨劈开同期植入种植体的可行性。术中发现风险时，可更换原手术方案，如：适当调整水平松弛切口的轴向，并在种植窝预备时进行窝洞轴向调整，或采取一期骨劈开+二期种植体植入的方案，或更改为Onlay植骨术、GBR钛网技术等其他水平骨增量方法。

2. 唇侧骨板的垂直减张骨切口 制备该切口的目的在于，可以在进行骨挤压时更好地控制唇侧骨板的青枝骨折线部位，防止在唇侧骨板较厚时骨板劈开困难，或发生不可预期的骨板折裂（如骨板中份纵向青枝骨裂、邻牙唇侧骨板骨折等），从而影响最终的牙槽骨劈开效果和种植体窝洞预备。

（1）双侧垂直骨切口应起于牙槽嵴顶水平向骨切口两端，从嵴顶向根方可略微扩展基底部宽度（图8-4-3），但应避免损伤邻牙牙根。

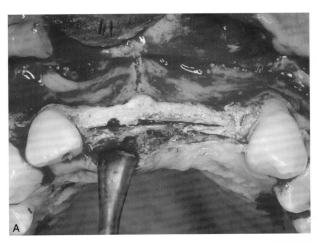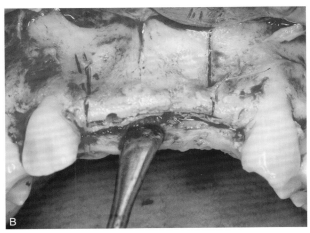

图 8-4-3 一次骨劈开术的口内骨切口制备
A. 双侧垂直骨切口起于牙槽嵴顶水平向骨切口两端 B. 双侧垂直骨切口从嵴顶向根方略微扩展

（2）垂直骨切口应穿透骨皮质并透入骨髓腔，超声骨刀工作尖或盘钻应与骨面保持外倾，即倾角略大于90°，从而造成向术区近中倾斜的骨板切口截面，便于骨板向唇侧挤压时的铰链样运动。

（3）为便于骨劈开安全性的控制，减张切口的长度应略小于种植体长度，并超出唇侧骨倒凹区域，以免骨板在倒凹处建立铰链轴并发生断裂。

（三）唇侧骨板的劈开和挤压

骨劈开的常用手术器械是楔形骨凿,按器械形态可分为直型和 S 型两种。在前牙美学区骨劈开技术中主要使用直型骨凿。据文献报道,还有一种配有螺丝的钛制骨撑开器械,可在嵌入骨缝通过旋转螺丝逐步撑开骨板间隙,笔者在临床中尚未使用,故本节不介绍。此外,在一些专用骨劈开工具盒中,配有带密螺纹的骨挤压钻,主要用于骨凿劈开后进一步的骨挤压和种植窝预备。需要强调的是,骨劈开和骨挤压的操作切忌急躁,暴力操作容易导致唇侧骨板发生游离性骨折,从而成为一个丧失血供的游离骨块。

1. 骨劈开　首先,使用楔形骨凿进行骨劈开,再将其刃部插入水平骨切口中并保持正确方向,使用适当力量敲击骨凿使其刃部逐步深入,直至骨髓腔深部。在骨凿深入过程中,术者应时刻观察骨板基底部的裂纹和骨板撬动的情况。若发现裂纹增宽,骨板可能发生断裂,需立刻停止手术操作。需要注意的是,骨劈开的轴向应尽量与水平切口方向保持一致,并防止穿出倒凹区。

2. 骨挤压　随着骨凿的深入,器械本身的厚度能在一定程度上分开唇、腭侧骨板,但仍不能满足植骨和种植窝预备的要求。在大部分情况下仍需继续采取骨挤压器械,以进一步增宽牙槽嵴顶的水平裂隙,从而达到种植体植入的条件。具体方法如下:插入楔形骨凿,使其深入并推动骨块向唇侧缓慢、轻微上抬,观察唇侧骨板的运动和牙槽嵴裂隙宽度,评估牙槽嵴顶获得的新宽度,达到预备要求后即可停止挤压(图 8-4-4A、B)。建议在进行骨挤压时,将手指放在唇侧骨板上方,感受其振动,并起到一定的制衡作用,可在中途取出 D 型骨凿以检查骨板的松动情况,切忌往复推动骨板,以避免骨板基底部铰链轴的疲劳性折断。

若采用带螺纹状专用骨挤压钻,则可在用骨凿略微挤压出现 2mm 以上骨间隙之后,先使用先锋钻进行种植窝初级预备,然后运用不同直径的骨挤压钻依次进行后续的骨挤压和种植窝洞预备(图 8-4-4C)。注意,使用骨挤压钻时需要应用慢速(30~50r/min),并始终严密观察骨板松动的迹象。

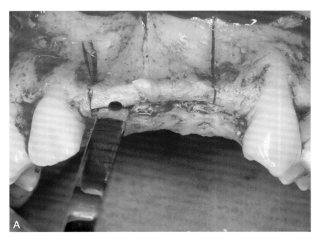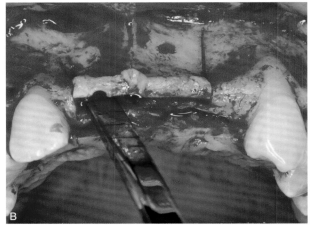

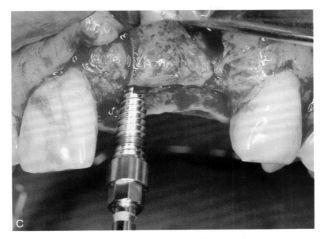

图 8-4-4 上颌前牙区骨挤压方法
A. D 型骨凿行骨挤压 B. D 型骨凿行骨挤压后 C. 骨挤压钻行骨挤压

（四）骨劈开间隙内的植骨

动物研究表明,在骨劈开后的缝隙不必填充骨移植物也能发生新骨愈合,但笔者仍建议在牙槽嵴顶的骨缝间隙中进行颗粒状骨移植材料的紧密充填。笔者的考虑是,即使种植体同期植入可维持骨缝不闭合,但骨板的回弹仍会使其与种植体颈部间产生压应力,从而加剧骨板的吸收;而骨粉材料可在一定程度上分担这种压应力,并通过稳定血凝块协助新骨组织再生。此外,对于不进行同期植入的骨劈开病例,更有必要植入骨替代材料,以维持扩张后的牙槽嵴顶宽度。

三、牙槽骨劈开后的窝洞预备及种植体植入

（一）种植窝洞的轴向控制

大多数情况下,美学区的牙槽骨劈开方向往往会顺应牙槽骨长轴。然而,对于 SRP 第一类 3 亚类而言,劈开后的唇侧骨板对预备钻几乎没有任何阻挡和约束,而致密的腭侧骨板则可能将预备钻向唇侧推挤。因此,医生需针对性地采取以下合理的预防措施。

1. 骨劈开的轴向应尽量参考以修复为导向的种植体植入轴向。

2. 针对致密的腭侧骨板问题,采取提拉磨除的预备方式,以尽可能保证以修复为导向的预备轴向。

3. 结合数字化种植导板或简易外科导板,在窝洞预备的过程中纠正窝洞预备的错误及偏差（图 8-4-5A、B）。

（二）窝洞预备的方法及注意事项

1. 常规种植外科工具盒预备法 使用常规种植外科工具进行种植窝洞预备具有较大的风险。首

先,预备钻在高速旋转时锋利的边缘可能对唇侧骨板产生切割,从而削弱骨板的厚度;其次,钻头的高速振动可能使唇侧骨板的铰链轴变得更加脆弱,从而增大骨板在预备过程中发生完全断裂的风险。因此,笔者的建议如下。

（1）利用合适的工具,在预备钻预备时撑开唇腭侧骨板以避免误伤。

（2）适当降低钻速,并在窝洞预备时用手指保护唇侧骨板,降低其因振动而导致断裂的风险。

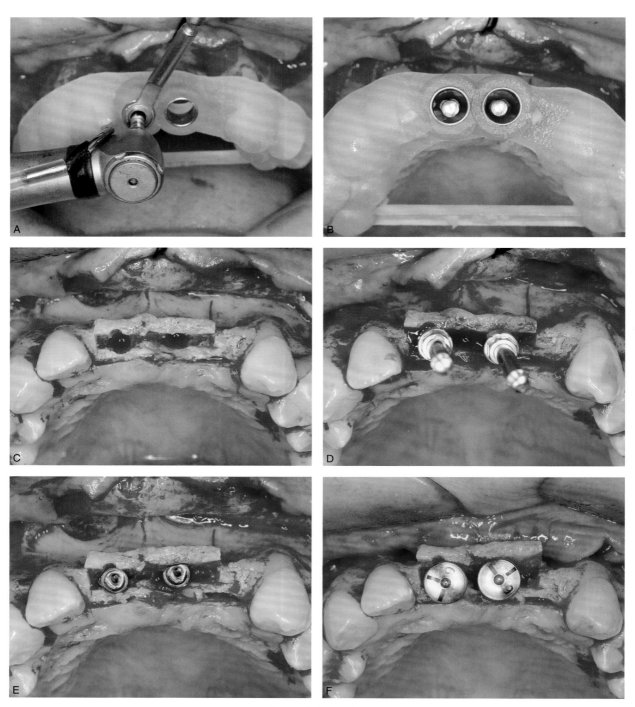

图 8-4-5 骨劈开后的窝洞预备及种植体植入

A、B. 数字化种植导板在窝洞预备过程中处理和纠正窝洞预备的错误及偏差 C、D. 骨劈开之窝洞预备 E、F. 植入种植体,安装愈合基台

2. 骨挤压钻预备法　专用的骨挤压钻工具是一组不同直径、不同长度的螺纹型种植窝预备工具，临床种植医生可根据不同的种植体预备需要，按序列进行慢速（30~50r/min）的种植窝洞挤压预备。其临床优点如下。

（1）慢速挤压预备可减轻骨板断裂和边缘受损的风险。

（2）可使用手动或机用两种方式进行灵活预备。

（3）可持续挤压骨板，进一步扩大骨劈开的宽度。

此方法最大的缺点在于，基本只能沿先锋钻开辟的轴向进行预备，不具备提拉切割的效果，无法对预备轴向进行纠正，因此对骨劈开轴向和先锋钻预备轴向的要求比较高。

（三）种植体的选择与窝洞直径的控制

笔者建议在骨劈开病例中选择锥形、深沟槽、密螺纹的种植体系统，原因在于：①在前牙美学区的骨质条件下，这一类种植体更容易获得良好的初期稳定性；②逐渐缩窄的锥形种植体可减轻其植入过程中对唇侧骨板，尤其是铰链区的挤压，减轻发生骨板断裂的风险。在窝洞直径的预备方面，利用级差预备的方式虽有利于种植体的初期稳定性，但如果骨劈开时唇侧骨板抬升不足，则会增加种植体与唇侧骨板间的压应力（图8-4-5C、D）。

（四）种植体植入的深度控制

美学区对于种植体植入深度的要求是，颈部肩台（指骨水平种植体）应位于未来修复体理想颈缘根方3~4mm。需要注意的是，在唇侧骨板经劈开抬升后，其骨缘平面很可能仍位于种植体肩台理想平面的冠方。因此，切忌以唇侧骨缘的高度作为种植体肩台的埋入深度。此外，考虑到骨劈开后骨板的吸收改建和牙槽嵴颈部GBR植骨的实际临床效果，应尽量将种植体埋入唇侧骨缘根方1mm左右（有平台转移的系统），以免出现二期时颈部骨量不足的情况（图8-4-5E、F）。

（五）唇侧GBR植骨、减张及缝合

前面已经提到，为补偿唇侧骨板的吸收改建，并恢复理想的美学区牙槽骨弓轮廓，要求在翻开全厚瓣的前提下在唇侧骨板区进行GBR植骨。GBR植骨、骨膜减张和无张力缝合的技术与前文所述基本一致，此处不再赘述。需要指出的是，由于嵴顶和双侧骨皮质松弛切口的存在，骨髓腔已得到开放，炎性细胞和成骨/破骨细胞已得到激活，因此没有必要按GBR技术的常规行去皮质化处理（注：即便要进行骨皮质打孔，也不建议在劈开的唇侧骨板上进行）。此外，为更好地维持骨增量的轮廓，临床上可以在植骨材料的唇侧放钛网和/或其他空间维持能力较好的可吸收屏障膜（图8-4-6）。

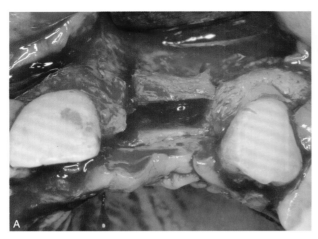
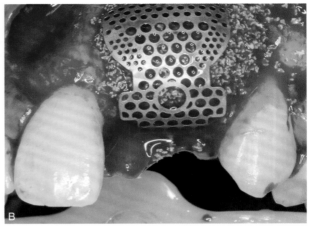

图 8-4-6　钛网骨劈开
A. 21、22 行骨劈开术　B. 术区放置钛网

四、牙槽骨劈开术的并发症及处理

在美学区开展牙槽骨劈开术的临床实践中,常可能出现以下并发症。

(一) 唇侧骨板断裂或松动

在骨劈开、骨挤压、种植窝洞预备和种植体植入过程中,均有可能造成唇侧骨板完全断裂或松动,甚至导致其完全游离,究其原因有以下几点。

1. 牙槽骨劈开术的适应证选择不当,如牙槽骨过窄、唇侧倒凹过大、唇侧骨板过薄、骨髓腔宽度不足等。

2. 手术中的操作原因,如牙槽骨松弛切口制备不当、暴力操作、种植体直径选择过大等。

3. 器械设计和使用不当等其他相关因素。

唇侧骨板的相对稳定对于双侧骨板间的骨再生至关重要,较大的动度会使原本向成骨方向分化的细胞转而向成纤维细胞方向分化,而彻底离断会导致唇侧骨板坏死。如果发生骨块松动或断离,可选择采取钛钉固定、金属丝结扎、正畸用橡皮圈栓定及可吸收缝线固定等处理方法。临床上,笔者一般选择放弃种植体植入,并以类似 Onlay 植骨的方式对骨板进行一期水平骨增量。

与传统的骨凿法相比,联合使用骨挤压钻或骨撑开器可有效减少术中骨板断裂的风险。此外,为了减少唇侧骨板断裂,有学者提出了二次(延期)骨劈开的方案。此方案尤其适用于骨皮质较厚且缺少弹性者,它通过分期治疗避免了在牙槽嵴条件不佳的情况下直接进行骨劈开所引起的骨板断裂的风险。文献报道,蔡潇潇等对 20 例患者进行了二次(延期)骨劈开术,结果表明术后愈合良好,唇侧骨板维持了 1.5mm 的厚度,平均牙槽嵴增宽 4.5mm,种植体之间新生骨明显,种植体有良好的稳定性。

（二）种植体植入轴向偏向唇侧

由于骨劈开的轴向基本决定了种植体植入时的方向,而美学区的牙槽骨轴向大多与种植体最佳植入轴向不符,致使在此区域的种植体方向易倾向于唇侧,从而导致修复体的美观和功能问题。除了前文所提到的方法,Mario Santagata 等也提出了改良的骨劈开法。该方法先用骨凿劈至 3mm 深度,再于种植位点进行骨挤压。该作者认为此方法可有效控制美学区种植体轴向。

（三）唇侧骨板吸收改建

在骨劈开病例中,常伴随唇侧骨板术后发生垂直向和水平向的吸收改建。这是由于黏骨膜的全厚瓣剥离以及骨板近远中松弛切口的制备和青枝骨折,均会严重影响骨板的周围和中央血供。骨劈开后唇侧骨板往往较薄,这更加不利于骨板厚度的维持和稳定。关于比格犬骨劈开模型的研究证明,骨劈开后在间隙内植骨和 / 或覆盖屏障膜均能提高骨结合率,且有利于边缘骨水平的维持。不少研究指出,超声骨刀在骨劈开中的应用也可减少骨损伤,因其不会导致骨的热损伤,从而使降低边缘骨的吸收成为可能。此外,二期（延期）骨劈开因最大限度地保证了骨膜来源的供血,也有利于维持唇侧骨板的高度。

第五节　Onlay 植骨术

一、概述

Onlay 植骨术又称上置法植骨或外置式植骨,是将具有一定强度的块状骨移植材料置于牙槽嵴受区并进行坚强固定,以扩增骨量的硬组织增量技术。作为牙槽骨重建的经典外科技术之一,Onlay 植骨术可以在水平向和 / 或垂直向重建牙槽骨体积,且骨再生的可预期性良好。Onlay 植骨术多用于复杂骨缺损重建,由于大部分病例,特别是严重水平骨量不足的病例,无法获得良好的种植体初期稳定性,因此通常不建议同期行种植体植入,会造成种植治疗周期较长,这是 Onlay 植骨术的显著缺点之一。

此外,与常规种植相比,Onlay 植骨术对患者身体状况的要求更高。除常规的手术禁忌证外,糖尿病和吸烟患者因成骨效果较差且伤口不易愈合,行块状骨移植后失败率高,应慎用该植骨技术。

（一）块状骨移植材料的选择

相对颗粒状骨移植物而言,块状骨具有维持骨再生空间稳定、吸收较慢及易于固定等优点。目前,可以选择的块状骨移植材料主要包括以下三种:①新鲜自体骨;②同种异体骨,如脱钙冻干异体骨（DFDBA）、同种异体冻干骨（FDBA）、脱钙骨基质（DBM）等;③异种骨（如去抗原牛松质骨基质）。其中,自体骨具有良好的骨引导性、骨诱导性和骨再生性,且无传播感染性疾病的危险,被认为是骨移植材料中的金标准。因此,自体块状骨移植在 Onlay 植骨术中显得极为重要,其适应证广泛、手术相对容易、预后可靠,已经广泛应用于临床。

(二)自体骨的供区部位选择

根据供区部位的不同,应用于 Onlay 植骨术的自体块状骨可分为口内供区和口外供区两大类。自体骨块移植的供区选择一般由所需的植骨量决定。若骨量需求较多,可选用口外供区;如需求量较少,则可选择口内供区取骨。

1. 口内供区　主要来自于下颌体和下颌升支,如下颌骨颏孔间区、下颌磨牙后区、下颌升支外斜线、下颌升支前缘等(图 8-5-1)。其中,以下颌磨牙后区、下颌升支外斜线和下颌骨颏孔间区的使用率最高。前两个部位的骨皮质较厚。后者的骨皮质较薄,骨松质比较丰富。此外,直径较小的环状自体骨可以从上颌前牙受植区的根方基骨部位直接获取,从而避免开辟第二术区。

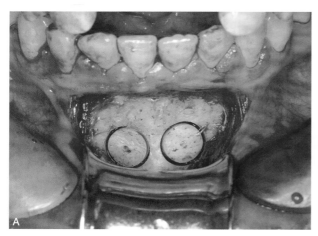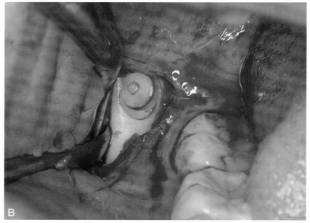

图 8-5-1　自体块状骨的口内主要供区
A. 下颌骨颏孔间供区取骨　B. 下颌升支外斜线供区取骨

对于口腔医生而言,口内取骨具有以下优点。

(1)下颌骨属于膜内成骨来源的组织,较之软骨成骨的髂骨、肋骨等,其移植后骨块吸收少、再血管化快、骨诱导能力更强。

(2)口腔医生对口内解剖更为熟悉,使得外科操作相对简单、安全。

(3)口内取骨可在门诊局麻下操作,手术时间短,避免了住院造成的手术费用问题及全麻的风险,且在部分情况下可以避免开辟第二术区。

(4)口内取骨不会造成皮肤瘢痕形成,术后并发症相对较少。

2. 口外供区　主要来自以下部位,如髂骨(包括髂前上嵴、髂前下嵴)、颅骨板、腓骨、肋骨、胫骨等。这些口外的骨组织在成骨来源上存在差别,除颅骨外,其他都属于软骨成骨,而前者属于膜内成骨,更接近于颌骨。在临床上,口外供区用髂骨和颅骨板进行 Onlay 植骨较为常见。

（三）Onlay 植骨术在美学区的适应证

1. 多牙连续缺失的 Terheyden 1/4 类水平牙槽骨缺损。

2. 单牙或多牙连续缺失的 Terheyden 2/4 类复杂水平牙槽骨缺损。

3. 单牙或多牙连续缺失的 Terheyden 3/4、Terheyden 4/4 类复合型牙槽骨缺损。

（四）Onlay 植骨术成功的影响因素

1. 块状骨在受植区的稳定性　在 Onlay 植骨术中，用钛钉进行坚强固定以保证块状骨在愈合期（6 个月内）的稳定，是骨增量成功的必要条件之一。

2. 受植区的中央血供情况　若萎缩的牙槽骨受区以骨皮质为主，缺少骨松质及骨髓腔，则中央血供一般较差，反之则较好。

3. 软组织瓣的愈合状况　如果移植骨块发生口内暴露或术区感染，则会降低预期的成骨比例。

4. 移植骨块吸收和新骨爬行替代的速率　新骨的爬行替代是与移植骨材料的吸收同步进行的。自体骨皮质的吸收速率与新生血管长入速度均低于骨松质。

二、操作步骤

手术前，医生需要对骨增量的位点和口内（外）的供区进行影像学评估，并判断所需的植骨量和可能的手术风险（如对天然牙、外周神经的损伤）。然后，确定手术方案，准备特殊的手术器械（如超声骨刀、盘钻、钨钢钻、环形骨钻、骨凿、钛钉预备钻和螺丝刀等）和特殊耗材（如钛固位钉）。术前 1 周，患者应进行彻底的牙周洁治，并在术前 3 天口服抗生素。笔者将以一个美学区局部牙列缺失合并严重水平骨缺损的种植病例，来具体说明 Onlay 自体块状骨移植的外科操作。

（一）Onlay 植骨术的受区切口制备

于上颌前牙 11 牙位受区制备梯形切口，翻开全厚黏骨膜瓣。为尽可能增加软组织瓣的松弛度，双侧垂直减张切口应远离植骨区 1~2 个牙位。去除骨面残留的骨膜纤维组织，用带刻度的牙周探针测量所需骨块的长度和宽度。

（二）颏孔间区取骨

于下颌 33—43 牙位根方的膜龈联合处制备水平切口（切口位于角化龈范围内），沿骨面向前庭沟行全厚瓣剥离，暴露至下颌下缘上方 5~10mm 处。需要注意的是，附着于颏嵴的肌纤维要完整剥离，避免锐性解剖，以防止术中大量出血并在术后出现"尖下巴"样畸形。从 32—42 牙位根尖方 5mm 处至下颌体下缘上方 10mm 处之间，确定为自体骨块的截骨区域。参考植骨受区的测量尺寸，于下颌体骨面标记骨块范围。使用超声骨刀沿标记切开骨皮质（图 8-5-2A），直至骨下 3~4mm 深度（注意：术中需参考 CBCT 对 32—34 牙位根尖范围的评估，勿伤及天然牙根）。使用菲薄的刃状骨凿，将骨皮质、骨松质从骨髓腔中小心分离。用钨钢钻适当修整骨块锋利的骨缘后，置于室温生理盐水中待用。用纱布对供区骨创面进行压迫止血，用颗粒状骨移植材料进行填塞，放置生物屏障膜，复位颏部软组织瓣并行间断缝合。

（三）受区预备与骨块固定

为了保证块状自体骨就位后的稳定，应尽可能确保受植区骨面与骨块移植物间的紧密贴合。为此，需要根据自体块状骨的组织面（即骨松质一侧）形态轮廓，用钨钢钻修整受植区的骨面形态。此外，骨块本身的外形轮廓也可略作修整，较大的自体骨块也可以根据受区的大小情况进行分割。为了更多地保留骨松质，骨块的组织面一般不过多进行切削。一般来说，良好的贴合接触需保证骨块在受区表面不发生滑动和翘动，若骨块的某些部位和受区的骨面有较大的间距，可用骨松质和 / 或颗粒状骨粉进行填塞，以进一步稳定血凝块并增加骨块就位后的空间稳定性。

完成受区与骨块的形态修整后，可在受区骨面进行去皮质化处理，即用小球钻或枪钻制备若干个深至骨髓的小孔。随后，将骨块用挟持器械暂时固定在恰当的就位位置，利用固位钛钉配套的备洞钻穿透骨块进行受区骨板的固位钉孔预备，然后拧入合适长度的钛固位钉进行坚强固定（图 8-5-2B、C）。需要注意的是，一个宽度 ≥ 8mm 的骨块最好使用 2 枚以上的固定钛钉，钛钉需进入受区骨髓腔内 3~4mm，或可少许穿透腭侧骨板，但若超出过多则可能引起患者不适感。此外，钛固位钉的头部应尽可能与骨面平齐，以免造成黏骨膜刺激和穿通暴露。

（四）GBR 植骨及软组织瓣减张缝合

大多数情况下，块状骨不能从空间形态上完全重建牙槽骨的完整轮廓，因此通常需要用颗粒状骨移植材料从边缘和外部轮廓做一些补充。具体方法是，将修整自体骨块产生的骨屑与颗粒状骨移植材料进行混合（可加入 i-PRF），填充于骨块的周边间隙和表面以形成充实、平滑的骨移植区（图 8-5-2D）。最后，在整个植骨区域表面覆盖生物屏障膜（图 8-5-2E）。有研究证实，在 Onlay 植骨术区覆盖生物膜可明显减少骨块在愈合期吸收。其原因可能是生物膜的隔离作用阻碍了植骨块周围的血管再生成过程，使其只能依赖于受骨区表面血管长入，从而延缓种植体植入前骨块吸收最为明显的骨组织改建过程。动物研究和相关临床研究都表明，不可吸收膜更有利于骨量维持，可吸收膜降解过程中导致的炎性反应可能会造成额外的骨吸收。然而，可吸收膜的暴露风险低于不可吸收膜，因此在选择屏障膜的种类时，医生一定要仔细评估膜的暴露风险。最后，对软组织瓣进行充分的骨膜减张和无张力缝合（图 8-5-2F、G），具体操作与 GBR 技术相类似。

（五）二期种植手术

6 个月后，患者复查 CBCT，11 牙位的牙槽骨宽度增加。术中翻开全厚瓣，取出固位钛钉，在 11 牙位植入种植体。

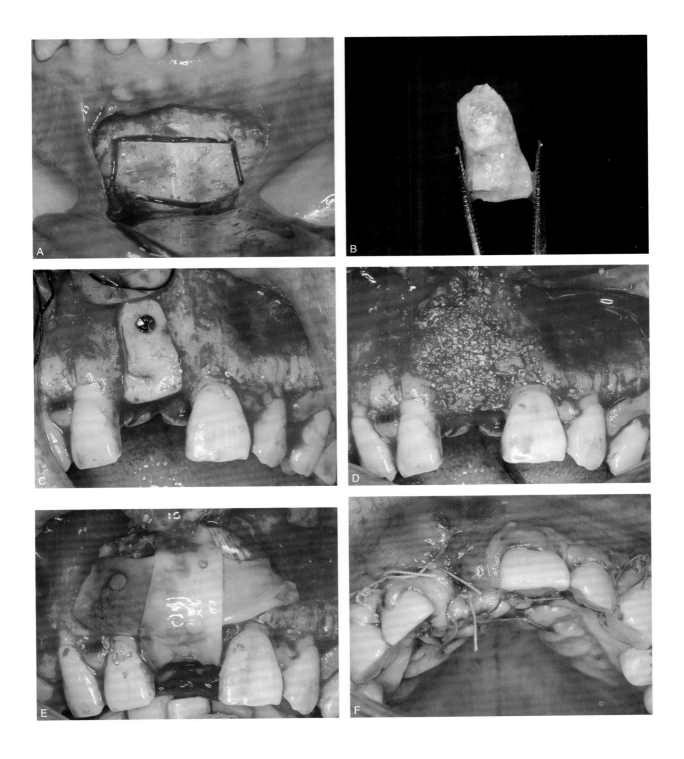

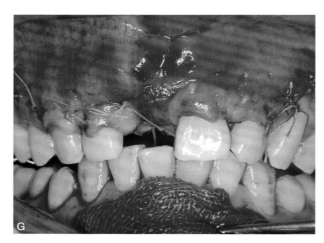

图 8-5-2　Onlay 植骨术过程

A. 确定颏部取骨范围　B. 取下骨块　C. 骨块固定于受区　D. 颗粒状骨移植材料补充受区
E. 胶原膜覆盖植骨范围　F. 软组织瓣减张缝合（殆面观）　G. 软组织瓣减张缝合（唇面观）

三、并发症及处理

相比经典的 GBR 技术，Onlay 移植术有较多的术中和术后并发症风险，主要包括软组织愈合不良、术后感染、供区血肿、骨折（主要是下颌供区）、神经功能异常（如下颌切牙神经、下牙槽神经、颏神经等）、骨块活动或口内暴露等。

（一）受区的常见并发症

1. 软组织愈合不良、感染　伤口早期愈合不良可导致植入骨块在牙槽嵴顶或唇侧暴露，这是 Onlay 植骨术最常见的术后并发症，会直接导致骨块局部慢性污染，从而影响新生血管长入和成骨效果。如果软组织持续愈合不良，可能会导致整个植入骨块吸收和 / 或坏死。此外，内源性细菌感染、术中污染也可能会造成骨移植区污染。慢性感染的临床症状是软组织瓣局部持续充血、红肿，中晚期有软组织瘘道形成，有时感染灶比较深在。上述症状不易察觉，但通过 CBCT 检查可发现骨块吸收后的明显暗影。

（1）软组织愈合不良的处理原则

1）含漱氯己定，直至死骨发生分离或软组织瓣愈合。

2）待炎症消除后（至少 1 个月后），可以考虑腭侧转瓣进行覆盖。

3）不建议在早期采取重新减张复位缝合的方式。

4）不建议磨除暴露的骨面，此举不会提高软组织愈合概率，反而会让细菌侵袭加深。

（2）骨块发生慢性感染的临床处理原则

1）口服抗生素，如奥硝唑、阿奇霉素等。

2）对存在瘘道的患者，可采取无菌生理盐水冲洗、引流的方式，若瘘道经久不愈可考虑翻瓣探查处理。

3）对不存在明显瘘道但一直局部红肿的患者,建议早期翻瓣进行探查和处理。

2. 骨块松动　固位钉松动或固位不良时,骨块容易发生明显的松动。临床检查时,可发现软组织瓣下的骨块有明显的活动度。一旦发现,需重新翻瓣进行探查,应尽快加强骨块的坚强固定,否则骨块将无法正常成骨。

3. 骨块或固位钉的口内暴露　除了因软组织早期愈合不良造成的骨块暴露,也可能由于黏膜过薄、骨块边缘锋利或固位钉穿透黏膜等原因发生口内暴露。处理方法同软组织愈合不良的处理。需要注意的是,固位钉不能在3个月内拆除,超过3个月且块状骨已经稳定时,可以拆除以加速黏膜的愈合。

（二）口内供区的常见并发症

1. 血肿、皮下淤血　供区面积越大,越接近骨髓腔,则出血越多。如果没有做好术中的压迫止血或术后绷带压迫的措施,则术后容易出现皮下淤血或血肿。皮下淤血和血肿以中老年人,特别是女性多见,无需进行特殊处理,术后2天开始热敷,1周左右即可消散。如果是由于凝血功能的问题,则需进行药物治疗或外科处理。

2. 神经功能异常　在颏部、下颌磨牙后区等部位容易出现因取骨位置过深,损伤下颌切牙神经、下牙槽神经的并发症。其中,在颏部（颏孔间区）进行取骨的神经并发症概率最高,临床表现为下颌前牙区局部天然牙、牙龈出现术后麻木和不适感。下颌磨牙后区部位取骨时,一般较少伤及下牙槽神经,但术前制订截骨计划时应充分考虑下颌管的深度和取骨的厚度。此外,下颌磨牙后区取骨也应避免对邻牙（第二磨牙、第三磨牙）牙根的损伤。发生神经功能异常后,一般采取口服药物（维生素B+甲钴胺）进行治疗,等待神经自行康复。

3. 下颌骨骨折　下颌区取骨量过大,或在取骨时使用暴力操作骨凿,可能在术中或术后造成下颌体、下颌升支骨折。但此类并发症的临床发生率较低,一般不会发生。处理原则是骨折端复位及坚强内固定。

四、与牙槽骨劈开术的比较

从临床适应证来看,Onlay植骨术与牙槽骨劈开术有一定的互补性。笔者总结两种骨增量技术的特点、优势、劣势如下。

1. Onlay植骨术需要获取一定量的自体块状骨,因此外科并发症的风险和患者的术后不良反应较大。牙槽骨劈开术不需要开辟第二术区,患者术后无特殊不良反应,主要并发症是唇侧骨板断裂和吸收。

2. Onlay植骨术主要依靠采用金标准的自体骨进行骨组织重建,临床预期较好。牙槽骨劈开术同样是以劈开后的自体骨瓣创造成骨空间,因此牙槽骨的整体重建效果也较好。

3. Onlay植骨术的骨块存在一定的吸收风险,但可以依靠覆盖屏障膜、增加骨块厚度等方法进行对抗和弥补。牙槽骨劈开术存在唇侧骨板,特别是骨缘处的吸收风险,主要依靠唇侧的颗粒状骨移植物及屏障膜的覆盖进行弥补。

4. Onlay 植骨术对骨密度、唇侧倒凹、骨板厚度、骨松质厚度没有特殊要求,且能够解决水平骨增量和垂直骨增量的临床问题。牙槽骨劈开术在以上解剖条件下具有一定的局限性,且只能达到水平骨增量的效果。

5. Onlay 植骨术一般不能同期进行种植体植入,因此会延长整个治疗周期。在美学区,牙槽骨劈开术一般可以做到种植体同期植入,治疗周期相对较短。

总的来说,可采用牙槽骨劈开术的病例基本都可以选择 Onlay 植骨术,反之则要看牙槽骨的条件是否符合牙槽骨劈开术的临床适应证。

参 考 文 献

[1] 王智,邹立东. 锥形束 CT 对切牙管及其相对位置关系的测量分析. 北京大学学报(医学版),2015,47(6):994-999.

[2] BUSER D, DULA K, BELSER U, et al. Localized ridge augmentation using guided bone regeneration. Surgical procedure in the maxilla. Int J Periodontics Restorative Dent., 1993, 13(1): 29-45.

[3] ANDERSEN K, NORHOLT S E, KNUDSEN J, et al. Donor site morbidity after reconstruction of alveolar bone defects with mandibular symphyseal bone grafts in cleft patients—111 consecutive patients. Int J Oral Maxillofac Surg., 2014, 43(4): 428-432.

[4] PROUSSFAEFS P, LOZADA J, VALENCIA G, et al. Histologic evaluation of a hydroxyapatite onlay bone graft retrieved after 9 years: a clinical report. J Prosthet Dent., 2002, 87(5): 481-484.

[5] OIKARINEN K S, SANDOR G K, KAINULAINEN V T, et al. Augmentation of the narrow traumatized anterior alveolar ridge to facilitate dental implant placement. Dent Traumatol, 2003, 19(1): 19-29.

[6] SETHI A, KAUS T. Maxillary ridge expansion with simultaneous implant placement: 5-year results of an ongoing clinical study. Int J Oral Maxillofac Implants, 2000, 15(4): 491-499.

[7] BASSETTI M A, BASSETTI R G, BOSSHARDT D D. The alveolar ridge splitting/expansion technique: a systematic review. Clin Oral Implants Res., 2016, 27(3): 310-324.

[8] AGRAWAL D, GUPTA A S, NEWASKAR V, et al. Narrow ridge management with ridge splitting with piezotome for implant placement: report of 2 cases. J Indian Prosthodont Soc., 2014, 14(3): 305-309.

[9] ELNAYEF B, MONJE A, LIN G H, et al. Alveolar ridge split on horizontal bone augmentation: a systematic review. Int J Oral Maxillofac Implants, 2015, 30(3): 596-606.

[10] 冷丹,肖旭辉,谢亮焜. 骨劈开术在种植中的应用. 医学综述,2019,25(12):2377-2381.

[11] ANITUA E, BEGONA L, Orive G. Clinical evaluation of split-crest technique with ultrasonic bone

surgery for narrow ridge expansion: status of soft and hard tissues and implant success. Clin Implant Dent Relat Res., 2013, 15（2）: 1761-1787.

［12］ANITUA E, BEGONA L, ORIVE G. Controlled ridge expansion using a two-stage split-crest technique with ultrasonic bone surgery. Implant Dent., 2012, 21（3）: 163-170.

［13］蔡潇潇, 莫安春, 宫苹, 等. 骨劈开延期扩张技术在种植治疗中的临床应用. 中国口腔种植学杂志, 2013, 18（2）: 92.

［14］SANTAGATA M, GUARINIELLO L, D'Andrea A, et al. A modified crestal ridge expansion technique for immediate placement of implants: a report of three cases. J Oral Implantol, 2008, 34（6）: 319-324.

［15］HAN J Y, SHIN S I, HERR Y, et al. The effects of bone grafting material and a collagen membrane in the ridge splitting technique: an experimental study in dogs. Clin Oral Implants Res., 2011, 22（12）: 1391-1398.

［16］宿玉成. 超声骨切割技术的发展及其在口腔临床中的应用研究. 上海口腔医学, 2007, 16（1）: 1-7.

［17］谢慧, 解永富. 超声骨刀在口腔种植中应用效果的初步探讨. 口腔医学, 2014, 34（3）: 181-182.

［18］BASSETTI R, BASSETTI M, MERICSKE-STERN R, et al. Piezoelectric alveolar ridge-splitting technique with simultaneous implant placement: a cohort study with 2-year radiographic results. Int J Oral Maxillofac Implants, 2013, 28（6）: 1570-1580.

［19］CAPELLI M. Autogenous bone graft from the mandibular ramus: a technique for bone augmentation. Int J Periodontics Restorative Dent., 2003, 23（3）: 277-285.

［20］LEVIN L, SCHWARTZ-ARAD D. The effect of cigarette smoking on dental implants and related surgery. Implant Dent., 2005, 14（4）: 357-361.

［21］CYPHER T J, GROSSMAN J P. Biological principles of bone graft healing. J Foot Ankle Surg., 1996, 35（5）: 413-417.

［22］ZINS J E, WHITAKER L A. Membranous versus endochondral bone: implications for craniofacial reconstruction. Plast Reconstr Surg., 1983, 72（6）: 778-785.

［23］DE MORAER M, SATO F R, GERMANO A R, et al. Distraction osteogenesis of iliac bone graft as a reconstruction after central giant cell granuloma curettage. Implant Dent., 2009, 18（2）: 126-131.

［24］SITTITAVORNWONG S, GUTTA R. Bone graft harvesting from regional sites. Oral Maxillofac Surg Clin North Am., 2010, 22（3）: 317-330, v-vi.

［25］ZOUHARY K J. Bone graft harvesting from distant sites: concepts and techniques. Oral Maxillofac Surg Clin North Am., 2010, 22（3）: 301-316, v.

［26］SMITH J D, ABRAMSON M. Membranous vs endochondrial bone autografts. Arch Otolaryngol, 1974, 99（3）: 203-205.

［27］MISCH C M, MISCH C E. The repair of localized severe ridge defects for implant placement using mandibular bone grafts. Implant Dent., 1995, 4（4）: 261-267.

［28］BARONE A, COVANI U. Maxillary alveolar ridge reconstruction with nonvascularized autogenous block bone: clinical results. J Oral Maxillofac Surg., 2007, 65（10）: 2039-2046.

［29］DONOS N, KOSTOPOULOS L, KARRING T. Alveolar ridge augmentation by combining autogenous mandibular bone grafts and non-resorbable membranes. Clin Oral Implants Res., 2002, 13（2）: 185-191.

［30］DONOS N, KOSTOPOULOS L, KARRING T. Alveolar ridge augmentation using a resorbable copolymer membrane and autogenous bone grafts. An experimental study in the rat. Clin Oral Implants Res., 2002, 13（2）: 203-213.

［31］DONGIEUX J W, BLOCK M S, MORRIS G, et al. The effect of different membranes on onlay bone graft success in the dog mandible. Oral Surg Oral Med Oral Pathol Oral Radiol Endod., 1998, 86（2）: 145-151.

［32］TOLMAN D E. Reconstructive procedures with endosseous implants in grafted bone: a review of the literature. Int J Oral Maxillofac Implants, 1995, 10（3）: 275-294.

第九章　重建理念下的美学区袖口成形技术及软组织增量技术

美学区软组织处理的终极目标：①最大限度地重建接近天然状态的穿龈轮廓，保障最终的美学效果；②保证增量区域软组织的质量、厚度、颜色，确保软组织封闭和轮廓形态的长期稳定性。为实现上述目标，口腔种植医生必须深入理解软组织移植再生的原理，并严格遵循软组织增量技术的基本外科原则。在本书中，笔者将其定义为重建理念下的软组织增量和袖口成形技术。

第一节　概　　述

在评价美学区种植修复效果时，软组织的外形对于整体视觉效果起着至关重要的作用。对于种植治疗，良好的美学效果不仅取决于近似于天然的上部修复体和骨组织轮廓，还取决于健康足量的软组织。若软组织外形欠佳，即使是技术精湛的口腔修复医生和技师，也难以获得可预期的、令人满意的美学效果。龈缘外形、龈乳头高度和穿龈轮廓丰满度是否与邻牙相协调并保持长期稳定，对于美学效果的呈现尤其重要。

种植体周软组织与牙周组织有相似之处，也存在区别：①从血供上看，天然牙周软组织的血供丰富，来源于骨膜血管和牙周膜血管；而种植体与骨组织形成骨结合，缺乏牙周膜，因而种植体周软组织的血供仅源于牙槽嵴外侧骨膜血管的终末分支。②从纤维分布上看，天然牙牙骨质表面的胶原纤维纵横交错，具有很好的牵拉、支撑、固定和缓冲等作用；而种植体表面的胶原纤维仅为平行和环绕分布，无垂直穿通附着于种植体、基台表面的纤维，且胶原纤维的含量也远低于天然牙。

总体而言，种植体周软组织的生物学封闭效果不及天然牙周组织。因此，健康足量的软组织对于种植治疗效果尤为关键。一方面，健康足量的软组织能形成良好的软组织封闭，不仅可抵抗细菌入侵和机械损伤，还有利于患者的口腔卫生维护，达到维持种植体长期稳定的目的；另一方面，健康足量的软组织能保障种植上部修复体获得自然协调的穿龈轮廓，再现美观的牙龈外形，从而达到理想的红白美学效果（图 9-1-1）。

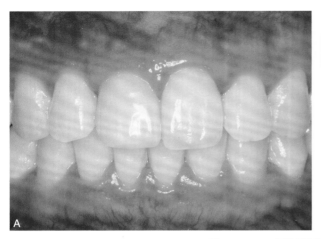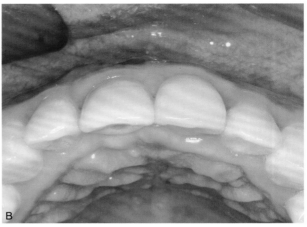

图 9-1-1　11 唇侧牙龈丰满,修复体口内照
A. 唇面观　B. 殆面观

当美学区种植体周围缺乏健康足量的软组织时,可能出现以下美学风险:①附着龈宽度和 / 或厚度不足导致种植体周围软组织抵抗力降低,引发种植体周围炎症风险,影响种植体长期稳定;②软组织厚度不足导致唇侧牙龈透出基台颜色,增加种植体颈缘暴露的风险,或者导致种植体唇侧颈部穿龈区域的软组织凹陷,使得上部修复体显得过度唇倾(图 9-1-2);③软组织垂直向高度不足导致种植修复体龈缘位置偏根方,使上部修复体显得过长,与邻牙不协调(图 9-1-3);④龈乳头的高度不足导致出现"黑三角"(图 9-1-4);⑤当软组织缺损合并较大范围的硬组织缺损时,可能需要用牙龈瓷来恢复缺损区外形(图 9-1-5)。

为了改善美学区软组织不足带来的各种美学缺陷,需重建天然的袖口形态。临床上对软组织主要进行以下两方面的处理:一是通过外科手术对软组织进行处理,包括软组织增量手术、种植二期牙龈成形术等;二是通过临时修复体对软组织轮廓进行塑形。术者往往需要结合两方面的处理,才能获得满意的红色美学效果。

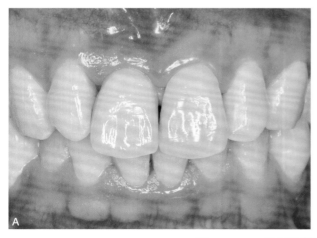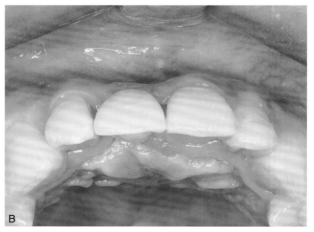

图 9-1-2　11 唇侧牙龈厚度不足,修复体口内照
A. 唇面观　B. 殆面观

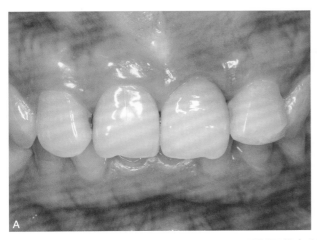
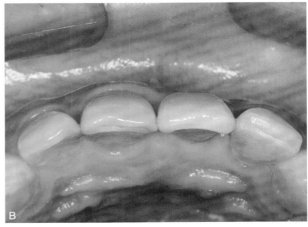

图 9-1-3　21 唇侧牙龈高度和厚度不足,修复体口内照
A. 唇面观　B. 𬌗面观

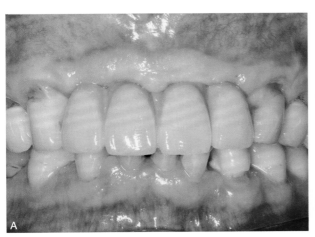
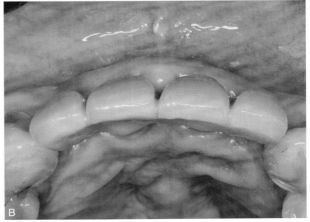

图 9-1-4　多颗牙连续缺失,龈乳头缺失,修复体口内照
A. 唇面观　B. 𬌗面观

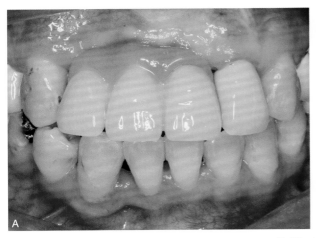
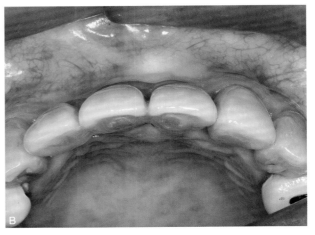

图 9-1-5　12—21 软硬组织严重缺损,修复体口内照
A. 唇面观　B. 𬌗面观

第二节　潜入式种植的二期牙龈成形技术

如果种植体在植入时采用了潜入式愈合的方式,当完成骨整合后,即进入种植治疗的二期修复阶段。在美学区进行种植二期手术时,不仅要考虑暴露封闭螺丝手术切口的微创性,还要考虑手术术式是否有利于重建和改善袖口形态、龈乳头高度和牙龈轮廓。操作时,应尽可能保留和利用美学区的软组织,一般不建议采用环形切口或者用激光去除种植体封闭螺丝上方的牙龈组织。

美学区常用的种植二期牙龈切口设计有以下几种。

一、一字形切口

1. 适应证　唇侧牙龈软组织量足够,种植体封闭螺丝表面没有骨组织覆盖,周围骨组织不阻挡愈合基台完全就位,需要暴露单颗或间距足够的连续多颗前牙区种植体。

2. 优点　操作简单,未切断龈乳头处血供,不需要缝合,患者术后反应轻。

3. 缺点　术区暴露范围有限,导致充分暴露封闭螺丝有一定难度。临床适合病例相对有限。

4. 操作要点　一字形切口的位置在缺牙区牙槽嵴顶中央,也可稍微偏嵴顶腭侧。近远中切端距离邻牙邻面约 2mm,切口深度抵及骨面(图 9-2-1)。

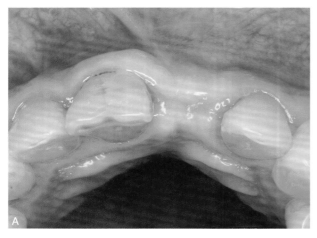
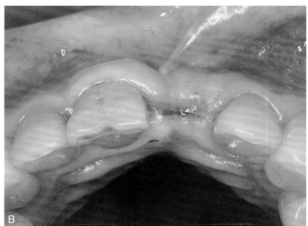

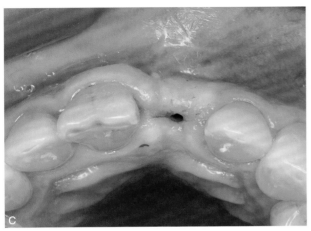
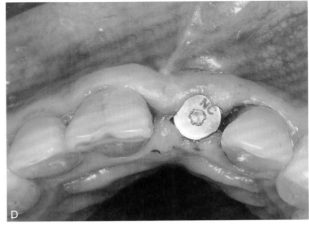

图 9-2-1　21 种植二期牙龈一字形切口的操作要点

A. 二期牙龈成形前嵴顶形态　　B. 嵴顶正中稍偏腭侧行一字形切口　　C. 用骨膜剥离子探查、分离、封闭螺丝周围的牙龈
D. 卸下封闭螺丝后安装直径和穿龈深度合适的愈合基台

二、U 形切口

1. **适应证**　水平向牙龈软组织量轻微不足,暴露单颗或间距足够的连续多颗前牙区种植体。

2. **优点**　患者术后反应轻,可少量增加水平向唇侧轮廓丰满度。

3. **缺点**　软组织轮廓增量的效果有限。

4. **操作要点**　沿种植体穿龈位置的腭侧做保留龈乳头的 U 形切口。U 形开口向唇侧,切口深度抵达骨面,用剥离子从腭侧向唇侧翻起 U 形全厚瓣。随后,用刀片或高速金刚砂球钻将 U 形范围内的软组织上皮层去除,用骨膜剥离子将去上皮的 U 形瓣翻卷至唇侧牙龈和骨面的间隙中,缝合固定（图 9-2-2）。

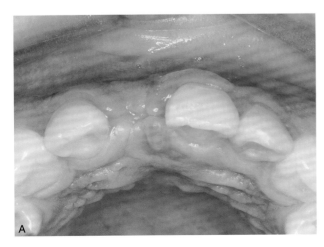
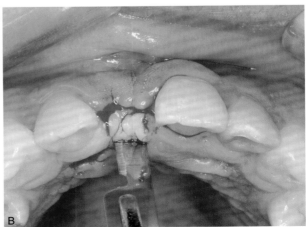

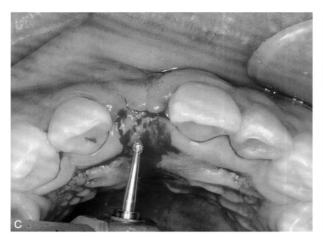
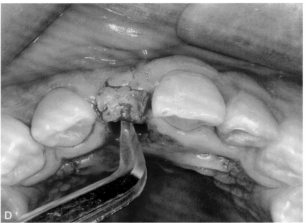
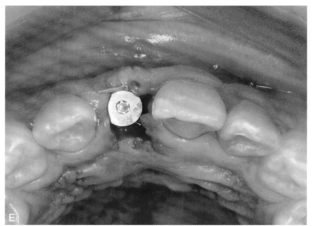

图 9-2-2　11 种植二期牙龈 U 形切口的操作要点

A. 二期牙龈成形时的嵴顶形态　B. 嵴顶做 U 形切口　C. 用高速金刚砂球钻磨除 U 形瓣表面角化上皮层　D. 翻起 U 形瓣,暴露封闭螺丝　E. 将 U 形瓣内卷于愈合基台唇侧,缝合固定

三、H/T 形切口

1. 适应证　①采用小切口不能暴露封闭螺丝,封闭螺丝表面有骨组织覆盖,或需要取出钛网;②暴露单颗或间距较窄的连续多颗前牙区种植体;③美学区水平向软组织量轻中度不足,需要进行腭侧结缔组织转瓣或者结缔组织移植。

2. 优点　①充分暴露术区,可在直视下确保愈合基台完全就位;②可将牙槽嵴顶的软组织推向唇侧,并且同期进行软组织增量手术。

3. 缺点　切口范围大,切断龈乳头后,可能会引起龈乳头退缩。

4. 操作要点　H 形切口的水平切口位置在牙槽嵴顶中央稍偏腭侧,向近远中延伸并切断龈乳头,垂直切口位于近远中邻牙龈沟内(图 9-2-3)。如果只做一侧垂直切口就是 T 形切口。

在临床工作中,术者可以根据患者的局部软硬组织情况和自己的临床经验进行种植二期术式的选择。在减小创伤的同时尽可能兼顾改善软组织轮廓,但对于软组织明显不足的病例,则需要通过进行软组织增量技术改善外形,以达到满意的美学效果。

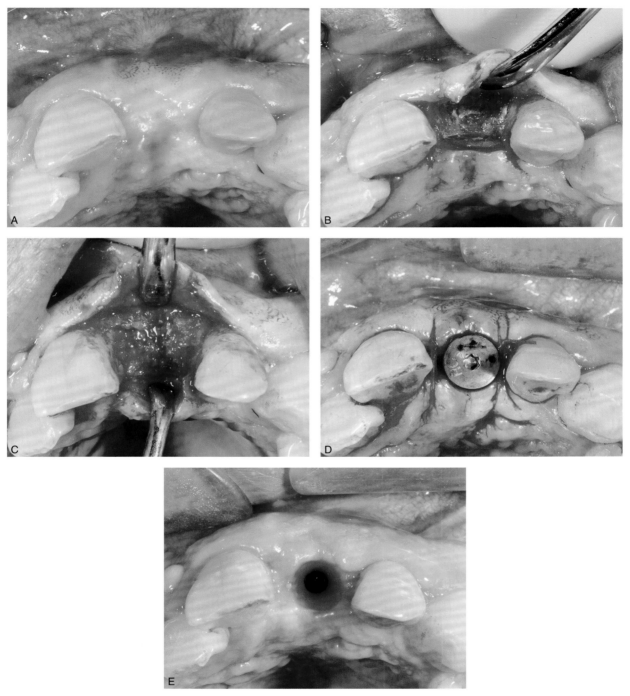

图 9-2-3　21 种植二期牙龈 H 形切口的操作要点
A. 二期牙龈成形时的嵴顶形态　B. 嵴顶正中偏腭侧行非保留龈乳头水平切口,沿近远中邻牙龈沟行垂直切口,暴露下方钛网　C. 用骨膜剥离子分离钛网两侧的牙龈,取出钛网,暴露下方的封闭螺丝和骨组织　D. 卸下封闭螺丝后安装直径和穿龈深度合适的愈合基台　E. 愈合 2 周后的袖口情况

第三节　软组织增量技术

　　美学区软组织增量的主要目的是创造稳定的种植体周软组织环境,为种植体穿龈结构提供紧密充足的非活动性附着组织,并且重建天然健康的软组织结构,使修复体获得自然协调的穿龈轮廓。第八章已经介绍了种植体周围的硬组织增量技术。增加唇侧骨量可以在一定程度上改善美学区的外形轮廓,但若没有足量的软组织,理想的轮廓外形也难以长期维持。同时,在临床中我们常见到一些骨量充足,但因软组织丰满度不足而造成的美学效果欠佳的病例。

　　目前,美学区最常用的种植体周软组织增量手术包括上皮下结缔组织移植技术(subepithelial connective tissue graft,SCTG)、改良腭侧结缔组织旋转瓣技术(modified palatal roll technique,MPRT)和游离龈移植术(free gingival grafts,FGG)等。

一、上皮下结缔组织移植技术

　　上皮下结缔组织移植技术由 Langer 于 1982 年提出,是指将去上皮的结缔组织自供区切取分离后移植至受区的软组织移植增量手术。移植物的主要成分为丰富的胶原纤维,其内在特性可以诱导供区上皮发生角化。同时,上皮下结缔组织在移植后能保持形态稳定,且能与受区颜色匹配。因此,该技术在临床上能增加受区局部软组织的厚度,保证软组织移植后各项效果长期稳定。在美学区有软组织增量需求时,都可以考虑这种技术。

　　Zucchelli在分析了上颌前磨牙区、磨牙区对应腭侧区域结缔组织的厚度后,认为第二前磨牙远中至第一磨牙远中区域的腭部软组织是获取结缔组织的最佳位置。在该位置区域结缔组织层相对较厚,脂肪腺体层相对较薄,且与重要的腭大血管神经束的距离相对较远。如果所需移植组织面积较大,可将水平切口范围向近中延伸,但需强调的是垂直切口长度一般不超过 7mm。此外,不同患者腭部软组织的厚度存在差异,为满足受区需求和保护供区骨面,供区软组织的厚度应不小于 2.5mm。

(一)适应证

　　1. 当种植体周围软组织较薄,透出基台金属色或基台暴露时,使用上皮下结缔组织移植对暴露基台表面进行覆盖,可以获得一定的遮色效果。

　　2. 唇侧软组织轮廓凹陷时,上皮下结缔组织移植可增加唇侧轮廓丰满度,改善软组织外形。

(二)操作步骤

　　1. 受区预备　术前确定需要软组织增量的牙位或范围后,用 15C# 刀片于牙槽嵴顶偏唇侧先行深约 1mm 与黏膜表面垂直的水平切口。从唇面观,若计划种植体上部同期连接愈合基台或者临时修复体,水平切口呈近似龈缘的弧形(图 9-3-1A);若为种植术前的单纯软组织增量手术或者计划将种植体潜入式愈合,水平切口呈"一"字形。然后,继续沿唇侧龈沟走行,向近中和远中各延伸 1~2 个牙位的长度。接下来,用 15C# 刀片(可联合工作端锋利的骨膜剥离子)平行于黏膜组织表面,沿水平切口处向根方进行锐性分离(图 9-3-1B),逐渐形成厚约 1~1.5mm 的完整唇侧半厚瓣(图 9-3-1C),分离的区域需达到水平切口对应膜龈联合的根方范围。

唇侧半厚瓣分离完成后,用无齿显微镊向冠方提拉半厚瓣,检查半厚瓣是否能轻松冠向覆盖至牙槽嵴顶腭侧边缘处(图 9-3-1D)。若不能达到无张力覆盖,则需要继续扩大半厚瓣的分离范围,或者在水平切口近远中末端增加超过膜龈联合的垂直切口。

若增量区存在明显的系带牵拉或前庭沟较浅时,则需要先修整系带或加深前庭沟,后期再进行结缔组织移植。

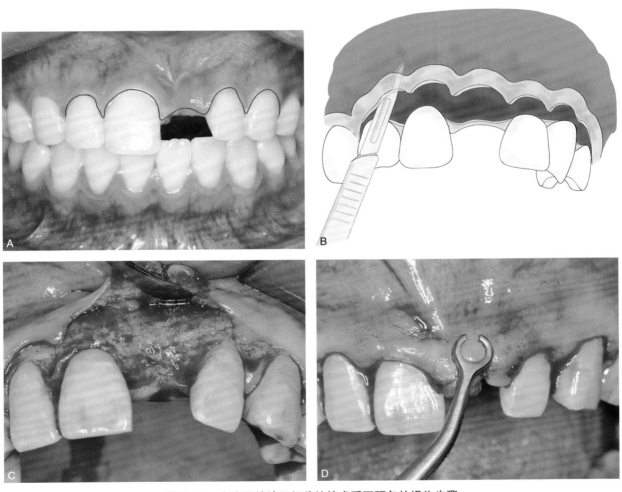

图 9-3-1 上皮下结缔组织移植技术受区预备的操作步骤

A. 垂直于黏膜表面行水平切口 B. 沿水平切口处平行黏膜表面向根方锐性分离半厚瓣 C. 半厚瓣分离完成后可见平整的受区 D. 提拉唇侧半厚瓣可轻松向冠方复位

2. 供区处理及结缔组织制备 临床上,上皮下结缔组织的获取方法主要包括去上皮法、信封法等。

（1）去上皮法：去上皮法是先获取带上皮的结缔组织后,再去除上皮层的术式。通过该术式获得的移植组织主要为靠近上皮的结缔组织。与近骨膜的结缔组织相比,该部位组织更致密稳定,且在愈合过程中收缩更少。去上皮法尤其适用于腭部上皮下纤维结缔组织厚度不足（<3mm）,或者受区所需结缔组织面积较大的患者。由于此方法所有操作都在直视下进行,在所有获取结缔组织的方法中技术敏感性最低、最容易掌握,建议初学者首选此方法。其操作步骤如下。

1）根据受区需要的移植软组织量所切取的带上皮结缔组织的尺寸应与所需的移植组织尺寸一致,或比所需的移植组织略大一点。在对移植组织的尺寸和切取部位设计完毕后,用15C#刀片距离涉及牙位的腭侧龈缘2~3mm处垂直于黏膜表面做水平切口,在水平切口近远中末端分别做垂直切口,垂直切口长度不超过7mm,同时控制入刀深度,勿切透骨膜（图9-3-2A、B）。

2）以冠方水平切口的近中作为组织瓣锐性分离的起始点,采用15C#刀片与黏膜表面平行,沿冠方水平切口行半厚瓣锐性分离（图9-3-2C）。分离顺序依次为近中1/3、中间1/3、远中1/3,直至可以将整个半厚瓣像门一样完全从龈缘向腭中线方向打开（图9-3-2D）。最后,用15C#刀片垂直于黏膜表面在腭中线方做水平切口,完全切断分离半厚瓣,在此过程中注意控制用刀的深度和与腭黏膜表面的平行度,以保证最终获得1.5~2mm厚度均匀的带上皮结缔组织。

3）取下带上皮结缔组织后（图9-3-2E）,用锋利的15#/15C#或11#刀片对上皮进行片切,操作时要将移植组织放在被生理盐水湿润的纱布上（图9-3-2F）,将刀片深度控制在上皮下（0.3~0.5mm）,尽可能和上皮外表面平行,去除移植组织表面上皮。另外,在上述过程中,可将灯光垂直照射在移植组织上,通过上皮组织反光的差异帮助确定是否完全去除上皮（图9-3-2G）。

4）腭部供区伤口可用胶原蛋白海绵、碘仿纱条等材料填塞保护（图9-3-2H~I）,并通过交叉悬吊缝合进行加压固定。有条件者可以制作压膜腭护板,让患者在术后配戴,以减少术后供区不适感和降低术后出血风险。

（2）信封法：此方法直接切取上皮下的结缔组织层。该术式可保留表面上皮和靠近上皮的少量结缔组织,在完成结缔组织制取后可将表层瓣直接复位缝合,从而实现一期愈合。选择信封法的必要条件是腭部上皮下纤维结缔组织厚度不少于3mm。由于此方法在取瓣时无法直视表层瓣下的组织,要求操作时水平切口的长度和向各个方向分离的范围比受区所需结缔组织多延伸2mm。若所需增量的结缔组织面积较大时不适合采用此方法。此技术敏感性较高,建议具有一定牙周整形手术经验的医生采用此方法。其操作步骤如下。

1）根据受区需要增量的软组织范围,在涉及牙位的腭侧龈缘2~3mm处用15C#刀片垂直于黏膜表面做水平切口,切至脂肪腺体层,但不要切透骨膜（图9-3-3A、B）。

2）调整刀片角度平行于腭黏膜表面,沿水平切口向腭中线方向潜行锐性分离结缔组织上部的上皮层。分离后形成和下部结缔组织相分离的薄层上皮瓣,厚约1mm,包括完整的上皮层和少量的结缔组织（图9-3-3C）。然后,使用15C#刀片从水平切口向骨面方向切入下层结缔组织直至移植组织所需的厚度,将结缔组织从骨膜上锐性分离,尽可能保留骨膜以保护腭骨（图9-3-3D）。

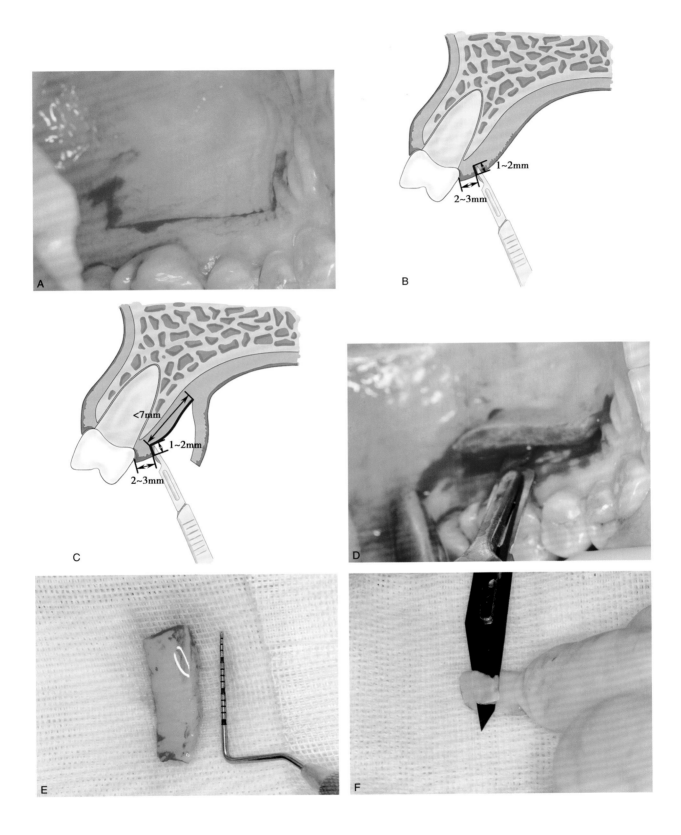

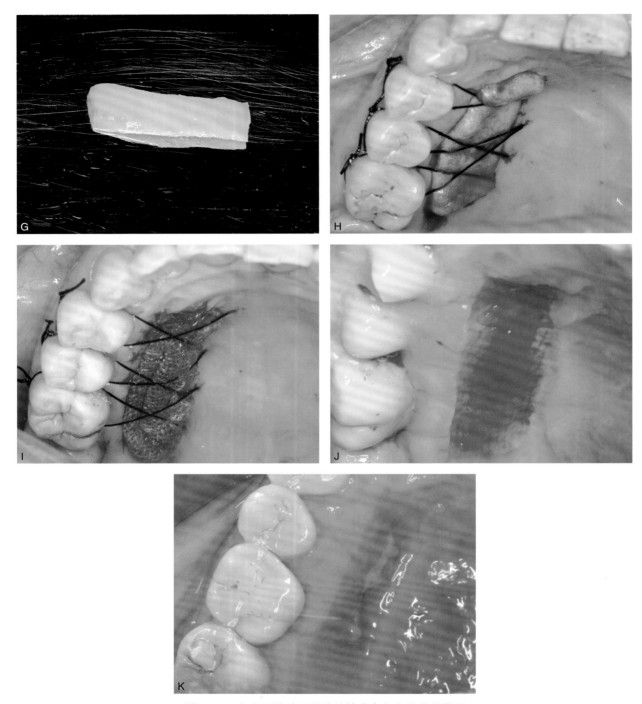

图 9-3-2　上皮下结缔组织移植技术去上皮法处理供区

A. 距离龈缘 2~3mm 处刀片垂直于黏膜表面做水平切口和近远中垂直切口　B. 控制刀片切入深度为 1~2mm　C. 刀片与黏膜表面平行沿冠方水平切口行半厚瓣锐性分离　D. 分离后可以将整个半厚瓣像门一样打开　E. 根方行水平切口完全分离半厚瓣后获得厚度均匀的带上皮结缔组织　F. 在生理盐水湿润的纱布上用刀片切除上皮层　G. 修整完成后的结缔组织　H. 供区用胶原蛋白海绵填塞保护　I. 供区用碘仿纱条填塞保护　J. 术后 11 天拆线,同时去除碘仿纱条　K. 术后 14 天,供区胶原蛋白海绵已完全吸收

3）在形成的黏膜袋内，用 15C# 刀片在上皮层下做近中和远中的垂直切口。要求刀刃垂直于上腭骨面，切断结缔组织在近远中方向上的附着（图 9-3-3E）。

4）在黏膜袋内根方做水平切口至骨面（图 9-3-3F、G），切断移植组织在该方向上的附着，用镊子夹持取出获得的不带上皮的移植组织。取下的移植组织包括结缔组织和脂肪腺体组织，其厚度均匀，一般为 2mm。

5）将完整的腭侧表皮瓣复位在骨膜上，采用间断缝合关闭创口（图 9-3-3I、J）。为了减少出血和术后疼痛，缝合前可以在供区黏膜袋内放置胶原蛋白海绵或血小板衍生物，缝合后用盐水纱布加压供区。

3. 受区固定移植组织　根据已预备好的受区大小，将取下的移植组织修整至与之匹配的尺寸。使用 5-0 或者更细的缝线将其缝合固定在受区骨膜上（图 9-3-4），然后，将受区的唇侧半厚瓣冠向复位，并采用单侧悬吊或间断缝合方式进行对位缝合。将移植组织平整、紧密地贴合于受区，并使之牢固不动是软组织移植成功的关键因素。

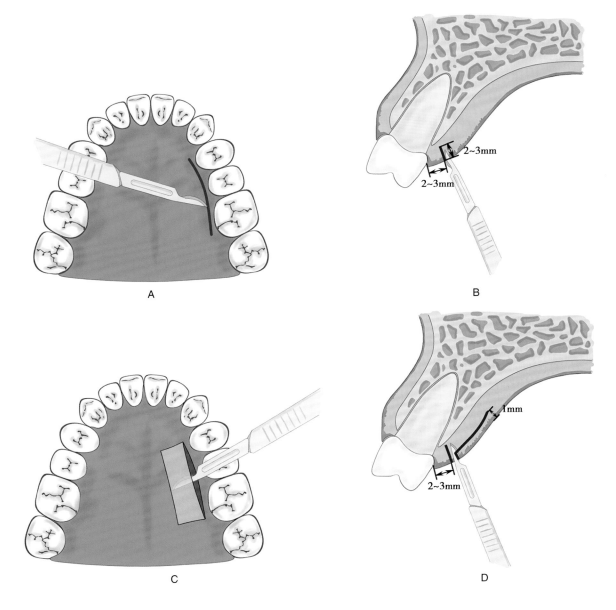

A

B

C

D

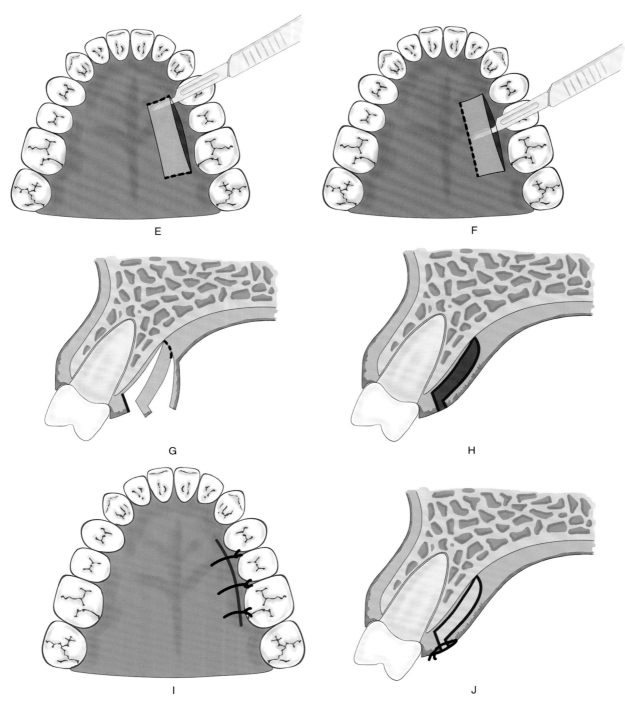

图 9-3-3　上皮下结缔组织移植技术去信封法处理供区

A. 距离龈缘 2~3mm 处用刀片垂直于黏膜表面做水平切口　B. 切口深度 2~3mm，不切断骨膜　C. 刀片与黏膜表面平行沿冠方水平切口行半厚瓣锐性分离，带上皮的半厚瓣厚度约 1mm　D. 刀片与黏膜表面平行沿冠方水平切口贴着骨膜行锐性分离　E. 在黏膜袋内做近中和远中的垂直切口，切开结缔组织和骨膜（殆面观）　F. 黏膜袋内根方做水平切口至骨面（殆面观）　G. 黏膜袋内根方做水平切口至骨面（矢状观）　H. 将不带上皮的结缔组织完全分离取出后　I. 半厚瓣复位并对位缝合（殆面观）　J. 半厚瓣复位并对位缝合（矢状观）

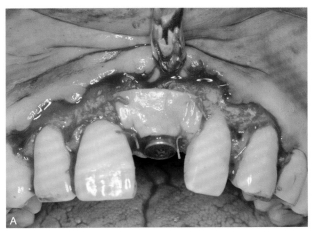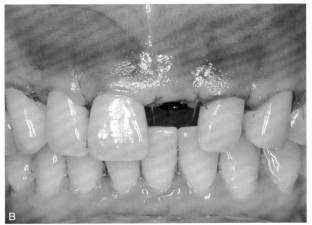

图 9-3-4　受区移植组织的固定
A. 将修整好的移植组织缝合固定在受区骨膜上　B. 唇侧半厚瓣冠向复位并缝合固定

二、改良腭侧结缔组织旋转瓣技术

改良腭侧结缔组织旋转瓣技术属于带蒂的结缔组织原位转瓣移植，主要适用于前牙种植区唇侧软组织少量不足，腭侧牙龈厚度大于 3mm 的病例。该术式需要配合使用愈合帽来支撑转瓣的移植组织，所以常在非潜入式种植体植入时或者潜入式种植体二期手术时应用。此术式不需要增加第二术区，患者术后反应轻，同时移植组织的血供较好，有利于移植组织愈合。但由于获得的移植组织量有限，所以改善唇侧外形轮廓效果有限。操作步骤如下（图 9-3-5）。

1. 切口与保留龈乳头的 H 形切口类似，相同处在于两侧垂直切口抵达骨面，不同处在于牙槽嵴顶水平"一"字形切口不抵达骨面。

2. 用 15C# 刀片沿水平切口向腭侧锐性分离紧贴上皮下的结缔组织，分离时表面上皮层厚度黏膜至少保留 1mm。当锐性分离到腭侧垂直切口的最根方时，刀面垂直腭侧骨面做水平切口以切断根方结缔组织，并连接近远中全厚垂直切口，用骨膜剥离子从根方的水平切口处将带骨膜的结缔组织瓣翻起至牙槽嵴顶。

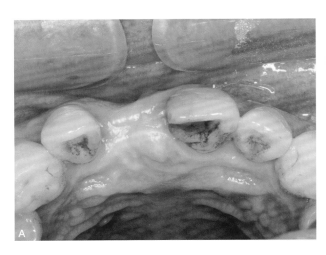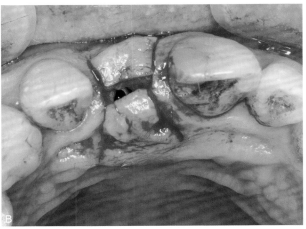

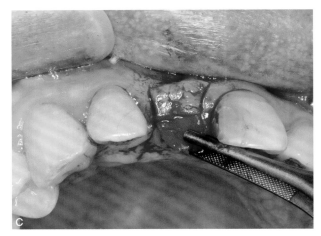
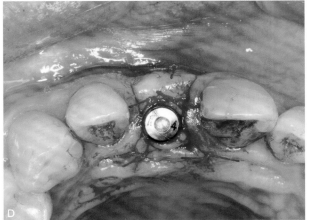

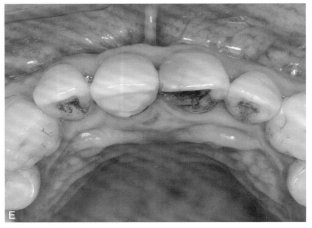

图 9-3-5　改良腭侧结缔组织旋转瓣技术操作步骤

A. 种植二期时 11 唇侧少量软组织缺损　B. 保留龈乳头的 H 形切口　C. 制备腭侧带蒂结缔组织瓣　D. 结缔组织瓣内卷入唇侧骨膜下隧道,缝合固定　E. 最终修复效果骀面观

3. 继续向唇侧潜行剥离至膜龈联合处,形成能容纳腭侧移植组织的隧道,再将结缔组织瓣内卷嵌入唇侧骨膜隧道内,并通过水平褥式缝合方式将其缝合固定。放置愈合帽,支撑唇侧的移植组织。

三、游离龈移植术

附着龈的主要功能是对物理咬合创伤和来自食物的温度、化学刺激等进行隔绝和保护。多数学者认为附着龈宽度小于 2mm 时,牙龈退缩的风险会相应增加。对附着龈宽度不足的种植病例可考虑采用游离龈移植术进行重建。另外,对于大量骨缺损合并软组织缺损的病例(图 9-3-6),由于需要大量骨增量,先增加附着龈有利于后期骨增量手术创口的关闭和愈合。但由于移植的角化龈组织带有腭部角化上皮,与前牙区牙龈颜色不完全一致,所以在美学区一般不推荐采用游离龈移植术。个别病例如果附着龈宽度严重不足或大量骨缺损合并软组织缺损需采用游离龈移植者,需要和患者做好术前沟通,慎重采用。

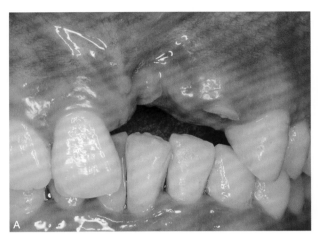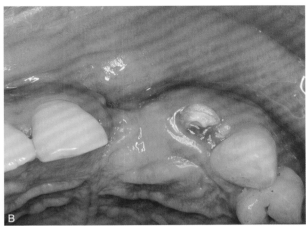

图 9-3-6　缺牙区合并大量骨缺损和软组织缺损

A. 唇面观　B. 殆面观

游离龈移植术是从供区获得带角化上皮的结缔组织,将其移植到口腔中另一个受植部位以增加附着龈宽度。游离龈移植组织是含有上皮层的结缔组织,通常来源于腭部,其厚度应大于 1mm。在进行上皮下结缔组织移植时,移植组织可同时获得来自受区骨膜和唇侧半厚瓣的双层血供。在进行游离龈移植术时,移植组织存活的血供主要来自受区的骨膜。因此,游离龈移植后会出现一定程度的组织收缩,其收缩的程度受移植组织厚度、移植组织缝合后的稳定性、受区血运重建能力等因素影响。为了弥补游离龈移植后的收缩问题,在进行游离龈移植术时,受区预备的范围和切取游离龈的大小都应该在各个方向多延伸至少 2mm。其操作步骤如下（图 9-3-7）。

1. 受区预备　用 15C# 刀片在计划行附着龈增宽位置的冠方做水平切口,其近中和远中的垂直切口从水平切口的侧方逐渐延伸至黏膜。然后,从水平切口开始朝向根方做半厚瓣锐性分离,形成较平整的骨膜受植床,分离形成的表面半厚瓣可根向复位缝合固定在骨膜上,或者用微创剪刀沿龈瓣根方剪除。

2. 供区处理及游离龈制备　操作方法和去上皮法的前面部分相同,不同之处在于取下组织后不需要切除上皮层,只需要切除组织面多余的脂肪腺体组织。同时,修整瓣的边缘以便能和受区边缘切口形成良好对接,之后便可进行下一步操作。

3. 受区固定移植组织　使用 5-0 甚至更细的缝线,采用间断缝合联合褥式缝合的方式,将游离龈平整、紧密地缝合固定于受区骨膜上。

缝合完成后,用盐水纱布在整个移植组织表面至少加压 5 分钟,将移植组织下方的多余血液排除并消除死腔,使移植组织和受植床紧密贴合。术后可使用压膜腭护板保护移植供区。

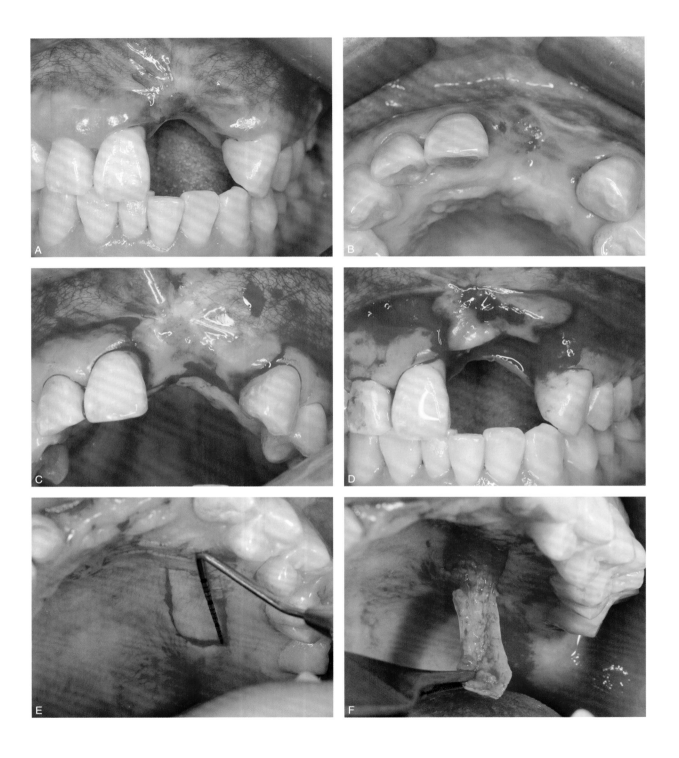

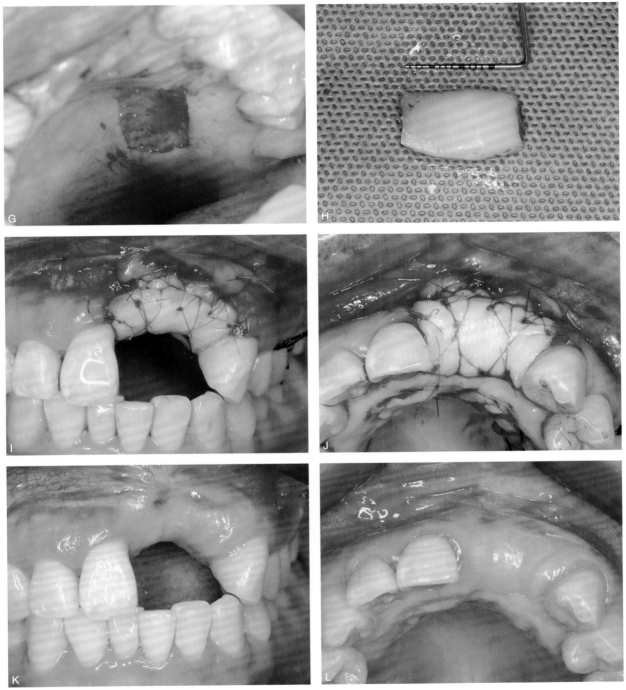

图 9-3-7　游离龈移植术的操作步骤

A. 术前唇面观，21、22 唇侧附着龈严重不足　B. 术前𬌗面观，21、22 唇侧附着龈严重不足　C. 在受区行半厚切口
D. 在受区制备骨膜床　E. 在腭部供区行矩形切口　F. 锐性分离带上皮结缔组织　G. 取下结缔组织后，供区表面可见
骨膜上的脂肪腺体组织　H. 修整带上皮的结缔组织　I. 采用间断缝合联合褥式缝合将结缔组织固定在受区（唇面观）
J. 采用间断缝合联合褥式缝合将结缔组织固定在受区（𬌗面观）　K. 游离龈移植术后 2 个月效果（唇面观）　L. 游离龈
移植术后 2 个月效果（𬌗面观）

四、血管化骨膜 - 结缔组织夹层瓣技术

血管化骨膜 - 结缔组织夹层瓣技术（vascularized interpositional periosteal-connective tissue flap，VIP-CT）通过在腭侧软组织内制备带蒂的全厚结缔组织瓣，将其向近中旋转到受植位点并插入黏膜瓣下方。

血管化骨膜 - 结缔组织夹层瓣技术可在部分软组织大量缺损病例中，通过一次手术在美学区进行大量的软组织增量，甚至可以和骨增量手术同期进行。此技术的受区和供区相连且切口范围大，为保证受区和供区同时获得一期愈合，供区和受区瓣的设计更应遵循无张力缝合原则。若操作不当，可能会出现术后出血、供区坏死或受区创口裂开等并发症。此技术敏感性较高，建议具有丰富经验的医生选用。其操作步骤如下（图 9-3-8）。

1. 受区预备　唇侧采用梯形瓣设计，用 15C# 刀片在牙槽嵴顶偏腭侧做非保留龈乳头的水平切口，唇侧受区于缺牙区邻牙的远中转角处分别做 C 形垂直切口。然后，从水平切口处开始锐性分离半厚瓣至膜龈联合根方，半厚瓣厚约 1mm。

2. 供区预备　先在受区腭侧近中和远中做短的垂直松弛切口，然后从腭侧远中切口开始将切口平行于邻牙龈缘向远中延伸，最长可至第一磨牙近中，切口距龈缘 2mm。后面取结缔组织的操作和信封法相似，不同的是在锐性分离后的远中区域做穿透结缔组织和骨膜的垂直切口，在不损伤腭大神经血管的情况下，切口尽量向根方延伸。

用骨膜剥离子将带骨膜的结缔组织瓣从远中向近中逐渐剥离翻起，于骨膜下仔细潜行剥离瓣的基部达到或超过硬腭中线，避免损伤自切牙孔穿出腭部的神经血管束。用组织镊牵拉旋转结缔组织瓣判断是否可以被动旋转到受区部位，若不能则需要进一步潜行剥离。

3. 受区固定带蒂结缔组织　使用 5-0 甚至更细的缝线，采用间断缝合将带蒂结缔组织瓣固定在受区骨膜上。然后，采用间断缝合联合褥式缝合关闭受区和供区创口，有条件的情况下可在供区内放置胶原蛋白海绵。

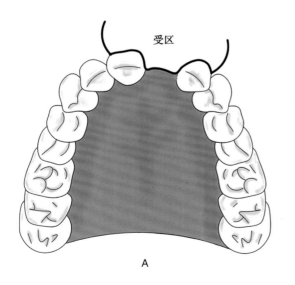

A

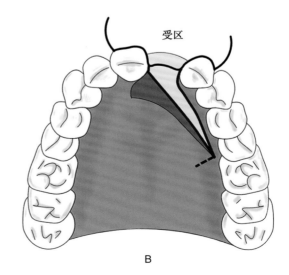

B

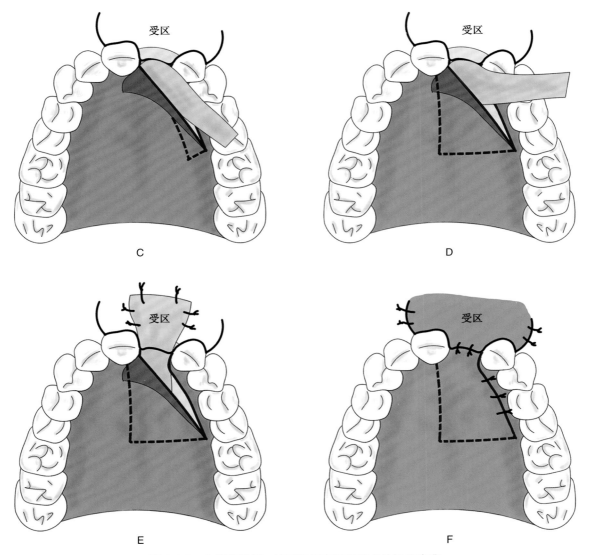

图 9-3-8　血管化骨膜 - 结缔组织夹层瓣技术的操作步骤

A. 受区和供区的切口线设计　B. 沿嵴顶水平切口分别锐性分离唇侧受区半厚瓣和腭侧供区半厚瓣　C. 供区远中区域组织袋内做穿透结缔组织和骨膜的垂直切口,将带骨膜的结缔组织瓣从远中向近中翻起　D. 于骨膜下仔细潜行剥离瓣的基部达到或超过硬腭中线,将组织瓣旋转到受区　E. 将带蒂结缔组织瓣固定在受区骨膜上　F. 关闭受区和供区创口

第四节　美学区个性化袖口的呈现

　　在前牙美学区,即刻种植即刻修复可以最大限度地维持原有的软硬组织轮廓。如果即刻种植时未能采用临时修复体,或者早期种植、延期种植时采用的是潜入式愈合,则原有的牙龈曲线、龈乳头高度,以及整个牙龈轮廓形态就会发生改变,甚至部分或全部消失,尤其是多颗牙连续缺失后,牙龈原有的波浪状曲线也会不复存在。

　　种植穿龈袖口的成形过程是利用软组织的可塑性,通过个性化愈合基台或临时修复体等部件,将软组织袖口塑造成与之相吻合的凹形形态。为了达到和天然牙尽可能相似的穿龈轮廓,在前牙美学区几乎都会用临时过渡修复体对局部软组织进行塑形,这是诱导种植体周围理想软组织形态的重要步骤。通过使用临时修复体进行牙龈塑形,可以使种植体周围牙龈曲线接近天然牙形态,与邻牙协调一致,从而获得令人满意的美学效果。当然,必须强调的是,可预期的、理想的前牙美学区袖口成形效果建立在以下基础上:①正确的种植体三维位置;②拥有足量厚度和角化龈宽度的健康软组织;③近似天然状态的骨弓轮廓。

一、成品愈合基台袖口与美学个性化袖口的对比

　　上颌前牙颈部的穿龈轮廓为圆三角形,而临床上绝大部分的成品愈合基台都是圆柱形或圆锥形,因此在临床上使用成品愈合基台很难再现缺失牙的天然牙周解剖形态。成品愈合基台袖口与美学个性化袖口的对比见图9-4-1。

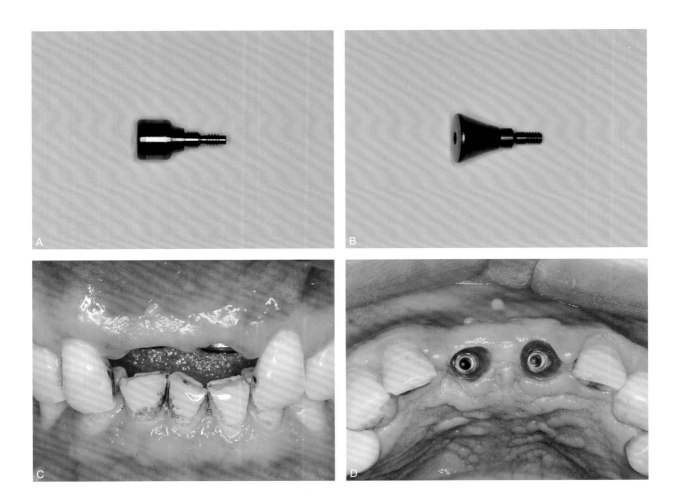

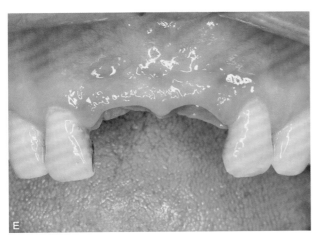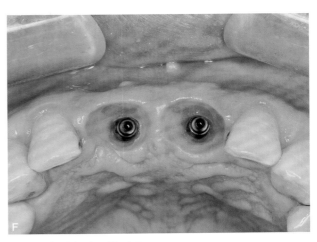

图 9-4-1　成品愈合基台袖口与美学个性化袖口的对比

A. 圆柱形成品愈合基台口外照　B. 圆锥形成品愈合基台口外照　C. 成品愈合基台成形后的牙龈袖口形态唇面观
D. 成品愈合基台成形后的牙龈袖口形态殆面观　E. 个性化修复体塑形后的牙龈袖口形态唇面观　F. 个性化修复体塑形后的牙龈袖口形态殆面观

种植修复体从种植体平台到龈缘的穿龈袖口部分,想从圆形直接过渡到天然牙釉牙骨质界水平的形态,是十分困难的。从种植体颈部到牙冠的穿龈直径越来越大,这种形态变化需要通过种植基台和其上方的牙冠来进行调整。

二、个性化袖口的塑形

种植体袖口牙龈适应修复体的外形并进行相应改建是一个缓慢的过程,短时间过度挤压会造成局部牙龈血供不足,反而可能导致牙龈出现退缩。因此,需要一个便于椅旁即刻调整外形的临时修复体对种植体的穿龈轮廓进行渐进性的塑形。

临时冠调整主要包括以下几方面:①根据扁平或凹面的穿龈轮廓会使唇侧牙龈更靠向冠方移位,凸面形态则会产生相反效果的原理,可通过增加基台龈下穿龈部分的凹度,以促进软组织冠向移位;②根据较大的邻面凸度可能挤压龈乳头使其向冠方移位的原理,可通过调节邻面接触点的位置,以及增加接触区的面积,从而调整龈乳头的高度;③调整牙冠穿龈部分的外形及线角,以调整龈乳头和牙龈缘曲线。这样,在最终的种植修复体戴入之前,可以精确移动龈缘,并维持其稳定性。

患者配戴临时修复体后,通常需要 3~4 周复诊一次,以精确地调整临时修复体,直到获得最佳的穿龈外形,以完成软组织塑形。在取印模进行最终修复前,这个过程需要持续 3~6 个月以获得成熟和稳定的软组织。此外,临时修复体还可以让患者适应最终修复体,为最终的种植冠桥修复提供形态等美学诊断信息,是医患沟通和医技之间交流的桥梁。

参 考 文 献

［1］ IVANOVSKI S, LEE R. Comparison of peri-implant and periodontal marginal soft tissues in health and disease. Periodontol 2000. 2018, 76（1）: 116-130.

［2］ BASSETTI R G, STAHLI A, BASSETTI M A, et al. Soft tissue augmentation procedures at second-stage surgery: a systematic review. Clin Oral Investig., 2016, 20（7）: 1369-1387.

［3］ FICKL S. Peri-implant mucosal recession: clinical significance and therapeutic opportunities. Quintessence Int., 2015, 46（8）: 671-676.

［4］ LEE D J, RYU J S, SHIMONNO M, et al. Differential healing patterns of mucosal seal on zirconia and titanium implant. Front Physiol., 2019, 10: 796.

［5］ TAKAMORI Y, ATSUTA I, NAKAMURA H, et al. Histopathological comparison of the onset of peri-implantitis and periodontitis in rats. Clin Oral Implants Res., 2017, 28（2）: 163-170.

［6］ 宿玉成. 种植外科中的软组织处理及其美学效果. 中华口腔医学杂志, 2006, 41（03）: 148-150.

［7］ QUINONES, CARLOS R. Soft tissue and esthetic considerations in implant therapy. Implant Dentistry, 2004, 13（1）: 2-3.

［8］ ZUCCHELLI G. Mucogingival esthetic surgery. Milan: Quintessenza Ediziono, 2013.

［9］ LANGER B, CALAGNA L J. The subepithelial connective tissue graft. A new approach to the enhancement of anterior cosmetics. Int J Periodontics Restorative Dent., 1982, 2（2）: 22-33.

［10］ ZUCCHELLI G, MELE M, STEFANINI M, et al. Patient morbidity and root coverage outcome after subepithelial connective tissue and de-epithelialized grafts: a comparative randomized-controlled clinical tria l. J Clin Periodontol, 2010, 37（8）: 728-738.

［11］ KAN J Y, RUNGCHARASSAENG K, LOZADA J L, et al. Facial gingival tissue stability following immediate placement and provisionalization of maxillary anterior single implants: a 2- to 8-year follow-up. Int J Oral Maxillofac Implants, 2011, 26（1）: 179-187.

［12］ SCHROTT A R, JIMENEZ M, HWANG J W, et al. Five-year evaluation of the influence of keratinized mucosa on peri-implant soft-tissue health and stability around implants supporting full-arch mandibular fixed prostheses. Clin Oral Implants Res., 2009, 20（10）: 1170-1177.

［13］ SCHMITT C M, MOEST T, LUTZ R, et al. Long-term outcomes after vestibuloplasty with a porcine collagen matrix（Mucograft®）versus the free gingival graft: a comparative prospective clinical trial. Clin Oral Implants Res., 2016, 27（11）: e125-e133.

［14］ ZUHR O, BAUMER D, HURZELER M. The addition of soft tissue replacement grafts in plastic periodontal and implant surgery: critical elements in design and execution. J Clin Periodontol, 2014, 41 Suppl 15: S123-S142.

[15] AGARWAL C, DEORA S, ABRAHAM D, et al. Vascularized interpositional periosteal connective tissue flap: a modern approach to augment soft tissue. J Indian Soc Periodontol, 2015, 19 (1): 72-77.

[16] 邸萍, 林野, 罗佳, 等. 上颌前牙单牙种植修复中过渡义齿对软组织成型作用的临床研究. 北京大学学报(医学版), 2012, 44 (1): 59-64.

第十章 美学区种植修复技术

美学区种植的上部结构包括基台和冠/桥修复体,是以美学修复为导向的种植最终呈现的修复形式,与牙龈组织在美学区一起呈现出和谐一体的红白美学效果。在经过前期个性化的穿龈袖口塑形后,种植位点的软组织获得了最终的袖口形态。通过个性化印模技术对其进行复制,并利用石膏和/或数字化模型,进一步完成基台和冠/桥的设计及制作,最后在口内完成上部结构的戴入。本章将介绍在美学区的个性化印模技术、常用修复基台的种类和应用,以及美学区种植戴牙的临床操作要点。

第一节 美学区个性化印模技术

在进行美学区种植二期修复时,临床上会通过个性化愈合基台或临时冠对穿龈袖口进行轮廓塑造(详见第九章)。在这种情形下,预成印模转移杆的外形往往无法与个性化的穿龈袖口形态相匹配,其连接至口内种植体后会与袖口内壁之间产生一定的间隙。为了让印模转移杆与个性化的穿龈袖口完全适合,并在取模期间维持牙龈组织轮廓,需要制作穿龈形态与袖口完全吻合的个性化印模转移杆。采用个性化印模转移杆进行种植取模,是美学区种植修复常用的印模技术。

按照个性化印模转移杆的制作方法,临床上可将个性化印模技术分为两种方式:口内直接法与口外间接法。

(一)口内直接法

1. 取下个性化愈合基台或临时固定修复体。

2. 选择穿龈高度合适的开窗式预成转移杆,将其固定于口内的种植体上。此时可见转移杆的穿龈部分与袖口之间存在较大间隙,二者之间的形态不匹配(图 10-1-1A)。

3. 将流体树脂缓慢注入到转移杆和袖口内壁之间,将间隙完全占满(图 10-1-1B)。在此过程中应避免产生气泡,可分次进行光固化。

4. 使用个性化托盘,采用开窗式印模法制备印模(图 10-1-1C)。待印模材料固化后,松解中央螺杆,并取下个性化托盘。

5. 将清洁消毒后的个性化愈合基台或临时固定修复体立即戴回口内,防止袖口塌陷。

6. 将替代体与印模上的个性化转移杆相连接,在转移杆颈部周围注入人工牙龈树脂,并待其固化后灌注超硬石膏。待石膏凝固成形后,去除替代体上的中央螺杆,完整地脱去印模材料,即获得具备个性化袖口的石膏模型(图 10-1-1D)。

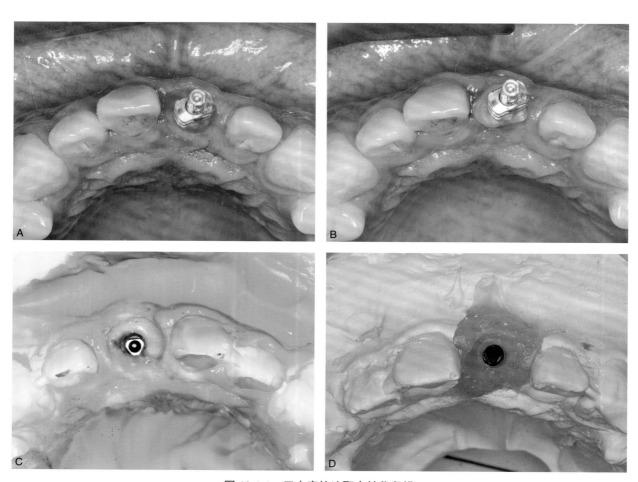

图 10-1-1 口内直接法取个性化印模
A. 口内直接连接转移杆　B. 间隙内注入流体树脂　C.制取开窗式印模　D. 制取石膏模型

(二)口外间接法

1. 取下个性化愈合基台或带有基台的临时固定修复体,在口外将其与种植体替代体进行连接(图 10-1-2A)。

2. 将充分混合的硅橡胶重体包绕替代体、基台,并至临时冠的颈部 1/3,静置待其固化成形(图 10-1-2B)。

3. 待硅橡胶完全固化后,在修复体唇面的硅橡胶上划出标记线。松解连接替代体与愈合基台或临时修复体之间的中央固位螺丝,小心地取下基台-冠复合体。此时,可见替代体上方存在与基台穿龈部及临时修复体颈部完全一致的个性化袖口空间(图 10-1-2C)。

4. 选择穿龈高度适宜的预成转移杆,将其插入硅橡胶包绕的替代体中,并通过中央螺杆进行连接。

需要注意的是,拧紧中央螺杆时替代体不能在硅橡胶中发生任何转动。

5. 将流体树脂缓慢地注入转移杆和硅橡胶之间的间隙内,分次行光固化并将间隙逐渐占满(图 10-1-2D)。松开连接转移杆和替代体的中央螺杆,取出颈部被流体树脂包绕的成形后的个性化转移杆(图 10-1-2E)。

6. 根据硅橡胶上的划线标记识别个性化转移杆的唇侧面,并将其正确安装在患者口内的种植体上(图 10-1-2F)。

7. 使用个性化托盘,采用开窗法制备患者口内印模(图 10-1-2G)。

8. 将清洁消毒后的个性化愈合基台或临时固定修复体立即戴回口内,防止袖口塌陷。

9. 连接替代体,灌注人工牙龈硅橡胶和超硬石膏,形成精确复制有个性化袖口轮廓的石膏模型(图 10-1-2H)。

采用口内直接法时,由于口腔内有唾液并且在去除临时修复体后软组织会快速塌陷,无论多么仔细地在转移杆和牙龈之间注入流动树脂材料,都不可能精确地获得穿龈形态的外形。因此,相对于口内直接法,口外间接法虽然会在一定程度上增加椅旁操作时间,但能更为精确地复制穿龈袖口形态。

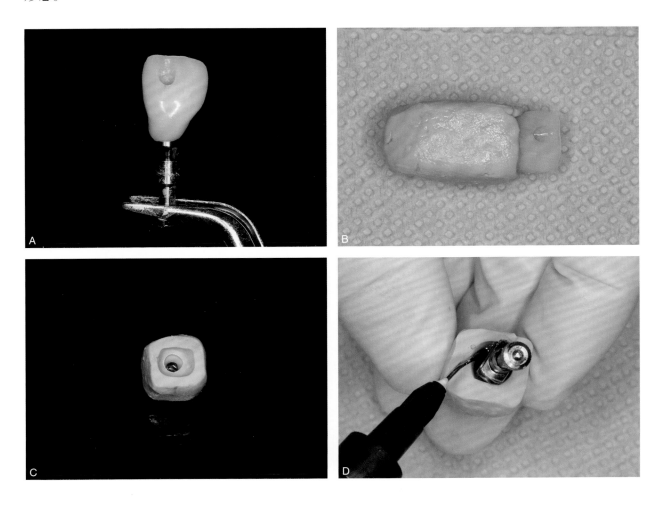

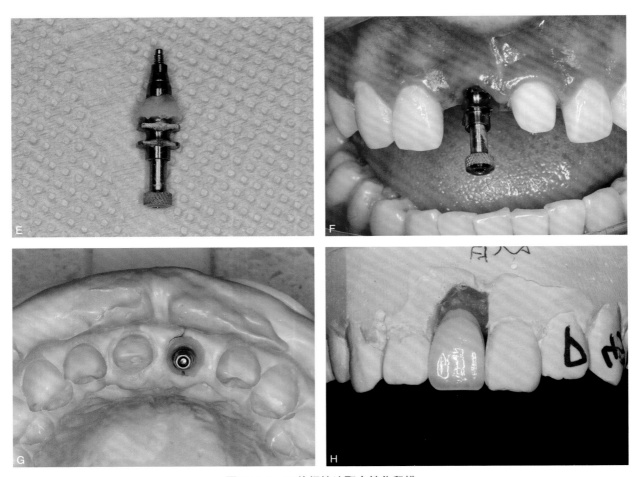

图 10-1-2　口外间接法取个性化印模

A. 取出后的基台 - 临时冠复合体　B. 硅橡胶复制颈部形态　C. 去除临时修复体后留下的空间　D. 在间隙内注入流体树脂　E. 制作完成的个性化转移杆　F. 口内戴入个性化转移杆　G. 开窗法制取的印模　H. 石膏模型及个性化修复体

第二节　美学区修复基台的种类及应用

　　口腔种植修复基台是实现种植修复功能、连接上部结构、传递咬合应力、支撑牙龈袖口轮廓的核心构件。在美学区种植修复中，修复基台的设计、制作、加工及选择直接关系到最终美学修复效果，并与长期的预后有紧密关系。本节将对美学区修复基台的种类、特点及临床应用进行简要介绍。

一、常用修复基台的种类

（一）成品预成基台

　　由种植体厂商按照既定规格参数常规成批量生产的修复基台称为预成基台，包括粘接固位基台和螺丝固位基台两种。

1. 粘接固位基台　按照穿龈部的肩台形态,粘接固位基台又可分为非解剖式基台和解剖式基台(又称美学基台)。解剖式基台的肩台平面呈抛物线形,近远中较高而唇腭侧较低,这是按照袖口四周的边缘龈高度设计的。非解剖式基台的肩台则位于同一平面,这会造成肩台在龈下的深度不均一,从而导致粘接剂在某些部位残留于龈沟内。在临床上,预成基台的使用率非常高,其主要优点是价廉、高效。预成基台所用的材料可分为钛、金色钛(穿龈部、修复体连接部表面为氮化钛)、氧化锆等。然而,在一些特殊的美学区病例中,预成基台无法使最终的修复效果完美呈现,此时需要考虑个性化基台。

2. 螺丝固位基台　预成螺丝固位基台可按修复体与基台连接的固位螺丝位置分为垂直型和水平型。在美学区一般选择垂直型的螺丝固位基台,由于需要通过修复体表面插入基台中以旋紧固位螺丝,因此种植体的植入轴向必须位于修复体冠的舌侧区域,这样可使开孔不影响整体的美学外观。由于螺丝固位基台的穿龈高度很浅,因此主要由修复体的颈部形态实现对穿龈袖口的轮廓支撑。

(二)个性化修复基台

个性化修复基台指按照患者的牙位、穿龈深度、袖口形态,对修复基台的整体或部分(如穿龈部分、修复体连接部分)进行专门设计和加工的特殊修复基台。从个性化修复基台与修复体的连接方式来看,其基本都属于粘接固位基台。个性化修复基台的临床优点很多,因此特别适合在美学区的修复,比如:①可满足对个性化穿龈袖口的完全支持;②可通过软组织挤压对牙龈袖口进行二次塑形;③可灵活设计完全(或非完全)解剖式的肩台形态;④可满足不同位点的穿龈深度和宽度;⑤可增强上部修复结构的固位强度(如增加基台的粘接面积);⑥可部分解决由于种植体植入轴向偏差所带来的修复体固位和美学问题。

经过长期的材料进展及数字化口腔技术的进步,目前可根据个性化基台的材料、设计和加工方式将其分为以下四类。

1. 人工研磨(钛)基台　对一个柱形的可研磨钛基台进行调磨,形成粘接式修复基台(图 10-2-1)。由于人工研磨耗时长、研磨器械消耗大且研磨后的表面光洁度不高,因此临床上很少使用这种加工方式。

2. 手工塑形(钛)基台　在种植系统厂家提供的预成基底(材质可为钛、金合金、蜡,自带种植体连接部及上方的圆柱杆)上方制作一个基台的完整蜡型,并通过金属铸造或扫描后 CAD/CAM 切削的方式成形(图 10-2-2)。由于铸造的精度较差,且有时需要昂贵的金合金基底,因此目前更多技师会推荐选择蜡型堆塑后行数字化扫描 + 铣床切削的设计加工方式。

3. 全数字化 CAD/CAM(钛/氧化锆)基台　选择一个特定的种植系统,在修复设计软件中虚拟设计一个完整的个性化修复基台模型,并通过数字化铣床切削成形(图 10-2-3)。由于数字化技术普及及成本下降,在美学区种植修复中采用 CAD/CAM 全数字化技术的个性化基台逐渐占有越来越大的比例。在此类个性化基台中,氧化锆切削基台的强度与厂家选择的材料有很大关系,需谨慎选择使用。还需指出的是,目前很多大型种植系统厂家都能提供与其系统相匹配的全数字化 CAD/CAM 个性化基台的设计加工服务。而第三方加工生产的全数字化个性基台必须获得相应种植系统厂家官方授权的"基

台 - 种植体连接部" 数据,否则使用后可能由于相关数据的误差导致严重的机械并发症问题。

4. 预成钛基底 +CAD/CAM（氧化锆 / 树脂 / 聚醚醚酮）基台　此类基台是由钛金属基底与氧化锆基台上部结构（穿龈部分和修复体连接部分）通过不同方式结合在一起形成的,既保留了钛基底的金属强度,又结合了非金属类基台上部结构的美学效果（图 10-2-4）。种植系统厂商提供了不同种植体连接口型号、不同色度、不同材料的带有钛预成基底的可切削氧化锆（或树脂）瓷块,口腔技工可以在数字化虚拟设计的基础上,直接进行个性化基台的铣床加工。除此之外,还有一种更经济实惠的加工方式,即选择一个低穿龈的预成钛基底,在此基础上通过基台扫描、虚拟设计和铣床加工制作氧化锆或聚醚醚酮材质的个性化上部基台结构,并将后者与预成钛基底进行口外预粘接,从而最终形成 "迭加式" 的个性化基台。

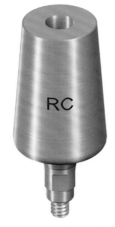

图 10-2-1　人工研磨（钛）基台

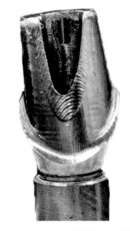

图 10-2-2　手工塑形（钛）基台

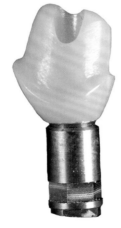

图 10-2-3　全数字化 CAD/
CAM（钛 / 氧化锆）基台

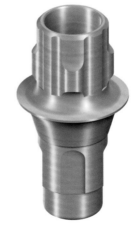

图 10-2-4　预成钛基底 +CAD/
CAM（聚醚醚酮）基台

二、美学区修复基台的临床应用

美学区的最终修复效果,除了需要修复体能逼真再现天然牙的形态、色泽与质感,还需要修复基台与修复体颈部共同支撑起完美的穿龈袖口轮廓。由于修复体颈部与基台的肩台部分是相互连续的,基台的肩台平面位置、近远中和唇腭向直径都会影响基台 - 冠复合体的穿龈部分形态,从而影响牙龈软组织的最终美学效果。因此,基台 - 冠复合体应尽可能与个性化穿龈袖口形态相匹配,在牙龈组织中模拟出天然牙的穿龈形态效果。为了达成这一目标,在进行修复基台的选择和设计加工时需要遵循以下要求。

(一)美学区修复基台的选择

医生选择美学区修复基台时需要考虑多种因素,包括种植系统、修复体的固位方式、对修复费用的预期,以及厂家和当地加工所的技术条件等。在此,笔者结合美学区临床常见情况讨论基台 - 冠修复方式的选择方法。

1. 种植体轴向对修复基台选择的影响

(1)种植体轴向位于修复体舌侧:当种植体轴向位于最终修复体舌侧时,可选择螺丝固位或者粘接固位的修复方式。如果选择粘接固位,一般在修复体的舌面设计开孔(图 10-2-5),并考虑在口外将基台和冠粘接为一体。然而,需要注意的是,口外粘接的修复方式最适合单冠。如果用于联冠或桥体时应保证种植体之间有较高的平行度,且数量最好不超过 3 个单位,并最好使用非抗旋基台。

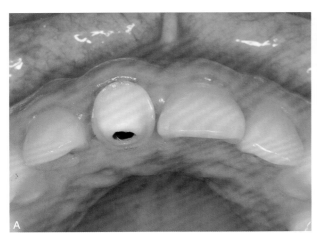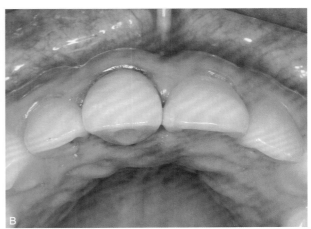

图 10-2-5 种植体轴向位于最终修复体舌侧
A. 个性化基台的开孔位于舌侧　B. 修复体开孔位于舌侧

(2)种植体轴向位于修复体切端或唇侧:当种植体轴向位于最终修复体的切端或唇侧颈部 1/3 以上时,由于牙冠唇侧开孔会影响外在美观,因此一般不能选择螺丝固位基台,亦不能在粘接固位方式下进行基台和冠的口外预粘接。此时,为了防止粘接剂残留所引发的种植体周围炎,有必要采用可灵活设计肩台平面的个性化修复基台,以保证肩台位于龈缘下 0.5~1mm。在该条件下,选择可与预成钛基底进行口外预粘接的个性化基台是一种经济而有效的方式(图 10-2-6)。对于此类修复基台,只能在口内进行修复体和基台的最终粘接。

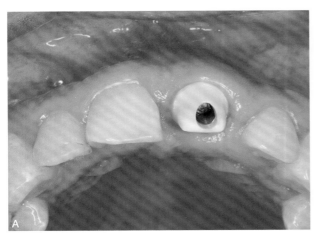
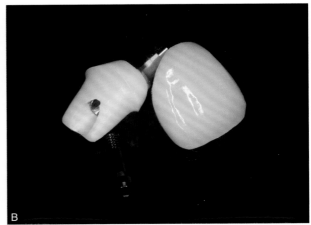
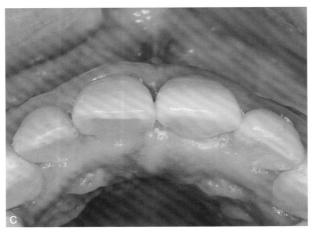

图 10-2-6 种植体轴向位于最终修复体切端

A. 含钛基底的个性化 CAD/CAM 氧化锆基台开口位于最终修复体切端　B. 含钛基底的个性化 CAD/CAM 氧化锆基台和最终修复体　C. 最终修复体拾面观

此外,在单冠修复中遇到此类情况还可以考虑使用带有特殊固位螺丝的修复基台。其可以在偏离中央螺丝轴向 25° 的范围内用螺丝刀进行加力或卸载(图 10-2-7)。这种特殊基台用在此类美学区种植病例中,可以通过中央螺丝的转角功能把螺丝开孔通道设计到冠修复体舌侧,从而将原有的粘接固位方式变成了更为安全的螺丝固位方式。

2. 种植体植入深度对修复基台选择的影响 若种植体植入较深,可优先考虑螺丝固位方式。如果采用粘接固位方式,使用预成粘接基台时可能会出现肩台位于龈缘下较深的位置,造成粘接剂残留的风险。此时,如果冠修复体的开孔位置位于舌侧,可先将基台与修复体预粘接形成基台一体冠的形式,以彻底去除粘接剂。此外,如果只能采用口内粘接时,还可以考虑用个性化修复基台将肩台位置调整至龈下 0.5~1mm 处,以便尽可能去除粘接剂。

3. 穿龈袖口较小的牙位 在一些颈部近远中宽度较小的牙位,如上颌侧切牙,其穿龈袖口的直径较小。此时,大多数预成基台的穿龈形态即可满足软组织袖口轮廓支撑的要求。因此,在穿龈袖口较小的牙位通常采用预成基台。同时,应避免使用预成钛基台 +CAD/CAM(氧化锆 / 树脂 /HPP)个性化基台,因为个性化基台外径的增加会使得修复体颈部膨大,从而挤压牙龈造成楔状隙消失和唇侧龈缘退缩。此外,也可采用肩台位置较深的预成基台(肩台位置位于龈下 1.5~2mm),通过缩窄的修复体颈部穿龈轮廓避免基台对穿龈袖口上部的挤压（图 10-2-8）。需要再次强调的是，对于肩台位于龈下过深的修复体，需尽可能进行基台 - 冠复合体的口外预粘接。

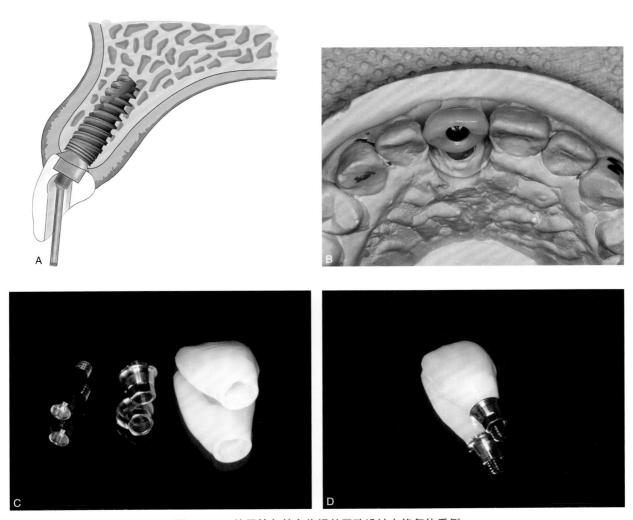

图 10-2-7　使用转角基台将螺丝开孔设计在修复体舌侧
A. 转角基台示意图　B. 石膏模型上的转角基台及修复体　C. 转角基台及修复体组装前　D. 转角基台及修复体组装后

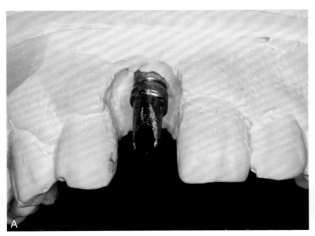
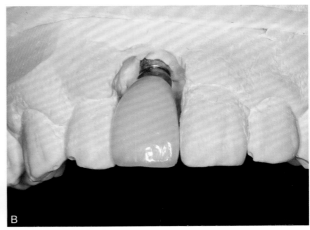

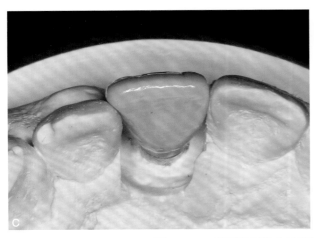
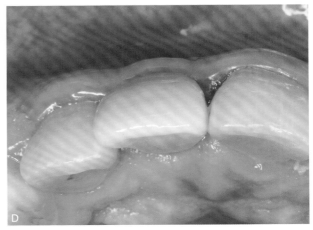

图 10-2-8 穿龈袖口较小的牙位使用肩台位置较深的预成基台

A. 低穿龈预成钛基台 B. 修复体模型正面观 C. 修复体殆面观 D. 口内戴入修复体后殆面观

（二）美学区修复基台的调磨要求

1. 预成基台 穿龈高度的选择应以袖口的唇侧高度为基准,尽可能选择解剖型基台。通过穿龈高度的选择和适度的调磨,使基台的肩台位置位于唇侧龈缘下方 0.5~1mm。对于唇侧牙龈较薄的病例,可以考虑在基台的穿龈表面进行氮化钛处理（图 10-2-9）,或使用氧化锆全瓷的预成基台（部分种植系统厂商可提供）。

2. 个性化修复基台 对于人工研磨（钛）基台的预备,以及手工塑形（钛）基台、全数字化 CAD-CAM（钛 / 氧化锆）基台及预成钛基底 +CAD/CAM（氧化锆 / 树脂 /HPP）基台的蜡型和数字化设计,可以参考美学区的天然全瓷冠预备要求,即采用解剖式肩台设计,将个性化修复基台的肩台位置完全置于龈缘下 0.5~1mm,肩台的宽度为 0.5~1mm,肩台的形态为浅凹型,肩台上方的修复体连接部位的形态应与全瓷冠预备后的外形保持一致（图 10-2-10）。对于唇侧牙龈较薄的病例,建议采用氧化锆或 HPP 等非金属材料进行加工,或在修复前进行软组织增量手术以增加唇侧牙龈厚度。

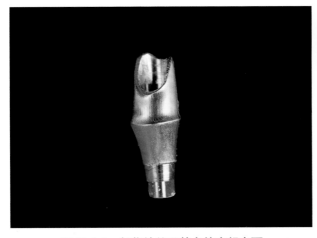
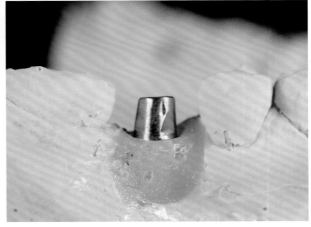

图 10-2-9 氮化钛处理基台的穿龈表面　　图 10-2-10 个性化修复基台的预备

第三节　美学区修复体的口内戴入

在口腔技工完成修复基台和最终冠（桥）修复体的制作及彻底的消毒后，所有的修复部件将被送到椅旁由口腔修复医生进行最后的修复体戴入。由于种植体、个性化基台和冠修复体之间有不同的固位方式，临床的基台 - 修复体装配程序、口内戴入过程及具体操作都会有所不同。

一、牙冠有开孔的螺丝固位的戴牙流程

基台一体冠的戴牙过程很简单，只需要将基台消毒后在口内正确就位，拧紧中央螺丝后，按照要求加力到既定扭力（不同种植体品牌要求不同），使用生胶带封堵基台中央螺丝通道，并用树脂封闭冠修复体的舌侧开孔，最后打磨抛光封洞树脂材料（图 10-3-1）。

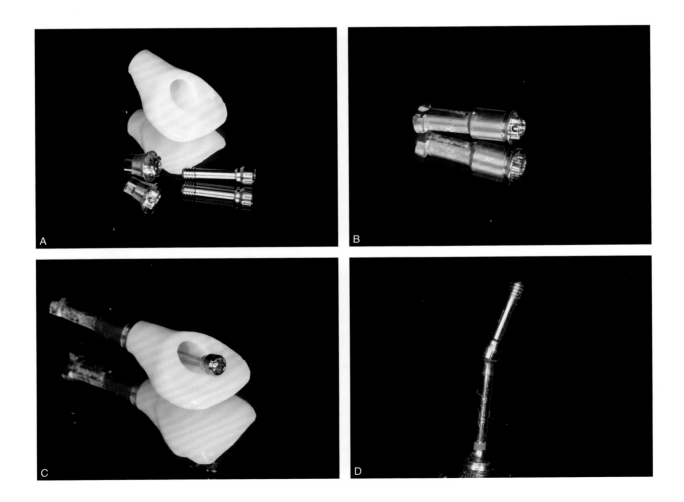

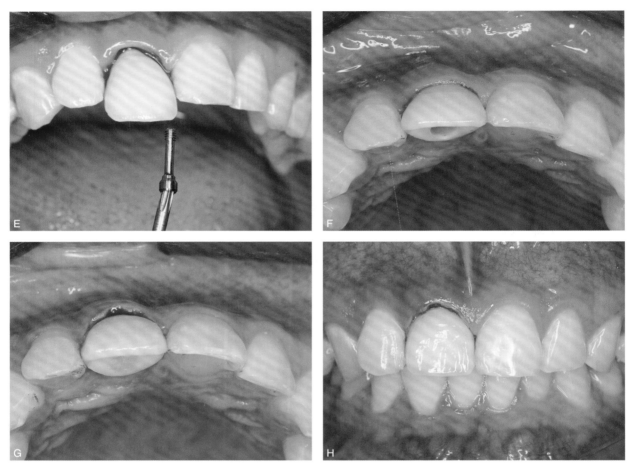

图 10-3-1　基台一体冠的戴牙流程

A~D. 基台一体冠各部件　E. 基台消毒后在口内正确就位　F. 拧紧中央螺丝后𬌗面观　G. 生胶带和树脂封闭冠修复体的舌侧开孔后𬌗面观　H. 生胶带和树脂封闭冠修复体的舌侧开孔后唇面观

二、牙冠有开孔的粘接固位的戴牙流程

通过将基台与冠（桥）预先粘连固定，再利用开孔在舌侧的中央螺丝通道，以螺丝加力固位的方式完成基台 - 修复体的整体戴入，有的学者又将其称为"粘接 - 螺丝混合固位修复体"。通过这种混合固位方式能完全避免粘接剂在种植体软组织穿龈袖口残留，预防因粘接剂残留引发的种植体周围炎。

（一）口外预粘接的戴牙流程

1. 口外预粘接的基本流程

（1）在石膏模型上用生胶带封堵住基台内部的中央螺丝通道（图 10-3-2A）。

（2）调拌永久粘接剂,适量涂抹于冠(桥)修复体内壁,将其正确就位并粘固于基台上（图 10-3-2B、C）。

（3）待粘固完成后,去除修复体舌侧开孔内的粘接剂,并用探针取出基台中央螺丝通道中的生胶带（图 10-3-2D）。

（4）用螺丝刀松解中央固位螺丝,尝试取下基台 - 冠(桥)复合体（图 10-3-2E）。

（5）在口外仔细去除附着于肩台边缘的残留粘接剂,用酒精擦拭消毒后待用（图 10-3-2F~H）。

2. 基台 - 冠复合体的戴入流程

（1）对于口外预粘接的基台 - 单冠复合体,戴入过程一般比较简单。如果使用的基台有抗旋结构,则可直接将其在种植体内正确就位,并按照种植系统的扭矩要求拧紧中央螺丝即可（图 10-3-2I）。完成后先拍摄一张平行投照的根尖片（图 10-3-2J）,检查基台就位情况。如果没有误差,则使用生胶带封堵基台内的中央螺丝通道,并用光固化树脂封闭修复体舌侧的开孔,最后打磨抛光。

（2）如果使用无抗旋结构的基台,则需要技工中心提供一个邻牙支持式的就位导板,以协助基台 - 冠复合体在正确的角度精准就位。

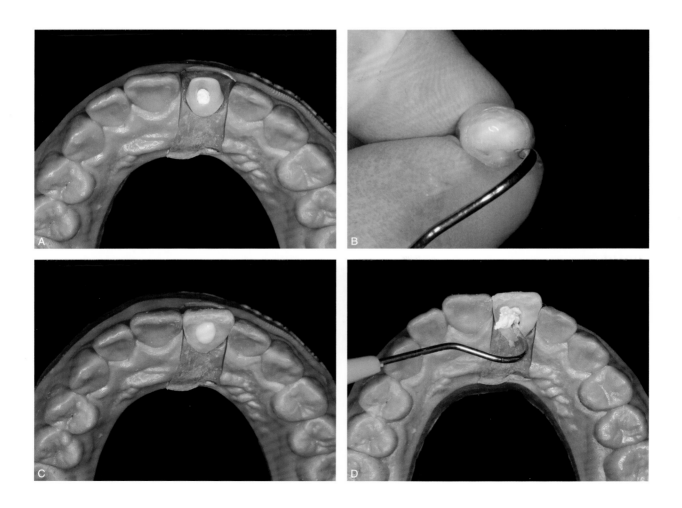

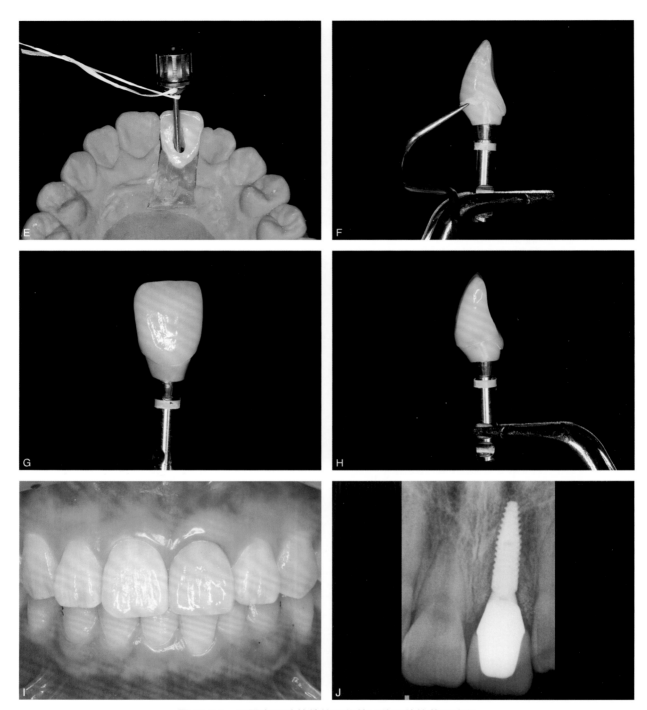

图 10-3-2　牙冠有开孔的粘接固位的口外预粘接戴牙流程

A. 生胶带封堵住基台中央螺丝通道　B. 冠修复体内壁适量涂抹永久粘接剂　C. 冠修复体正确就位并粘固于基台
D. 去除粘接剂后,用探针取出基台中央螺丝通道中的生胶带　E. 螺丝刀松解中央固位螺丝　F. 仔细去除附着于肩台边缘的残留粘接剂　G. 用酒精擦拭消毒待用的基台 - 冠复合体(正面观)　H. 用酒精擦拭消毒待用的基台 - 冠复合体(侧面观)　I. 基台 - 单冠复合体就位后唇面观　J. 平行投照的根尖片

(二)口内预粘接的戴牙流程

1. 口内预粘接的基本流程

(1)通过基台戴入导板将基台准确地就位于口内种植体上(图 10-3-3A),此时只将中央螺丝用手

拧紧,并不加力。

（2）采用干棉球或生胶带封堵住基台的中央螺丝通道（图 10-3-3B）。

（3）调拌永久粘接剂将冠修复体正确粘固在基台上（图 10-3-3C）。

（4）待粘接剂固化稳定后,采用高速手机去除冠修复体舌侧开孔处的粘接剂以重新开辟螺丝通道,并用探针取出中央螺丝通道中的干棉球或生胶带（图 10-3-3D、E）。

（5）使用螺丝刀松开连接基台和冠的中央螺丝,取下已粘接在一起的基台冠（图 10-3-3F）。

2. 基台-冠修复体的戴入流程

（1）在口内仔细地用生理盐水小棉球擦去附着在穿龈袖口上的残留粘接剂,同时使用三用枪水雾反复冲洗袖口,直至完全将袖口上的残留粘接剂清除干净（图 10-3-3G~J）。

（2）在口外使用探针仔细去除附着在基台和冠对接边缘残留的粘接剂,并用酒精擦拭消毒基台冠修复体（图 10-3-3K~N）。

（3）将基台冠修复体重新就位戴入口内种植体上,拧紧中央螺丝,并按种植体系统的加力要求,使用扭力扳手通过中央螺丝刀对连接基台和种植体的中央螺丝加力（图 10-3-3O、P）。

（4）再次使用生胶带封堵基台中央螺丝通道,并用树脂封闭冠修复体的舌侧开孔,打磨抛光树脂材料（图 10-3-3Q、R）。

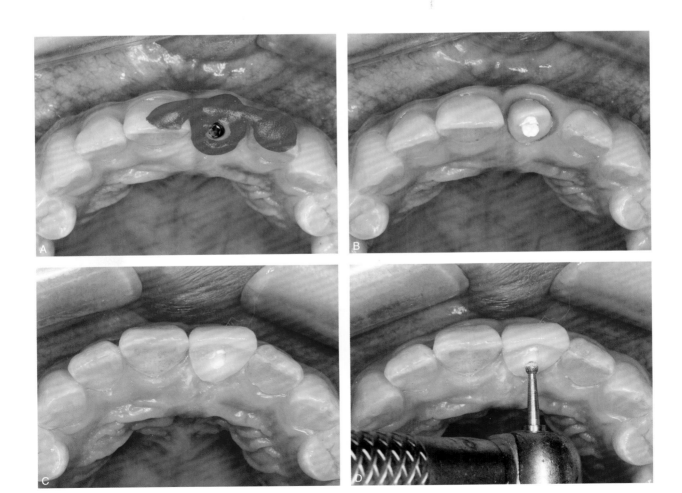

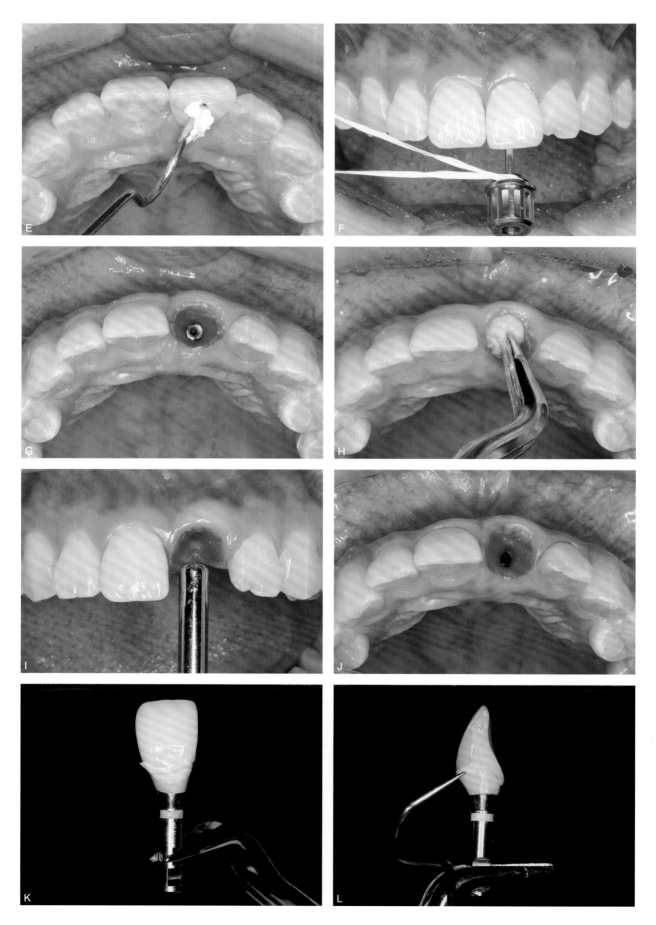

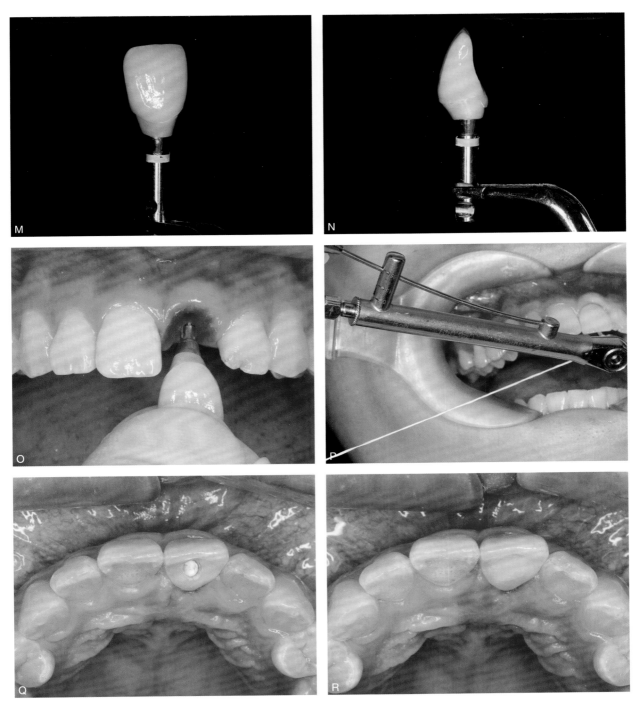

图 10-3-3 牙冠有开孔的粘接固位的口内预粘接戴牙流程

A. 通过基台戴入导板将基台准确就位 B. 用生胶带封堵住基台的中央螺丝通道 C. 冠修复体正确粘固在基台上 D. 用高速手机去除冠修复体舌侧开孔上的粘接剂 E. 用探针取出中央螺丝通道中的生胶带 F. 用螺丝刀松开连接基台和冠的中央螺丝 G. 取下基台-冠复合体后的袖口秴面观 H. 用生理盐水小棉球擦去穿龈袖口上的残留粘接剂 I. 用三用枪水雾反复冲洗袖口 J. 残留粘接剂清除干净后的袖口秴面观 K. 取下的基台-冠复合体 L. 用探针仔细去除基台和冠对接边缘残留的粘接剂 M. 用酒精擦拭消毒后的基台冠修复体(正面观) N. 用酒精擦拭消毒后的基台冠修复体(侧面观) O. 基台冠修复体重新就位戴入口内 P. 用扭力扳手对中央螺丝加力 Q. 用生胶带封堵基台中央螺丝通道 R. 用树脂封闭冠修复体的舌侧开孔后打磨抛光树脂材料

三、牙冠无开孔的粘接固位的戴牙流程

粘接固位的方式主要是针对基台开口位于冠修复体切端和唇颈 1/3 以上位置的患者。对于这类患者,因最终冠修复体美学呈现的原因,无法在其冠的切端和唇侧开孔,如果不使用特殊的转角螺丝基台,只能考虑采用粘接固位。为了将粘接剂残留的风险降到最低,在保证不影响修复体最终美学效果的前提下,个性化基台的肩台应该位于龈缘下 0.5mm,这样的目的就是使基台和冠的粘接面更靠近龈缘,残余粘接剂的位置比较表浅,利于器械去除,进而最大限度地防止因粘接剂残留而引发的种植体周围炎。戴牙流程如下。

（一）基台代型的制作

1. 将流动性好的硅橡胶轻体材料注满到冠修复内腔中（图 10-3-4A）,并在硅橡胶凝固前将要废弃的金刚砂车针插入注满硅橡胶的冠内（图 10-3-4B）。

2. 待硅橡胶完全固化后,取出金刚砂车针,获得和冠修复体内部外形一致的硅橡胶预粘接用代型（图 10-3-4C）。

（二）基台 - 冠修复体的戴入流程

1. 通过基台导板将个性化基台准确就位于口内种植体上（图 10-3-4D）,并按种植体系统的加力要求,使用扭力扳手通过中央螺丝刀对连接基台和种植体的中央螺丝加力。

2. 使用生胶带封堵中央螺丝通道,并在基台颈部四周的龈沟内放置排龈线（图 10-3-4E）。

3. 调拌永久粘接剂并置于冠修复体内部,将修复体置于硅橡胶代型上,排除多余的粘接剂（图 10-3-4F）。再将带有薄层少量粘接剂的冠在患者口内基台上粘接就位。

4. 待粘接剂固化稳定后,取出龈沟内的排龈线,使用探针和牙线仔细检查和清理冠边缘下方可能残留的粘接剂（图 10-3-4G）。

5. 拍摄根尖片复查（图 10-3-4H）。

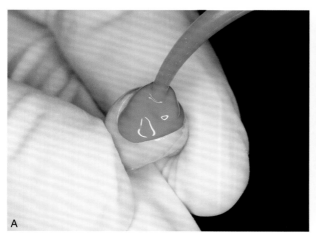

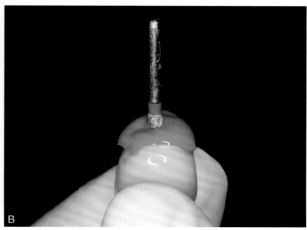

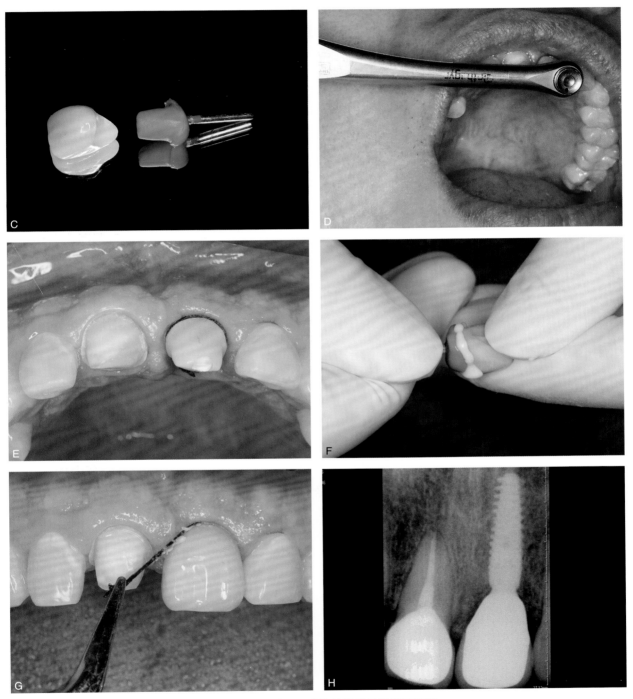

图 10-3-4　牙冠无开孔的粘接固位的戴牙流程

A. 向冠修复内腔内注入硅橡胶轻体材料　B. 硅橡胶凝固前插入金刚砂车针　C. 获得与冠修复体内部外形一致的硅橡胶预粘接用代型　D. 个性化基台准确就位于口内种植体上　E. 基台颈部四周龈沟内放置排龈线　F. 排除多余的粘接剂　G. 去除排龈线及残留的粘接剂　H. 拍摄根尖片复查

第四节　美学区修复体的咬合设计和调整

美学区修复体的咬合设计和咬合调整与种植修复后的机械并发症、生物并发症，以及种植骨结合界面的应力破坏等密切相关。在对美学区进行种植修复时，一方面要预防因𬌗力过大所引发的上述种植修复后的主要并发症；另一方面也要防止因与对颌接触不良而造成的咀嚼和发音障碍等问题。因此，美学区种植修复体的咬合设计和咬合调整必然是种植修复过程中的关键环节之一。

一、美学区修复体的咬合设计

在正确、全面理解种植体骨结合原则和天然牙牙周膜生物力学原则的基础上，以保护种植体各机械部件为前提，修复体的咬合应力应合理分配。临床上需从以下几个方面进行综合考虑设计。

1. 美学区缺牙情况　包括患者的缺牙数目、缺牙间隙大小、上下颌牙列的覆𬌗覆盖关系、余留牙的整体状况及咀嚼状态下的咬合力分布。

2. 种植体及修复方式的选择　包括种植体的型号（长度、直径）、数目和表面处理方式，联冠/单冠修复方式的选择，渐进性负重等修复方式的采取。

3. 种植体的位点　包括单颗种植体的位点和轴向，以及多颗种植体的排列分布及相互间的位置关系。

4. 𬌗-肌肉-颞下颌关节状况　包括咬合高点、𬌗干扰、夜磨牙等副功能运动是否存在，肌肉及颞下颌关节状态有无异常。

二、美学区戴牙时咬合的调整

（一）单颗前牙种植修复体

1. 牙尖交错位时的咬合调整　重咬合时，修复体和对颌牙有轻接触点或均匀接触点。轻咬合时，修复体和对颌牙无接触。这样调整后，咬合应力可以在天然牙和种植体上得到合理分布。重咬合是指在牙尖交错位时，上下颌牙列在正常咀嚼肌力作用下达到紧密有力的咬合接触状态。轻咬合是指在牙尖交错位时，下颌牙列在升颌肌作用下，刚刚与上颌牙列发生接触时的咬合状态。

临床调𬌗方法：在重咬合状态下，先用 100~200μm 咬合纸调𬌗至修复体舌侧没有咬合高点，舌侧面咬合点分布均匀、合理，所有剩余天然牙呈正常接触的状态。此时，将 20~40μm 咬合纸置于种植修复体和对颌牙之间，咬合纸无法从中抽出。

再嘱患者轻咬合，换用 10μm 咬合纸进一步精细调整，8~10μm 咬合纸可以从上下颌牙齿之间抽出,确保轻咬时种植修复体和对颌牙之间有 20~30μm 的间隙。

2. 前伸𬌗和侧方𬌗的咬合调整 种植修复体不应参与前伸𬌗和侧方𬌗运动时的𬌗引导。调𬌗后，使用 20~40μm 咬合纸进行前伸𬌗和侧方𬌗运动检查,应保证种植义齿舌侧面没有咬合印迹。有经验的医生也可把手指放在修复体的唇侧面,通过感受修复体有无震动判断其在前伸𬌗和侧方𬌗运动时的咬合接触状态。

（二）多颗前牙种植修复体

1. 牙尖交错位时的咬合调整 与单颗前牙种植修复体的调𬌗要求相同。

2. 前伸𬌗和侧方𬌗的咬合调整 当存在较多天然前牙时,尽可能在天然牙引导下完成前伸𬌗和侧方𬌗。此外,如果剩余的部分天然前牙条件不是特别理想,也可以考虑采用尖牙保护𬌗。

当前牙缺失的数目较多,种植修复体必须参与前伸𬌗和侧方𬌗运动的引导。此时,种植修复体在前伸𬌗和侧方𬌗时应与对颌牙保持整体一致、均匀平顺的运动接触,不能在运动过程中出现𬌗干扰,应建立前牙种植修复体的组牙功能𬌗。当尖牙也是种植修复体时,也可以考虑建立基于种植修复体的尖牙保护𬌗。需要注意的是,这样会增加尖牙种植修复体机械并发症的发生概率。

三、美学区戴牙后的咬合复查和调整

尽管戴牙时进行了精细的咬合调整,但是种植修复后的咬合并不是稳定不变的。修复体和天然牙的咬合虽然在戴牙时进行了微米级别的调整,但在很大程度上是通过牙、肌肉和颞下颌关节在戴牙后的咀嚼运动不断调整适应的。因此,戴牙后的及时复查和定期复查是十分必要的。建议戴牙 1 个月后首次复查,通过检查咬合状态和再次精细调整,让患者尽快建立稳定满意的咬合。此后,建议半年到 1 年复查一次,仔细检查咬合状况,必要时再次进行咬合调整,及时消除种植体或天然牙咬合变化对种植修复体造成的不利影响。

参 考 文 献

［1］LIOU A D, NICHOLLS J I, YUODELIS R A, et al. Accuracy of replacing three tapered transfer impression copings in two elastomeric impression materials. Int J Prosthodont, 1993, 6（4）: 377-383.

［2］DELACQUA M A, CHAVEZ A M, COMPAGNONI M A, et al. Accuracy of impression techniques for an implant-supported prosthesis. Int J Oral Maxillofac Implants, 2008, 23（2）: 226-236.

［3］FREITAS G P, HIRATA R, BONFANTE E A, et al. Survival Probability of Narrow and Standard-Diameter Implants with Different Implant-Abutment Connection Designs. Int J Prosthodont, 2016, 29（2）: 179-185.

［4］PABST A M，WALTER C，BELL A，et al. Influence of CAD/CAM zirconia for implant-abutment manufacturing on gingival fibroblasts and oral keratinocytes. Clin Oral Investig.，2016，20（5）：1101-1108.

［5］陈小璇，刘国强，徐昕. 上颌中切牙角度基台不同载荷的三维有限元优化分析. 中国组织工程研究，2015，19（38）：6200-6204.

［6］杨成雪. 种植体周围病的病因及危险因素. 临床口腔医学杂志，2020，36（5）：313-316.

［7］SANCHO-PUCHADES M，CRAMERI D，ÖZCAN M，et al. The influence of the emergence profile on the amount of undetected cement excess after delivery of cement-retained implant reconstructions. Clin Oral Implants Res.，2017，28（12）：1515-1522.

［8］WADHWANI C，PINEYRO A，HESS T，et al. Effect of implant abutment modification on the extrusion of excess cement at the crown-abutment margin for cement-retained implant restorations. Int J Oral Maxillofac Implants，2011，26（6）：1241-1246.

［9］刘逢佳，何福明. 口腔种植失败后治疗方案选择的研究进展. 口腔医学，2017，37（8）：733-738.

［10］BALSHI T J，HEMANDEZ R E，PRYSZLAK M C，et al. A comparative study of one implant versus two replacing a single molar. Int J Oral Maxillofac Implants，1996，11（3）：372-378.

［11］KIM Y，OH T J，MISCH C E，et al. Occlusal considerations in implant therapy：clinical guidelines with biomechanical rationale. Clin Oral Implants Res.，2005，16（1）：26-35.

［12］MISCH C E. Contemporary implant dentistry. St.Louis：Mosby Inc.，1993.

［13］LUNDGREN D，LAURELL L. Biomechanical aspects of fixed bridgework supported by natural teeth and endosseous implants. Periodontol 2000，1994，4：23-40.